„Ich wollte für sie sorgen“

W0408142

Stefanie Klott, geb. 1981, Sozialpädagogin M. A., hat das Bundesmodellprojekt *Pflegebegleiter* (Freiwillige begleiten pflegende Angehörige) am Institut für Angewandte Forschung, Entwicklung und Weiterbildung (IAF) der Katholischen Fachhochschule (KFH) Freiburg wissenschaftlich mitbegleitet. Sie arbeitet als Sozialpädagogin in einem Bildungs- und Begegnungszentrum für ältere Menschen in Freiburg und ist Lehrbeauftragte für Interventionsgerontologie (Fachbereich Pflegepädagogik) sowie Netzwerkarbeit (Fachbereich Soziale Arbeit) an der KFH Freiburg.

Stefanie Klott

„Ich wollte für sie sorgen“

Die Situation pflegender Söhne: Motivation, Herausforderungen und Bedürfnisse

Mabuse-Verlag
Frankfurt am Main

Bibliografische Information der Deutschen Nationalbibliothek

Die Deutsche Nationalbibliothek verzeichnet diese Publikation in der Deutschen Nationalbibliografie; detaillierte bibliografische Angaben sind im Internet unter http://dnb.d-nb.de abrufbar.

Informationen zu unserem gesamten Programm, unseren AutorInnen und zum Verlag finden Sie unter: www.mabuse-verlag.de.

Wenn Sie unseren Newsletter zu aktuellen Neuerscheinungen und anderen Neuigkeiten abonnieren möchten, schicken Sie einfach eine E-Mail mit dem Vermerk „Newsletter" an: online@mabuse-verlag.de.

© 2010 Mabuse-Verlag GmbH
Kasseler Str. 1 a
60486 Frankfurt am Main
Tel.: 069 – 70 79 96-13
Fax: 069 – 70 41 52
verlag@mabuse-verlag.de
www.mabuse-verlag.de

Umschlaggestaltung: Alex Feuerherdt
Umschlagfoto: © Wouter van Caspel
Druck: Prisma Verlagsdruckerei, Saarbrücken
ISBN: 978-3-940529-57-2
Printed in Germany
Alle Rechte vorbehalten

Inhaltsverzeichnis

Verzeichnis der Abbildungen

Verzeichnis der Tabellen

1 Einleitung

„Researchers, social service providers, clinicans, and the families and friends of men caregivers are socialized to view caregiving as "feminine" and we do not honor the fact that caring, compassion, empathy, and sensivitiy are not traits specific to women. There certainly is wide variety in caregiving men's identity, reasons for caregiving, and styles of caregiving.
This variation needs better documentation."
Thompson 2005: 40

1.1 Relevanz und Fragestellung

Pflege ist weiblich. Pflege ist Frauensache. Pflege ist ein Frauenthema und ein Frauenproblem. Die Begriffe „pflegende Angehörige" und „pflegende Frauen" können synonym verwendet werden.

- Diese Meinungen des Alltags, diese Ansichten der professionellen Kräfte im System der häuslichen Pflege, diese Annahmen von Wissenschaft und Forschung sind so selbstverständlich akzeptiert, so oft gehört, dass sie nur selten hinterfragt werden.

Doch dann dies:

- Die Studie „Möglichkeiten und Grenzen selbständiger Lebensführung in privaten Haushalten" (kurz: MuG III) von 2005 vermeldet einen Anstieg pflegender Söhne von 3 % (1991) auf 10 % (2002) – ein Wachstum auf das Dreifache in elf Jahren.
- Schupp und Künemund (2004) stellen ein „überraschend hohes Pflegeengagement" älterer Männer fest.
- Schütze (1995) ermittelt bei 40 % der von ihr befragten Söhne die Bereitschaft, die Pflege der Eltern zu übernehmen.

Fast „trotzig" betitelte Senf (1995: 2) seine Studie zu pflegenden Männern mit den Worten „*...und es gibt sie doch!*". – Mehr als zehn Jahre später kann angesichts der genannten Zahlen ebenso ergänzt werden „... *und es werden immer mehr!*". Dabei ist in diesem Zeitraum zwar die Zahl pflegender Söhne gestiegen, der Forschungsstand jedoch und das damit verbundene Wissen leider nicht. Neugierig geworden machten sich Almut Herrenbrück, Julia Würges und die Verfasserin selbst 2007 im Rahmen eines Lehrforschungsprojektes im Masterstudiengang Soziale Arbeit der Katholischen Fachhochschule Freiburg auf den Weg, „das unbekannte Wesen pflegender Sohn“ zu entdecken. Nach ersten spannenden Einblicken und Erkenntnissen soll dieser Weg nun fortgeschritten werden. Dabei steht nun die Frage nach der *Situation* pflegender Söhne im Zentrum des Interesses: Wie erleben sie den Alltag der Pflege? Was sind ihre *Motive* und Beweggründe zur Pflegeübernahme? Mit welchen *Herausforderungen* sehen sie sich konfrontiert? Welche *Bedürfnisse* äußern sie?

Mittels eines Reviews von in Deutschland bisher kaum rezipierten Studien sowie problemzentrierten Interviews mit pflegenden Söhnen selbst wird die vorliegende Arbeit diesen im Weiteren noch zu konkretisierenden Fragen nachgehen.

Dabei ist der Verfasserin bewusst, dass sie sich als weibliche Interviewerin und Auswerterin einem männlichen Thema nähert und in Folge dessen der Gefahr ihrer „weiblichen Brille“ begegnen muss. Aus diesem Grunde werden mögliche Vorurteile reflektiert und Stereotypen im Vorfeld bewusst gemacht, die Interpretationen und Bewertungen werden auf ihre Gender-Geprägtheit hinterfragt und die Meinung von Angehörigen des männlichen Geschlechtes diskursiv hinzugezogen. Insbesondere die Untersuchungen von Tilman Senf und Martin Gieseke werden als „männliche Brille“ dienen und bei der Betrachtung von Zusammenhängen große Dienste leisten.

Thompson (2005: 40) geht – wie im Eingangszitat gesehen – von einer großen Vielfalt und Variation an männlichen Identitäten, Motiven und Stilen im Kontext der Pflege aus, die einer besseren Dokumentation bedürfen. Dieser Forderung soll nun nachgekommen werden.

1.2 Aufbau

Kapitel 2 gibt zunächst einen umfassenden Überblick zur „häuslichen Pflege“ und führt in das Forschungsfeld „Pflegende Angehörige“ ein. Dies beinhaltet Definitionen und Begriffe (2.1), das Profil pflegender Angehöriger

(2.2) sowie demografische (2.4), politische (2.5) und rechtliche (2.6) Rahmenbedingungen sowie Überlegungen zur Nutzung bzw. Nichtnutzung von Angeboten (2.7).

Kapitel 3 thematisiert theoretische Hintergründe der Betrachtung pflegender Angehöriger. Aus unterschiedlichen Blickwinkeln werden pflegende Söhne näher beleuchtet – von einem Fokus auf Belastungen (3.1.1) bis hin zur feministischen Perspektive (3.1.11). Anschließend wird die geschichtliche Entwicklung der Betrachtung pflegender Angehöriger von „Nicht-Wahrnehmung“ bis zur „Konjunktur“ beschrieben (3.2) und die besondere Stellung pflegender Söhne in der Literatur herausgearbeitet.

In **Kapitel 4** werden Methodenbeschreibung, -entscheidung und -diskussion dargelegt. Die gewählten Auswertungsmethoden werden ausführlich erläutert (4.4).

Die soziodemografischen Daten der interviewten pflegenden Söhne finden sich in **Kapitel 5.**

Kapitel 6 liefert Ergebnisse zur Situation pflegender Söhne. Die Analysen von Literatur und Interviews werden hierfür kontrastiert. Der Aufbau orientiert sich an den zugrundeliegenden Forschungsfragen: Welche Motive, Gründe und Ereignisse führen zur Übernahme der Pflege (6.1) – welche Aufgaben werden übernommen (6.2) – welche Unterstützung (familiär und professionell) ist vorhanden (6.3) – mit welchen Herausforderungen sehen sich die Söhne konfrontiert (6.4) – wie bewältigen sie diese, was sind ihre Copingstrategien (6.5) – wie lässt sich ihr Pflegestil beschreiben (6.6) – welche Gewinne können sie aus der Pflege ziehen (6.7) – wie sehen sie sich selbst und werden sie wahrgenommen (6.8) – welche biografischen Hintergründe prägen die Pflege (6.9) – welche Bedürfnisse und Wünsche werden geäußert (6.10)?

Als Diskussionsteil fasst **Kapitel 7** zunächst die vorgelegten Ergebnisse zusammen (7.1), bewertet anschließend den Forschungsstand und stellt Konsequenzen für künftige Studien und Untersuchungen dar (7.2). Implikationen für die konkrete Praxis der Sozialen Arbeit werden resümierend formuliert (7.3).

2 Einführender Überblick zur häuslichen Pflege

„Sie ist doch meine Mutter – Von Söhnen, die ihre Mütter pflegen. Wenn Eltern pflegebedürftig werden, kümmern sich normalerweise Töchter oder Schwiegertöchter um sie. Oder sie kommen ins Heim. Doch die Anzahl pflegender Söhne nimmt zu. Sie fühlen sich verantwortlich, möchten ihren Müttern etwas zurückgeben."
37° – Sendung des ZDF vom 06.02.2007

Die Frage, wie die Betreuung und Versorgung der pflegebedürftigen Menschen geleistet und vor dem Hintergrund des demografischen Wandels aufrechterhalten werden kann, wird immer mehr an Bedeutung gewinnen. Wie gestaltet sich die Pflege und insbesondere die häusliche Pflege durch Angehörige heute, wie stellt sich die Situation der pflegenden Angehörigen dar und mit welchen zukünftigen Veränderungen in unserer Gesellschaft wird gerechnet? Was darüber bekannt ist, bietet den Ausgangspunkt und Rahmen dieser Arbeit und soll deshalb in diesem Kapitel ausgeführt werden.

2.1 Definition, Begriffe, sprachliche Überlegungen

Obwohl die Konstrukte „pflegende Angehörige" bzw. „informelle Pflegepersonen" mittlerweile durchaus fester Bestandteil des Vokabulars der Literatur zur häuslichen Pflege geworden sind, besteht nach wie vor unter Forschern, Dienstleistern und Politikern kein Konsens darüber, wer damit gemeint ist (Philp 2001, zitiert nach Meyer 2006: 13).

Die wohl allgemeinste Definition *"Menschen, welche betreuungsbedürftige Menschen in ihrem persönlichen Umfeld pflegen"* trägt der Entwicklung Rechnung, dass nicht mehr ausschließlich Familienmitglieder für die Versorgung pflegebedürftiger älterer Menschen verantwortlich sind, sondern auch Freunde, Bekannte und Nachbarn zunehmend in das Pflegearrangement eines älteren unterstützungsbedürftigen Menschen involviert sind.[1]

Die gegenwärtige deutsche Forschung ist eng mit dem Begriff der „Pflegebedürftigkeit" verbunden, wie er in der Pflegeversicherung verstanden wird. So legt auch die aktuelle Untersuchung zu „Möglichkeiten und Grenzen selbstständiger Lebensführung"[2] (in der Regel) die Konzeption des SGB XI[3] zugrunde:

> Pflegebedürftigkeit liegt nach § 14 SGB XI bei Personen vor, „die wegen einer körperlichen, geistigen oder seelischen Krankheit oder Behinderung für die gewöhnlichen und regelmäßig wiederkehrenden Verrichtungen im Ablauf des täglichen Lebens auf Dauer, voraussichtlich für sechs Monate, in erheblichem oder höherem Maße (§ 15) der Hilfe bedürfen."[4]

In der Sprache des SGB XI heißen pflegende Angehörige folglich neutral „Pflegepersonen". Damit sind Personen gemeint, die „nicht erwerbsmäßig einen Pflegebedürftigen im Sinne des § 14 wenigstens 14 Stunden wöchentlich in seiner häuslichen Umgebung pflegen" (§ 19 SGB XI). n

Jansen (1999: 604) kritisiert, dass auf diese Weise „die inneren und äußeren Wirklichkeiten informeller Pflege [...] in spezifischer Weise diskursiv eingeengt" würden. Die Problematik der Sprachregelung bei der „Sorge" für und um (alte) Menschen habe dazu geführt, dass der „handwerkliche" Aspekt der Pflege dominiere. Somit treten kommunikative, aber auch sozialpflegerische Aspekte in den Hintergrund, obwohl längst verdeutlicht wurde, dass „Pflege" noch weit mehr umfasst als pflegetechnische Verrichtungen,

---

[1] Vgl. Schneekloth & Wahl (2008: 243 f.), näher erläutert in Kapitel 2.2.3. Aktuell wird deswegen auch von „pflegenden Zugehörigen" gesprochen (Meyer 2006: 13).

[2] Schneekloth & Wahl (2008), durchgeführt von TNS Infratest Sozialforschung im Auftrag des Bundesministeriums für Familie, Senioren, Frauen und Jugend. 1991 wurden mit der MuG I erstmalig für das gesamte Bundesgebiet Repräsentativdaten zu Hilfe- und Pflegebedürftigkeit in Privathaushalten erhoben und vertiefende Untersuchungen zu den Bedingungen- und Konsequenzen von Hilfe- und Pflegebedürftigkeit unternommen.

[3] Vgl. Kapitel 2.5. Allerdings muss beachtet werden, dass die MuG-III-Studie neben dieser Legaldefinition auch jene Personen mit vorrangig hauswirtschaftlichem Hilfebedarf erfasst und beachtet, die der Gesetzesdefinition (noch) nicht entsprechen.

[4] Eine umfassendere und erweiterte Definition findet sich bei Wingenfeld et al. (2008: 28) als Vorschlag für das neue Begutachtungsassessment zur Feststellung von Pflegebedürftigkeit.

Versorgung, Beratung, Betreuung und Gespräche. Jansen verweist auf die angelsächsische Debatte (insbesondere die dortige feministische, z.B. Chamberlayne 1996), die zeigt,

> „dass das allumfassende Versorgungsgefühl für den gepflegten Menschen (*to care*) keinesfalls im Begriff der reproduktiven Arbeit aufgeht und dass dieser Arbeitsbegriff auch kaum jene emotionalen Bindungen und unsichtbaren Loyalitäten berücksichtigt, die private Pflegebeziehungen überhaupt erst entstehen lassen und vielfach auch zusammenhalten."

Die wichtigen Differenzierungen zwischen „*caring for*" (aufgabenbezogen) und „*caring about*" (emotional) kommen in der deutschsprachigen Diskussion kaum vor.[5] Interessant ist auch der Hinweis darauf, dass die Rede von „Pflege" stets schon eine bestimmte Grenzziehung zwischen „Hilfe" und „Pflege" voraussetzt. Genau dieser Übergang zwischen „normaler Fürsorge" zur „zunehmenden Notwendigkeit der Pflege" verläuft allerdings im (Er-) Leben pflegender Angehöriger fließend, so dass sie anfangs ihre Rolle als Pflegende gar nicht erkennen (Lüdecke 2007) und sich selbst nicht als pflegende Angehörige definieren.

Jansen (1999: 607) schlussfolgert, dass sowohl die Sprache der Institutionen, als auch die der Organisationen und Professionen nicht kompatibel mit den Realitäten informeller Pflege sind. Insbesondere der „eminent definitorische Stellenwert einer objektivierten Zeit" (in Form der „Zeitkorridore" zur Bemessung der Pflegestufe) zeige, dass sowohl Pflegewissenschaft als auch Gerontologie notwendigerweise Interesse für (und Übersetzen der) Sprachen des Alltags und der Lebenswelt der häuslichen Pflege entwickeln müssen. Es geht ihr darum,

> „Eigenheiten und Eigensinn der in privaten Beziehungsgeflechten geleisteten ‚Pflege' neu zu benennen" und dabei die bedeutenden „Fürsorglichkeits-, Versorgungs-, Organisations-, Ressourcenbeschaffungs- und Vernetzungsaktivitäten und -kompetenzen auch sprachlich mit in den Blick zu nehmen." (ebd.)

Neuere Konzepte sprechen (angeregt durch die Debatten über Lohn für Hausarbeit) von „Kümmerarbeit" oder „Sorgearbeit", von „für jemand da

---

[5] Es zeigen sich bereits Schwierigkeiten bei der Übersetzung des englischsprachigen Begriffes „care". Dieser wurde zunächst mit „Fürsorge und Pflege" wiedergegeben. (inhaltlich passend, aus historisch/politischen Gründen in der BRD jedoch vermieden), heute steht der Begriff „Sorgen" im Vordergrund. Vgl. ausführlich Schnabl (2005).

sein" oder von „sich umfassend für jemanden verantwortlich fühlen". Im bürgerschaftlichen Diskurs werden pflegende Angehörige mit ihrem Rollen-, Tätigkeits-, Identitäts- und Kompetenzreichtum auch „sorgeerfahrene BürgerInnen" (Steiner-Hummel 1997) genannt. Zeman (1996) konnte zeigen, dass solche Begriffsbildungen mit dem Selbstbild pflegender Angehöriger relativ gut übereinstimmen.

Für diese Arbeit ist es – aufgrund der vorliegenden Forschungslage – leider notwendig, sich ebenfalls (in der Regel) an der genannten Definition von Pflegebedürftigkeit im Sinne des SGB XI zu orientieren. Da pflegerische Hilfen jedoch nur ein Ausschnitt der Gesamtheit der anfallenden Hilfen sind und häusliche Pflege bei weitem mehr umfasst als jene „handwerkliche Leistungserbringung und Pflege-Arbeit" (vgl. Kapitel 6.2) werden für die eigene empirische Untersuchung all jene Menschen als pflegende Angehörige verstanden, die für einen Menschen in ihrem Umfeld regelmäßig in Form von Versorgungs-, Pflege- und Betreuungsarbeit da sind und für diesen sorgen. So wird die Problematik der Grenzziehung zwischen Pflege und Hilfe zur Kenntnis genommen (insbesondere in oft schleichenden Übergangssituationen – vgl. Kapitel 6.1) und auch jene Personen als Pflegende bezeichnet, deren Angehörige (noch) nicht im Sinne des Pflegeversicherungsgesetzes pflegebedürftig sind.

2.2 Das Profil der pflegenden Angehörigen: Wer pflegt?

Nach diesen einführenden sprachlichen und definitorischen Vorüberlegungen wird es nun interessant sein, einige Fragen an die Realität pflegender Angehöriger zu stellen, die insgesamt die Situation der häuslichen Pflege prägen: Wie viele gibt es überhaupt (2.2.1)? Wie alt sind sie (2.2.2)? Höchstbedeutend für diese Arbeit: Welches Geschlecht haben sie und in welcher (verwandtschaftlichen) Beziehung stehen sie zur zu pflegenden Person? (2.2.3)? Wie ist ihre Wohnsituation (2.2.4)? In welchem Umfang sind sie in die häusliche Pflege involviert (2.2.4)? Wie gelingt ihnen die Vereinbarung von Pflege und Erwerbsarbeit (2.2.5)?

2.2.1 Anzahl der pflegenden Angehörigen

Die Gesellschaft befindet sich im Wandel: sie altert und die Zahl der hochaltrigen und damit der Menschen, die auf Pflege angewiesen sind, nimmt kontinuierlich zu. Von den rund **2 Mio. in Deutschland lebenden Pflegebedürftigen** wurden im Jahr 2002 **1,4 Mio. im Privathaushalt** und **650.000 im Heim** versorgt. Damit bleibt trotz der stetig steigenden Zahl von Menschen mit Hilfe- und Pflegebedarf der private Haushalt als „de facto größter Pflegedienst in Deutschland" der zentrale Ort der Versorgung (Schneekloth & Wahl 2008: 63).[6,7] Eine Übersicht verdeutlicht die Anzahl der Hilfe- und Pflegebedürftigen in Privathaushalten:

Tabelle 1: Anzahl der Hilfe- und Pflegebedürftigen in Privathaushalten
Quelle: Schneekloth & Wahl (2008: 64), (in Deutschland, zum Jahresende 2002).

	Bund	West	Ost
Pflegebedürftige insgesamt (Leistungsbezieher der Pflegeversicherung)	1.397.000	1.071.000	326.000
Davon mit:			
Pflegestufe 1	783.000	614.000	169.000
Pflegestufe 2	461.000	339.000	122.000
Pflegestufe 3	153.000	118.000	35.000
Vorrangig hauswirtschaftlich Hilfebedürftige	2.989.000	2.395.000	594.000

[6] Vgl. Abb. 1 (Anhang). Schaeffer und Wingenfeld (2004: 480) weisen nachdrücklich darauf hin, dass bei allen aus dem Kontext der Pflegeversicherung entlehnten Daten berücksichtigt werden muss, dass sie „die tatsächliche Zahl pflegebedürftiger Menschen systematisch unterschätzen". Wie bereits in Kapitel 2.1 angesprochen erfasst die Pflegeversicherung jene Personen NICHT, (a) deren erforderlicher Zeitaufwand unterhalb des Schwellenwertes von 46 Minuten liegt, (b) die zwar eine umfangreiche Versorgung benötigen, deren Bedarf jedoch schwerpunktmäßig jenseits der vom SGB XI berücksichtigten Alltagsverrichtungen liegt (psychisch Erkrankte!) und (c) die nur zeitlich begrenzt (weniger als sechs Monate) auf Pflege angewiesen sind.

[7] Aktuelle Daten des Bundesministeriums für Gesundheit (BMG 2008) gehen von insgesamt 2,16 Mio. Leistungsbeziehern der Pflegeversicherung aus, von denen 1,45 Mio. ambulant, 0,71 Mio. stationär betreut werden.

Der prozentuale Anteil mit **68 % Betreuung im Privathaushalt** ging im Vergleich zum Anfang des Untersuchungszeitraums 1991 mit 70 % (1,12 Mio. zuhause Gepflegte) zwar etwas zurück, gleichzeitig nahm jedoch die absolute Zahl der Pflegebedürftigen zu. Der demografische Wandel mit seiner wachsenden Zahl an hochaltrigen Menschen hat zu einem relativen Anstieg der Pflegebedürftigen um etwa 29 % geführt (Schneekloth & Wahl 2005: 227). Die allgemeine Prävalenz von Hilfe- und Pflegebedürftigkeit im Alter hat sich dennoch nicht grundsätzlich erhöht. Nach wie vor sind in etwa 20 % der in den Privathaushalten lebenden Menschen im Alter ab 80 Jahren pflegebedürftig (Schneekloth & Wahl 2008: 64-66)[8].

Zu Pflegebedürftigkeit kommt es häufiger mit zunehmendem Alter. 2004 waren 85 % der pflegebedürftigen Menschen 60 Jahre oder älter, 34 % 85 Jahre oder älter, die höchste Pflegequote liegt bei den über 90-Jährigen (ebd.: 69).

Insgesamt **92 % der Pflegebedürftigen in Privathaushalten** (ebd.: 77) **erhalten von den nächsten eigenen Angehörigen regelmäßig private Unterstützung**,

- 55 % werden ausschließlich privat gepflegt
- 9 % werden nur privat gepflegt (zzgl. selbst finanzierter sonstiger Hilfen)
- 28 % werden privat und professionell gepflegt
- 8 % werden nur professionell gepflegt.

Die „informelle Trägerschaft" der Pflege und Betreuung bleibt somit stabil (vgl. Abb. 7 im Anhang).

Etwa 36 % aller unterstützungsbedürftigen Personen werden von einer Hauptpflegeperson, 29 % von zwei Personen sowie 27 % von drei oder mehr Personen versorgt. Durchschnittlich sind zwei Personen einschließlich der Hauptpflegepersonen in die häusliche Pflege eingebunden und erbringen regelmäßige Pflege- und Unterstützungsleistungen (Meyer 2006: 21).

---

[8] Wichtig ist es zu bedenken, Alter, Pflege und Hilflosigkeit nicht gleichzusetzen und synonym zu verwenden. Nach wie vor können selbst bei den Hochbetagten über 80 Jahren 40 % selbstständig und ohne Bedarf an Hilfe und Pflege wohnen und leben (Schneekloth & Wahl 2008: 69).

2.2.2 Alter der pflegenden Angehörigen

Die notwendigen Hilfeleistungen werden mehrheitlich (zu 60 %) von Personen erbracht, die selber bereits 55 Jahre oder älter sind. Im Kern ist es die Generation der „jungen Alten" in der sogenannten **dritten Lebensphase** zwischen Anfang/Mitte 50 bis Mitte/Ende 70, die den Übergang in den Ruhestand vollziehen und sich auch familiär hinsichtlich der Betreuung ihrer eigenen Kinder entpflichten, die die Pflege ihrer hochbetagten Angehörigen trägt.

Pflegende Männer sind im Durchschnitt acht Jahre älter als die pflegenden Frauen. Gräßel (1998a) führt dies darauf zurück, dass pflegende Männer in zwei Drittel der Fälle ihre Partnerin betreuen, während pflegende Frauen zu zwei Drittel der Generation der Töchter angehören. Dies führt uns zur Betrachtung der (familiären) Beziehung, in der pflegende Angehörige zu den zu Pflegenden stehen.

2.2.3 Geschlecht und Beziehung der pflegenden Angehörigen

Die Hauptverantwortung für die Versorgung und Betreuung wird in der Regel von den engsten Familienangehörigen übernommen:

- In 28 % der Fälle pflegt der Ehepartner
- In 26 % pflegt die Tochter (Schneekloth & Wahl 2008: 77).

Bei verheirateten Pflegebedürftigen pflegt zumeist die Ehefrau, bei verwitweten und zumeist hochbetagten Pflegebedürftigen sind es die eigenen Kinder (Zeman 2005: 249).

Von den pflegenden Partnern sind **85 % Frauen** (Meyer 2006: 21). Während die Mehrheit der älteren Männer mit einer Partnerin als potentiellen pflegenden Angehörigen zusammenlebt, sind die Frauen aufgrund eines höheren Risikos der Verwitwung mit zunehmendem Alter eher allein (ebd.). Durch Versterben oder aufgrund eigener Krankheit des Partners wächst mit steigendem Alter die Bedeutung der Kinder als Hauptpflegeperson. Mit einer abnehmenden Unterstützung durch den Partner nimmt der Umfang der Unterstützungsleistung durch die jüngere Generation folglich zu (Blinkert & Klie 1999).

Tabelle 2: Anteil der von Ehegatten geleisteten Hilfe an allen Hilfen bei verheirateten Pflegebedürftigen nach deren Alter
Quelle: BMFSFJ 2002: 196.

Altersgruppen	60-65	65-70	70-75	75-80	80 und älter	Insgesamt
Anteil der von Ehegatten geleisteten Hilfe	74 %	73 %	66 %	63 %	40 %	58 %

Familiäre Pflege beginnt somit gewöhnlich mit der Partnerpflege und verlagert sich kontinuierlich über das ganze Altersspektrum hinweg zur Pflege durch die eigenen Kinder.

Da mit steigendem Pflegebedarf der Anteil weiblicher Hauptpflegepersonen zunimmt, sind es auch hier meist die Frauen, die sich um die Elterngeneration kümmern (BMFSFJ 2002: 196, Meyer 2006: 33). Insgesamt beträgt der **Anteil pflegender Frauen 73 %.**

Dennoch ist ein zunehmender Anteil der männlichen pflegenden Angehörigen zu verzeichnen, der im Untersuchungszeitraum der Studie von 17 % auf mittlerweile 27 % angestiegen ist. „Es sind vor allem die **Söhne**, die inzwischen im Rahmen der Pflege auch unmittelbar als Hauptpflegeperson Verantwortung übernehmen" (Schneekloth & Wahl 2008: 233, Hervorhebung durch die Verfasserin).

Ihr Anteil stieg von 3 % (1991) auf ganze **10 %** (2002) – bei gleichzeitigem Rückgang der Zahl pflegender Schwiegertöchter von 9 % auf 6 % (vgl. Abb. 6 im Anhang).

Zeman (2005: 249) weist daraufhin, dass die Konzentration empirischer Untersuchungen auf die dargestellte „Hauptpflegeperson" zu einer „Unterschätzung anderer lebensweltlich-familialer Pfleger geführt" habe. So habe eine aktuelle Untersuchung von Schupp und Künemund (2004) belegen können, dass im Frühjahr 2003 der Anteil von aktiv an der Pflege beteiligten Männern bei **37 %** lag.

Folgende Tabelle dient dazu, die bisher ausgeführte Charakteristik pflegender Angehöriger überblicksartig darzustellen:

Tabelle 3: Merkmale von privaten Hauptpflegepersonen
Quelle: Schneekloth & Wahl 2008: 79. TNS Infratest Repräsentativerhebung 2002. (Hilfe- und Pflegebedürftige in Privathaushalten, Jahresende 1991/2002) Hervorhebung durch die Verfasserin.

Angaben in %	**Pflegebedürftige**[9]		**Sonstige Hilfebedürftige**[10]	
	1991	**2002**	**1991**	**2002**
Beziehung				
(Ehe-)partner	37	28	43	36
Mutter	14	12	4	7
Vater	0	1	0	1
Tochter	26	26	23	20
Schwiegertochter	9	6	6	5
Sohn	3	10	6	8
Enkel	1	2	2	2
Sonstige/r Verwandte/r	6	7	7	8
Freunde, Nachbarn, Bekannte	4	8	7	12
Keine Angabe	0	0	0	1
Geschlecht				
Männlich	17	27	30	30
Weiblich	83	73	70	70
Alter				
Unter 45 Jahren	19	16	20	21
45-54 Jahre	26	21	23	18
55-64 Jahre	26	27	25	23
65-79 Jahre	25	26	25	28
80 Jahre und älter	3	7	5	4
Keine Angabe	1	3	2	6
Durchschnitt (in Jahren)	57	59	56	57

Es lässt sich als weiteren Trend vor dem Hintergrund der Effekte des demografischen Wandels eine **Ausdifferenzierung der häuslichen Pflegearrangements** feststellen. Nach wie vor übernimmt zwar in der Regel eine Person die Rolle der Hauptpflegeperson, doch zum Beispiel ist eine Zunahme von

[9] Leistungsbezieher der Sozialen und der Privaten Pflegeversicherung.
[10] Personen mit Einschränkungen bei alltäglichen Verrichtungen ohne Pflegebedarf im Sinne des SGB XI.

pflegenden Nachbarn und Bekannten zu verzeichnen: in immerhin 8 % der Pflegearrangements (1991: 4 %) wird die Rolle der Hauptpflegeperson von Nachbarn oder sonstigen nicht im engeren Sinn zur Familie gehörenden Bekannten übernommen. Veränderungen gibt es jedoch nicht nur im Hinblick darauf, wer die Pflege als Hauptpflegeperson übernimmt, sondern auch wie diese gestaltet wird. Es finden sich zunehmend Pflegearrangements, bei denen mehrere private Helfer mit abgestuften Rollen oder in Kombination mit professionellen Akteuren den Pflegebedürftigen versorgen bzw. bei denen Leistungen der Pflegeversicherung durch privat finanzierte Hilfen ergänzt werden. In diesem Zusammenhang ist auch die Rolle des ehrenamtlichen Engagements zu erwähnen. Immerhin 11 % der Pflegebedürftigen werden zumeist stundenweise im Wochenverlauf von Ehrenamtlichen betreut. Diese leisten damit einen wichtigen Beitrag zur sozialen Betreuung und Integration (Schneekloth & Wahl 2008: 234 f.). Die Bedeutung eines **„Pflegemix"** als Vereinbarung von familiären, professionellen und freiwillig engagierten Kräften nimmt dabei zu (Bubolz-Lutz & Kricheldorff 2006).

2.2.4 Wohnmerkmale

Sowohl aus Sicht der pflegenden Angehörigen als auch aus der der älteren Menschen ist der eigene Haushalt die eindeutig **bevorzugte Wohn- und Lebensform.**

Schneekloth und Wahl (2008: 86) können anhand der MuG-III-Ergebnisse eindeutig belegen, dass der Wunsch, „auch im Falle von Hilfe- und Pflegebedürftigkeit so lange wie möglich im eigenen Haushalt bleiben zu können" weiterhin auf beiden Seiten dominierend bleibt. Am **„Primat der häuslichen Versorgung"** hat sich nichts verändert.

Nur 4 % der pflegenden Angehörigen ziehen den möglichen Umzug des älteren Menschen überhaupt als „sehr wahrscheinlich" in Erwägung, fast jeder Zweite (48 %) gibt an, dass der Umzug in die stationäre Langzeitpflege völlig außer Frage steht.

Bezüglich der **tatsächlichen Haushalts- und Familienformen** lässt sich feststellen, dass die Mehrheit der Hilfe- und Pflegebedürftigen in Privathaushalten entweder gemeinsam mit dem Ehepartner (27 %) oder aber allein in der angestammten Wohnung (29 %) lebt. Rund ein Viertel der Pflegebedürftigen (25 %) wohnt bei den eigenen (inzwischen erwachsenen) Kindern (Schneekloth & Wahl 2008: 71).[11] Auffällig ist dabei auch, dass sich der Anteil der **allein lebenden Pflegebedürftigen** von 20 % (1991) auf 31 % (2002) deutlich erhöht hat. Die Rolle des pflegenden Angehörigen zu übernehmen setzt somit nicht zwingend voraus, auch mit diesem in einem Haushalt zu wohnen. Meyer (2006: 35) fasst dies zusammen:

- 62 % aller Unterstützungsbedürftigen leben mit einem pflegenden Angehörigen im selben Haushalt,
- etwa 8% leben im selben Haus,
- 14 % leben bis zu 10 Minuten und
- 8 % mehr als 10 Minuten entfernt.
- Weitere 8% erhalten keine regelmäßige Pflege oder Unterstützung.

Schneekloth & Wahl (2008: 233) folgern, dass diese **„Intimität auf Distanz“** vor dem Hintergrund der sich verändernden familiären Lebensformen realisierbar ist. Die sogenannten **„singularisierten Lebensformen“** könnten genau deshalb funktionieren, weil die Mehrheit von Pflegebedürftigen auch in diesem Falle über eine private Hauptpflegeperson verfügt, die zum Teil im gleichen Haus, mehrheitlich jedoch nicht weiter als zehn Minuten entfernt wohnt und von dort aus Betreuung und Versorgung organisiert.

2.2.5 Umfang der häuslichen Pflege

In der Literatur finden sich zwei mögliche Wege für das **Zustandekommen einer Pflegesituation**:

- Als **schleichender Prozess** (z.B. bei chronischer Krankheit oder aufgrund eines langsam fortschreitenden Autonomieverlustes) oder
- verursacht durch ein **plötzliches Ereignis** (akute Krankheit, Unfall, Verwitwung).[12]

---

[11] Sonstige Wohnformen spielen eher eine untergeordnete Rolle: Alleinstehende in Mehrpersonenhaushalten (11 %), jüngere Pflegebedürftige bei den eigenen Eltern (5 %), Betreutes Wohnen/entsprechende Wohngemeinschaften (3 %).

[12] Vgl. hierzu Bracker et al. (1988); Europäische Stiftung zur Verbesserung der Lebens- und Arbeitsbedingungen (1993).

Häufig lässt sich zum einen kaum feststellen, zu welchem Zeitpunkt Pflege überhaupt begonnen hat[13], zum anderen ist es nicht untypisch, dass (in beiden Fällen) die Verantwortung für die Pflege „eher unreflektiert und unvorbereitet übernommen wird“ (BMFSFJ 2002: 197).

Gerade zu diesem frühen Zeitpunkt sei es für die meisten Pflegepersonen nicht überschaubar, welche Folgen die Entscheidung für sie und die Familie haben werde: Aus einer Übergangsregelung werden pflegeintensive Jahre (ebd.).

a. Beeinträchtigungsprofile

In den privaten Haushalten werden Hilfe- und Pflegebedürftige **aller Schweregrade** versorgt und betreut. Die Studie MuG III konnte zeigen, dass dies auch im Falle schwerster Pflegebedürftigkeit grundsätzlich möglich ist.

Mobilitätseinschränkungen und kognitive Beeinträchtigungen, die im höheren Lebensalter als Demenz auftreten, sind bei der Pflege im Privathaushalt die **typischen Profilmerkmale**. Insgesamt 48 % der Pflegebedürftigen und 24 % der sonstigen Hilfebedürftigen in Privathaushalten weisen leichte, mittlere oder schwere kognitive Beeinträchtigungen auf.[14]

b. Pflegedauer

Im Durchschnitt sind bei den in der Studie MuG III befragten Pflegebedürftigen die ersten relevanten Beeinträchtigungen vor 8,2 Jahren aufgetreten,[15] Pflege zuhause ist somit in der Regel keine „kurzfristige Episode, sondern eine zum Teil jahrelang andauernde Form der Lebensführung“ (Schneekloth & Wahl 2008: 75).

---

[13] Der schleichende Übergang erschwert die Definition als pflegender Angehöriger (Kapitel 2.1). Häufig haben sie von sich selbst nicht das Selbstbild eine „Pflegeperson“ zu sein und können sich nicht mit dem Status des Pflegenden identifizieren (BMFSFJ 2002: 197). Vgl. auch Kapitel 6.1.

[14] Vgl. Schneekloth & Wahl (2008: 73 ff.): 90 % der pflegebedürftigen Personen in Privathaushalten weisen Bewegungseinschränkungen auf (Gelenke, Muskeln, Knochen/Skelettsystem, Körperbehinderungen), 73 % leiden an körperlich-organischen Erkrankungen (Herz-Kreislauf, Schlaganfall, innere Organe, Diabetes…), 43 % zeigen Beeinträchtigungen der Sinnesorgane und 48 % kognitive Beeinträchtigungen (14 % eher unauffällig, 22 % „Irrtümer im Alltag“, 12 % desorientiert).

[15] Bei den sonstigen Hilfebedürftigen vor 9,7 Jahren.

c. Pflegeaufwand

Häusliche Pflege ist nach wie vor meist eine Vollzeit-Aufgabe. Um die Pflege zu ermöglichen stehen pflegende Angehörige vielfach vor der Herausforderung, eine tägliche Verfügbarkeit zu gewährleisten. 64,4 % aller Hauptpflegepersonen stehen für die Betreuung jeden Tag und rund um die Uhr bereit und sind im Durchschnitt etwa 13,7 Stunden pro Woche in die Pflegeaufgabe eingebunden (ebd.: 79; Meyer 2006: 25).

Differenziert nach Pflegestufen gestaltet sich der zeitliche Aufwand wie folgt:

Tabelle 4: Aufwand nach Pflegestufen
Quelle: angelehnt an Schneekloth und Wahl (2008: 78).[16]

Pflegestufe 1	29,4 Stunden
Pflegestufe 2	42,2 Stunden
Pflegestufe 3	54,2 Stunden
Sonstige Hilfebedürftige	14,7 Stunden

Weitere 26,6 % geben an, stundenweise verfügbar sein zu müssen. Rund 76% aller Pflegepersonen müssen die Nachtruhe mehr als einmal unterbrechen (Gräßel 1998a).

d. Pflegeaufgaben

Einige Pflege- und Hilfeleistungen werden täglich (bzw. fast täglich) erbracht. Dazu gehören: Körperpflege, Haushaltsführung, behandlungspflegerische Maßnahmen, persönliche Betreuung (z.B. Gespräche und Spaziergänge) sowie Unterstützung beim Essen.

Weitere Hilfen sind die Förderung bzw. Aufrechterhaltung der Sozialkontakte, die Erledigung von Behördengängen, Schriftverkehr mit Versicherungen oder Beihilfestellen, die Organisation von Hilfspersonal für die Hilfeabhängigen sowie die Unterstützung der Eltern bei wichtigen Entscheidungen für ihre Lebenssituation. Pflegende Angehörige leisten emotionalen Beistand, Zuspruch und bieten zwischenmenschliche Nähe (BMFSFJ 2002:

[16] Dort insbesondere Tabelle 2.8. Bemerkenswert ist, dass der zeitliche Aufwand bei kognitiv beeinträchtigten Pflegebedürftigen generell höher ausfällt.

197). Insbesondere für die hohe Zahl altersverwirrter Menschen besteht ein hoher allgemeiner Betreuungs- und Aufsichtsbedarf.

Es lässt sich festhalten:

- Pflege zuhause sieht sich für einen langen Zeitraum mit dem gesamten Spektrum von Hilfe- und Pflegebedürftigkeit konfrontiert.
- Pflege zuhause verlangt ein hohes Ausmaß an Präsenz und Verfügbarkeit.
- Die Intensität der Pflege zuhause ist als außerordentlich hoch zu bewerten (Zeman 2005: 249; Jansen 1999: 611).

2.2.6 Erwerbsbeteiligung der pflegenden Angehörigen

Es stellt sich die (besonders sozialpolitisch interessante Frage), inwiefern die wie dargestellt höchst anspruchsvolle und zeitintensive Pflege zu Hause als „Full-time-Job" mit der Ausübung bzw. Fortführung eines Berufes kompatibel ist.

Oftmals wird die eigene Lebensgestaltung zugunsten der Pflege an die Anforderungen dieser Aufgabe angepasst und der persönliche Freiraum zurückgestellt. Eine teilweise oder vollständige Arbeitsaufgabe ist für erwachsene Kinder, die einen pflegebedürftigen Elternteil versorgen, keine Seltenheit. Durch die Einführung der Pflegeversicherung hat sich die Vereinbarkeit von privater Pflege und eigener Berufstätigkeit tendenziell verbessert, dennoch sind 64 % der pflegenden Angehörigen nicht erwerbstätig, 37 % vereinbaren Berufs- und Pflegetätigkeit. Das Ausmaß der Erwerbsbeteiligung korreliert eng mit dem Grad der Pflegebedürftigkeit sowie mit dem persönlichen Belastungserleben (Meyer 2006: 26 f.).

Ergebnisse der Studie MuG III (2008: 80) zeigen, dass 2002 23 % der privaten Hauptpflegepersonen einer eigenen Vollzeit- oder Teilzeitbeschäftigung nachgehen (1991: 18 %). Trotzdem gelte nach wie vor, dass die Mehrheit der Hauptpflegepersonen im erwerbsfähigen Alter entweder zu Beginn der Pflege nicht erwerbstätig war (51 %), oder aber die eigene Erwerbstätigkeit im Zuge der Pflege eingeschränkt (11 %) oder aufgegeben (10 %) hat.

Der vierte Bericht zur Lage der älteren Generation (BMFSFJ 2002: 1999) weist darauf hin, dass der Anteil von Erwerbstätigen bei pflegenden Frauen und Männern im Vergleich zur Gesamtbevölkerung deutlich niedriger ist:

In der Gruppe der 30- bis 64-jährigen Pflegepersonen sind

- 34 % der Frauen erwerbstätig (Gesamtbevölkerung 62 %) und
- 52 % der Männer (Gesamtbevölkerung 85 %).

Dabei seien verheiratete Pflegende häufiger nicht erwerbstätig als unverheiratete und besonders allein stehende erwerbstätige Frauen durch Aufgabenkumulation belastet.

Faktoren, die ein erfolgreiches Gelingen von Erwerbstätigkeit und Pflegeverpflichtungen begünstigen, seien höhere schulische Bildung und berufliche Qualifikation[17], ein geringerer Grad der Hilfe- und Pflegebedürftigkeit des Angehörigen, günstigere ökonomische Lage des Hilfe- bzw. Pflegeleistenden und die Verfügbarkeit von Hilfe durch Dritte (ebd.).

Allgemein lässt sich feststellen, dass pflegende Angehörige, die sich um ältere demenziell erkrankte Menschen kümmern, in signifikant niedrigerem Maße (25,3 %) erwerbstätig sind als diejenigen, deren Angehörige nicht an Demenz erkrankt sind (30,9 %).

Eine Beschränkung oder Aufgabe der bezahlten Erwerbsarbeit hat nicht nur spürbare Konsequenzen auf die aktuelle finanzielle Lage pflegender Angehöriger (Meyer 2006: 23), sondern auch für den Erwerb ausreichender Alterssicherungsansprüche („*pension penalty*"). Folgen sind oftmals soziale Isolierung und Verzicht auf berufliche Anerkennung und Selbstverwirklichung (Jansen 1999: 612).

2.2.7 Schlussfolgerung

Ein Überblick über die aktuelle Datenlage zur Situation pflegender Angehöriger allgemein konnte dazu beitragen, ein plastischeres Bild der häuslichen Pflege zu entwerfen.

Im Laufe der weiteren Arbeit wird es von Nöten sein, die hier gestellten – und mit Blick auf die Gesamtheit pflegender Angehöriger beantworteten – Fragen, auch an die pflegenden Söhne zu richten und oftmals bestehende Vorurteile[18] zu diskutieren.

---

[17] Vgl. hierzu ausführlich Meyer (2006: 27).

[18] Die hier teils provokativ formulierten Vorurteile sind ein Ausschnitt jener Annahmen, denen ich im Laufe der Ausarbeitung dieser Studie im alltäglichen Leben begegnete.

Entsprechen die interviewten pflegenden Söhne den bisherigen Erkenntnissen in ihren soziodemografischen Merkmalen? Sind auch sie im dritten Lebensalter, treffen Erlebnisse der Sandwich-Generation auch auf sie zu? Wen pflegen die Söhne: Mutter oder Vater? Erkenntnisse dieses Kapitels lassen annehmen, dass es zumeist die Mutter sein wird, die zuvor selbst den Vater pflegte und diesen aufgrund der höheren Lebensdauer überlebte. Wie gestaltet sich im Fall der Söhne der Beeinträchtigungsgrad der zu Pflegenden – sind auch alle Schweregrade und Formen (inkl. Demenz) vertreten? Wie lange pflegen sie – oder geben sie die Pflege ab, wenn es „zu anstrengend“ wird? Welche Form von Pflegearrangements wählen Söhne? Welche professionelle und private Hilfe organisieren sie und welche Aufgaben übernehmen sie in welchem Umfang selbst – oder sind sie „Meister der Delegation“? Pflegt in Wirklichkeit nicht die Ehefrau? Wie gelingt ihnen die Vereinbarung von Pflege und Beruf – oder übernehmen sie die Pflege nur aus Gründen bestehender Arbeitslosigkeit?

Zunächst jedoch lohnt es sich, mit einer Beschreibung der Rahmenbedingungen häuslicher Pflege fortzufahren und einen Blick auf die Auswirkungen demografischer Entwicklungen zu werfen.

2.3 Demografischer Wandel und zukünftige Entwicklung der Pflegebedürftigkeit

Der Anteil der älteren und alten Menschen nimmt kontinuierlich zu, so dass in Schlagworten häufig von der „(Über-)alterung der Gesellschaft“, der „Alternden Welt“ oder der „ergrauten Gesellschaft“ gesprochen wird. Tews (1993: 17) benennt in diesem Zusammenhang ein „dreifaches Altern“, womit er meint, „dass mehr alte Menschen im Verhältnis zu weniger werdenden Jüngeren immer noch etwas älter werden“.[19]

---

[19] Hier kurz gefasst, ausführlich z.B. bei Schölkopf (2000: 51 ff.).

2.3.1 Der demografische Wandel

Die Kernelemente des demografischen Wandels sind

a. Das Sinken der Geburtenrate[20]
b. Die Zunahme der Lebenserwartung
c. Das frühe Ausscheiden der Erwerbstätigen aus dem Arbeitsmarkt.[21]

Eng verbunden mit diesen demografischen Entwicklungen ist der von Tews (1993: 23 ff.) beschriebene bekannte „Altersstrukturwandel" mit seinen Kennzeichen der **Verjüngung, Entberuflichung, Feminisierung und Singularisierung des Alters sowie der Hochaltrigkeit.**

Zur Verdeutlichung sollen die zu erwartenden demografischen Entwicklungen mit den aktuellen Zahlen belegt werden:

Nach der 11. koordinierten Bevölkerungsvorausberechnung des statistischen Bundesamtes von 2006 werden sich die Relationen zwischen Alt und Jung stark verändern. 2050 sollen es **doppelt so viele ältere wie jüngere Menschen sein**, die Bevölkerung ab 80 Jahren wird von 3,7 auf zehn Mio. steigen: Waren Ende 2005 20 % der Bevölkerung jünger als 20 Jahre, 61 % im so genannten Erwerbsalter (zwischen 20 und unter 65) und 19 % 65 Jahre und älter, wird im Jahr 2050 nur etwa die Hälfte der Bevölkerung im Erwerbsalter sein, circa 15 % werden unter 20 Jahren und über 30 % 65 Jahre oder älter sein.

Die Bevölkerung ab 80 Jahren nimmt unablässig zu: von fast 4 Mio. im Jahr 2005 auf 10 Mio. im Jahr 2050 (Statistisches Bundesamt 2006: 5 f.). Damit wird die Zahl der 80-jährigen und älteren Menschen beinahe dreimal so hoch sein wie heute. Der Anteil der Hochbetagten an allen 65-Jährigen und Älteren beträgt dann nicht mehr ein knappes Viertel, sondern gut 40 %. „Mit dieser sehr starken Zunahme der ab 80-Jährigen wird voraussichtlich auch die Zahl der Pflegebedürftigen zunehmen" vermutet das Statistische Bundesamt (ebd.: 44). Welche Konsequenzen haben die erläuterten Entwicklungen nun auf die Zahl der Pflegebedürftigen in Deutschland?

---

[20] Vgl. Statistisches Bundesamt (2006: 3 f.): Aktuell 1,4 Kinder pro Frau bei konstant niedriger Tendenz.

[21] Vgl. Kohli et al. (2000: 12 ff.)

2.3.2 Prognosen

Thomas von Winter thematisiert im Rahmen der Aufsatzsammlung „Entwicklungslinien im Gesundheits- und Pflegewesen“ explizit die Auswirkungen des demographischen Wandels auf die Pflegebedürftigkeit. Die für diese Fragestellung relevanten Aspekte werden im Folgenden zusammenfassend dargestellt.

- Bezüglich der **Bedarfsprognosen** erklärt von Winter (2003: 7-25):
    - Die Ergebnisse über die zu erwartende Zunahme des Pflegebedarfs variieren erheblich, in Abhängigkeit von den Annahmen über
    - die Zunahme der Lebenserwartung
    - die Verschiebung der altersspezifischen Pflegehäufigkeiten
    - Migrationszahlen
    - und liegen zwischen 2,59 und 4,0 Mio. Leistungsempfängern in der Pflegeversicherung im Jahr 2050.[22]
- Die **Bedarfslagen** differenzieren sich aus: nicht nur quantitativ (Ausweitung der Fallzahlen), sondern auch qualitativ (Art und Form der Pflege).
- Als Folge der **steigenden Lebenserwartung** wird ein steiler Anstieg der Menschen mit **Demenz** erwartet[23]. Je nach Prognose variiert die angenommene Zunahme zwischen 240 und 325 % bis 2050.
- Als **Folge der sinkenden Geburtenrate** wird die Belastung für potentielle Pflegepersonen stärker werden, weil sie mit der Unterstützungserwartung einer größeren Anzahl von Pflegebedürftigen konfrontiert sind.
- Die **Versorgungsstrukturen** sind durch die dargestellten Prozesse der Singularisierung und Feminisierung im Wandel, Unterstützungsnetzwerke werden kleiner.

Mit diesem letzten Punkt ist nun auch schon die daraus resultierende dringliche Fragestellung angedeutet, wie die häusliche Pflege auf diesen steigenden Bedarf reagieren kann und wird. Einige in diesem Kontext zu berücksichtigende Rahmenbedingungen wurden bereits genannt, sollen hier

---

[22] Zum Vergleich: Wie oben gesehen geht die MuG III für Ende 2002 von 1.397.000 Leistungsbeziehern der Pflegeversicherung aus. Aktuelle Daten des EU-Projektes FELICIE (Future Elderly Living Conditions in Europe) belegen, dass auch bei der Annahme, dass die durch die steigende Lebenserwartung hinzugewonnenen Lebensjahre „gesunde Jahre“ sind, ein deutlicher Anstieg der Pflegebedürftigen zu prognostizieren ist.

[23] Inzidenz und Prävalenz von Demenzen nehmen mit steigendem Alter stark zu. Dabei ist Demenz die wichtigste einzelne Ursache für die Institutionalisierung von Pflegebedürftigen.

aber im Überblick dargestellt werden, da sie die zukünftige Entwicklung häuslicher Pflege prägen und beeinflussen (Meyer 2006: 14-18, BMFSFJ 2002: 194, 207):

- Pluralisierung und Individualisierung der Lebensstile
- Veränderung und Auflösung traditioneller Familienformen (Scheidung, Wiederverheiratung, Patchworkfamilien...). Die Kernfamilie wird kleiner („Bohnenstangenfamilie"): Es werden weniger Familien innerhalb einer Generation in Familien leben, mehr jedoch in verschiedenen Generationen (Backes 1996)
- Zunahme von Alleinstehenden und -erziehenden
- Größere Mobilität
- Oft große räumliche Entfernung zwischen den Generationen („multilokale Mehrgenerationenfamilien"): Generationen wohnen seltener in einem Haushalt, aber häufig in räumlicher Nähe zueinander (BMFSFJ 2005: 301)
- Zunahme der Frauenerwerbstätigkeit
- Nachlassende Bereitschaft von Frauen, in die „Helferinnenrolle" zu wechseln
- Wachsende Zahl kinderloser und alleinlebender älterer Menschen

Ob diese Veränderungen langfristig dazu führen, dass die zukünftigen Generationen weit weniger in die familiäre Pflege eingebunden sein werden als heute und wie sich die Versorgung pflegebedürftiger Menschen weiter entwickeln wird, ist schwer zu beurteilen.

So rechnet Meyer (2006: 12, 16) – die Einschätzung von Klie, Runde et al. und Rothgang anführend – vor dem Hintergrund der aufgezeigten demografischen Entwicklungen und soziostrukturellen Veränderungen mit einer kontinuierlich abnehmenden Bereitschaft zur Pflege. Auch das BMFSFJ (2002: 193) befürchtet eine durch professionelle Kräfte nicht aufzufangene „*Versorgungslücke*". Die familienpolitische Debatte (BMFSFJ 2005: 283) beobachtet den Wandel von Verwandtschaftsstrukturen und Intergenerationenbeziehungen mit Sorge und vermutet, „dass die Bindungs- und Solidaritätsfähigkeit der grundlegenden gesellschaftlichen Institution ‚Familie' sinken könnte".

Schneekloth und Wahl (2008: 232) dagegen gehen von einer ungebrochenen Solidarität aus:

> „Von einer Tendenz zur Aufkündigung der Solidarität zwischen unbeeinträchtigten und aktiv am gesellschaftlichen Leben teilnehmenden Menschen sowie Hilfebedürftigen, die entsprechende Einschränkungen aufweisen, kann in der empirischen Wirklichkeit momentan keine Rede sein.

Charakteristisch ist vielmehr die weiterhin ungebrochene Bereitschaft der Menschen, im Bedarfsfall persönliche Verantwortung für die Sicherung der Lebensqualität der eigenen Angehörigen zu übernehmen."

Auch das BMFSFJ (2002: 194 f.) weist an anderer Stelle auf die Feststellung des dritten Altenberichtes von 2001 hin, dass alte Menschen auch in den kommenden zwei Jahrzehnten in hohem Ausmaß familiäre Unterstützung erfahren werden.

Die Voraussetzungen für die häusliche Pflege seien – zumindest mittelfristig – nicht gefährdet. Auch wenn es langfristig zu einer solchen Minderung des Pflegepotenzials kommen könne, so sei doch die Bereitschaft der Partnerinnen und Partner als auch der Kinder zur Übernahme von Pflegetätigkeiten hoch.

Untersuchungen von Blinkert und Klie (2002) haben gezeigt, dass die Bereitschaft zur Pflege in den verschiedenen sozialen Milieus sehr unterschiedlich ausgeprägt ist: Die größte Bereitschaft zum „Selberpflegen" besteht im „traditionellen Unterschicht-Milieu", die geringste im „liberal-bürgerlichen Milieu".[24] Gerade die quantitative Bedeutung der Milieus mit ausgeprägter Pflegebereitschaft nehme allerdings ab und werde im weiteren Verlauf des demografischen Wandels weiter an Bedeutung verlieren (ebd.: 211 f.).

Dennoch gehen Blinkert und Klie nicht von einem „Ende der Solidarität" aus. Stattdessen stellen sie in weiteren Untersuchungen eine Veränderung der Formen von Solidarität fest, weg von einer „Solidarität im Nahraum" (Breitschaft zur direkten Pflege eines Angehörigen") hin zu einer „Solidarität im Fernraum (Bereitschaft zum bürgerschaftlichen Engagement für das Gemeinwesen). Letzteres sei im liberal-bürgerlichen Milieu am häufigsten, im traditionellen Unterschicht-Milieu dagegen am geringsten beobachtbar.

[24] Dies wird von den Verfassern mit den unterschiedlichen zur Verfügung stehenden strukturellen und symbolischen Ressourcen sowie den folglich mit der Pflege verbundenen ökonomischen und Opportunitätskosten in Verbindung gebracht.

2.3.3 Schlussfolgerung

Bemerkenswert ist im Zusammenhang künftiger Entwicklungen auch, dass zahlreiche alten- und sozialplanerische Szenarien wie selbstverständlich ein „schrumpfendes Töchter-Pflegepotenzial" (Frauen zwischen 45 und 59 Jahren im Verhältnis zu 1.000 Menschen über 64 Jahren) bzw. einen „Pflegequotienten" (Verhältnis Anzahl vorhandener Schwieger-/Töchter zu über 80-jährigen) berechnen.[25] Dabei senke die Berufstätigkeit der Frau generell die Wahrscheinlichkeit, die häusliche Betreuung der Eltern zu übernehmen (BMFSFJ 2002: 207).

Wie anhand der Ergebnisse der Studie MuG III dargestellt wurde, erweisen sich die häuslichen Pflegearrangements vor dem Hintergrund des demografischen Wandels als flexibel und anpassungsfähig, differenzieren sich aus und entwickeln sich weiter. Eine inhaltliche Engführung auf ein „Töchter-Pflegepotenzial" verkennt vorhandene Potentiale und die reale Situation, missachtet nicht nur die steigende Zahl pflegender Söhne, sondern auch die pflegender Partner, Partnerinnen und sonstiger Helfer.

Unbestritten ist jedoch, dass die Versorgung der zunehmenden Zahl hochaltriger Menschen eine gesamtgesellschaftliche Aufgabe und Herausforderung darstellt, wobei die Politik in der Verantwortung steht, positive und erleichternde Rahmenbedingungen für die häusliche Pflege zu schaffen.

Blinkert und Klie (2001) entwickelten eine interessante **Prognose zur zukünftigen Versorgungsstruktur**, die, von vier unterschiedlichen Grundannahmen bezüglich des informellen Pflegepotenzials ausgehend, vier verschiedene Modellszenarien berechnet. Aus Gründen der Übersichtlichkeit wird hier der Hauptindikator „Heimquote" explizit betrachtet.

Die Jahre 1998 (540.000 stationär gepflegte Personen bzw. Heimquote 30 %) und 2050 werden miteinander verglichen.

---

[25] Vgl. zu dieser Kritik Jansen (1999: 618). Vgl. auch die folgende Prognose von Blinkert & Klie. Diese legt im „realen, jedoch nicht wünschenswerten Szenario" eine zunehmende Erwerbsbeteiligung von Frauen zu Grunde, was zu einem Anstieg der Heimquote von derzeit 30 auf rund 42 % (2050) führen werde. Auch hier liegt der Fokus ausschließlich auf der Pflegebereitschaft und –fähigkeit von Frauen, die Relevanz von Söhnen und Ehepartnern wird ignoriert.

Tabelle 5: Modellszenarien zur zukünftigen Versorgungsstruktur
Quelle: nach Blinkert und Klie (2001)

	Szenario 1	Szenario 2	Szenario 3	Szenario 4
Grundannahmen	Konstantes informelles Pflegepotential	Abnahme des informellen Pflegepotentials	Abnahme des informellen Pflegepotentials + zunehmende Erwerbsbeteiligung von Frauen	Abnahme des informellen Pflegepotentials + zunehmende Erwerbsbeteiligung von Frauen + Verbesserung der politischen und gesellschaftlichen Rahmenbedingungen[26]
Einschätzung	Sehr unrealistisch.	Unrealistisch	Real	Wünschenswert
Stationär Gepflegte	1,2 Mio.	1,3 Mio.	1,4 Mio.	Bis 2025 Stagnation, erst danach Zunahme
Heimquote	34%	36%	42%	25%

Es lässt sich deutlich erkennen, dass sich „selbst die erheblichen Auswirkungen des demographischen und sozialen Wandels auf das informelle Pflegepotential abmildern lassen, wenn mit geeigneten politischen Maßnahmen gegengesteuert wird“ (von Winter 2003: 20 f.). Diese sollen im Folgenden näher betrachtet werden.

[26] Als Verbesserungsmöglichkeiten können z.B. flexiblere, auf die Pflegetätigkeit abgestimmte Arbeitsorganisation, ein erweitertes Angebot an unterstützenden ambulanten Diensten, Offenheit gegenüber gemischten Pflegearrangements (Vereinbarkeit von Berufs- und Pflegetätigkeit) etc. genannt werden. Die Tabelle orientiert sich an den Ergebnissen von Klie und Blinkert, wurde zur Konkretisierung von der Verfasserin in dieser Form gestaltet.

2.4 Politische Rahmenbedingungen: Substitution oder Anregung?

In aktuellen sozialpolitischen Debatten kollidieren häufig zwei konträre Argumentationslinien:

- Verfechter der **„Substitutionsthese“** gehen davon aus, dass Angebote sozialstaatlicher Dienstleistungen das familiäre Potenzial, Unterstützungsleistungen zu erbringen, schwächen könnten. Dieser These folgend sollten Leistungen nur dort angeboten werden, wo ein familiäres Netz nicht oder nicht ausreichend vorhanden sei.
- Anhänger der **„Anregungsthese“** dagegen führen empirische Studien an[27], die belegen, dass gerade eine starke sozialstaatliche Infrastruktur das Potenzial der Familien stärken könne (BMFSFJ 2005: 320). Der Ausbau öffentlicher Leistungen könne, so Zeman (2005: 247), zu einer funktionalen Differenzierung im Sinne einer „gemischten Verantwortlichkeit“ beitragen, in der sowohl die Stärken der formellen Dienste, als auch die Stärken der familiären Solidarität am besten zur Geltung kommen.

Gerade in der oft beschworenen „Krise des Sozialstaates“ jedoch wird „Hilfe zur Selbsthilfe“ favorisiert und gefördert. Jansen (1999: 601) warnt davor, unter dieser Perspektive Umschichtungen vom formellen auf das informelle System vorzunehmen und letzteres somit zu überstrapazieren. Vielmehr sei es

> „im ganz nüchternen Interesse sozial- und gesundheitspolitischer Realität, die Ressource informelle Hilfe durch verschiedenste Unterstützungsformen davor zu schützen, dass sie völlig verschleißt. Einmal verbraucht, wäre sie quantitativ wie qualitativ kaum zu ersetzen.“

Für England formuliert Finch die Tatsache der potenziellen Überforderung pflegender Angehöriger wie folgt:

> „Wir können sagen, dass der unsichtbare Wohlfahrtsstaat von einem harten Kern von eineinhalb Millionen Leuten geführt wird, von denen selber viele bei schlechter Gesundheit sind“ (Finch 1999, zitiert nach Chamberlayne 1996: 52).

Die bisher in dieser Arbeit referierten Zahlen und Fakten zeigen, dass es die pflegenden Angehörigen sind, die die Funktionsfähigkeit des gesamten Pflegesystems erst ermöglichen. Die aktuelle Pflegeleistung ist beeindruckend hoch und die Sozialpolitik steht vor der Aufgabe dazu beizutragen,

---

[27] z.B. Dienel (2004); Moto-Klingebiel, Tesch-Römer & von Kondratowitz (2005)

„dass vorhandene Potenziale (...) erhalten werden" und dazu „neue Potenziale zu wecken und zu stärken" (BMFSFJ 2005: 320).

2.5 Rechtliche Rahmenbedingungen: Das Pflegeversicherungsgesetz

Seit dem 1. Januar 1995 gilt die Pflegeversicherung (SGB XI, „Gesetz zur sozialen Absicherung des Risikos der Pflegebedürftigkeit"). Sie bildet die „fünfte Säule" des Sozialversicherungssystems und ist eine umlagefinanzierte Pflichtversicherung, die explizit „nicht als ‚Vollkaskoschutz', sondern ergänzend zur familiären und nachbarschaftlichen Betreuung und zur Heranziehung von Eigenmitteln konzipiert" wurde (Schulin & Igl 2002: 161).

Blinkert (1999: 31 ff.) referiert die **Hintergründe**, die nach zwanzig Jahren politischer Diskussion schließlich zu ihrer Einführung führten. Er benennt die Debatte um die „Gerechtigkeitslücke" (drohende Sozialhilfe für Pflegebedürftige), wissenschaftliche Befunde zu Leistungen und Belastungen der pflegenden Angehörigen (vgl. Kapitel 3.2.2), die Sorge vor einer „Rekrutierungsproblematik", die Kritik an Qualitätsmängeln sowie die „fiskalische Überforderung" der Sozialhilfeträger.

Als **Ziele und Aufgaben** der Pflegeversicherung sind laut Gesetz zu benennen:

- Ermöglichung eines möglichst **„selbstständigen und selbstbestimmten Lebens"**, das der **Würde** des Menschen entspricht
- Festlegung pflegerischer Versorgung als **„gesamtgesellschaftliche Aufgabe"** festzulegen
- Hinwirkung auf eine neue **„Kultur des Helfens"**
- Senkung individueller Armut und gesellschaftlicher Ausgaben
- Erweiterung der Infrastruktur und Verbesserung der Qualität sozialer Dienstleistungen
- Einerseits **„Solidarische Unterstützung"** für die Pflegebedürftigen, andererseits aber betrachtet der Gesetzgeber die Sicherung bei Pflegebedürftigkeit weiterhin im Wesentlichen als Aufgabe der Familien: es gilt, der „Rekrutierungsproblematik" zu begegnen und ihre Pflegebereitschaft und Pflegefähigkeit zu erhöhen (Blinkert 1999: 37).

Das **Modell** der Pflegeversicherung folgt deswegen auch konsequent den Grundsätzen:

- Ambulante Pflege geht teilstationären und vollstationären Pflegeleistungen vor (§ 3 SGB XI).
- Prävention und Rehabilitation gehen den Pflegeleistungen vor (§ 5 SGB XI).

Man entschied sich für ein **breites Spektrum von Leistungen**, die zwar auch stationäre Angebote miteinbeziehen, aber insbesondere der Förderung und Stärkung häuslicher Pflege dienen sollen. Dabei beinhaltet die Pflegeversicherung Sach- und Geldleistungen (§ 36 bzw. 37 SGB XI).

Wie oben bereits erläutert definiert § 14 SGB XI, wer als pflegedürftig gilt. Der tägliche Hilfe- und Grundpflegebedarf entscheidet über die Einstufung in einer der drei Pflegestufen[28], die mit je unterschiedlichen Sach- und Geldleistungen verbunden sind. Folgende (überblicksartig dargestellte) Leistungen der Versicherung sollen weiterhin dazu beitragen, die Belastungen der pflegenden Angehörigen zu senken:

- **Leistungen bei häuslicher Pflege**
  - Eine Kombination aus Geld- und Sachleistungen (§ 38)
  - Professionelle häusliche Pflege während der Abwesenheit des pflegenden Angehörigen (§ 39, Ersatz- oder Verhinderungspflege)
  - Pflegerische und technische Hilfsmittel (§ 40)
  - Tages- und Nachtpflege (§ 41)
  - Kurzzeitpflege (§ 42)
- **Stationäre Langzeitpflege** (§ 43)
- **Leistungen für Pflegepersonen**
  - Leistungen zur sozialen Sicherung der Pflegepersonen (§ 44)
  - Pflegekurse (§ 45)
- **Leistungen für Pflegebedürftige mit erheblichem allgemeinem Betreuungsbedarf** (§ 45a-b)

[28] Pflegestufe I: Hilfebedarf mindestens 90 Minuten / Tag, Grundpflege mehr als 45 Minuten / Tag. Pflegestufe II: Hilfebedarf mindestens 180 Minuten / Tag, Grundpflege mehr als 120 Minuten / Tag. Pflegestufe III: Hilfebedarf mindestens 300 Minuten / Tag, Grundpflege mehr als 240 Minuten / Tag (§15 SGB XI)

Exkurs: Gender und Pflegeversicherung

Die Verfasser der Studie MuG III (Schneekloth & Wahl 2008: 80) führen die bessere Vereinbarkeit von Beruf und Pflegetätigkeit auf die Einführung der Pflegeversicherung zurück. Auch die steigende Zahl pflegender Männer (insbesondere pflegender Söhne!) sehen sie darin begründet (ebd.: 233). Durch die Möglichkeiten des Pflegegeldes und professioneller Pflegeeinsätze können Männer nun leichter die häusliche Pflege übernehmen.

Für Runde et al. (1999) dagegen hat der oben beschriebene Rückgang des „Töchter-Pflegepotenzials" seinen Ursprung in der Pflegeversicherung. Diese habe zu einer Art sozialer „Normalisierung" geführt und (insbesondere) Töchtern neue Aktionsmöglichkeiten eröffnet, die vor der Einführung des SGB XI mangels Alternativen und in Übereinstimmung mit ihren Moralvorstellungen verpflichtet waren, die häuslichen Pflegeaufgaben zu übernehmen.

Eine andere Perspektive macht darauf aufmerksam, dass gerade durch die Pflegeversicherung die Geschlechterhierarchien stabilisiert würden (Backes et al. 2008). Insbesondere das oben dargestellte Subsidiaritätsprinzip führe zu einer „Verstärkung der geschlechtsbezogenen Macht- und Ungleichheitsstrukturen im Feld der Altenpflege" (ebd.; 4). Sowohl Backes et al. als auch Gröning et al. (2004) weisen darauf hin, dass die Pflegeversicherung an einem traditionell familiaristischen Bild orientiert ist, – mit einer weiblichen Hauptpflegeperson analog zum männlichen Hauptemährer. Während Frauen vordergründig profitieren, würde durch das Pflegegeld (entsprechend einem „Nebenverdienst ohne Ansprüche auf Kranken- und Arbeitslosenversicherung" – Gröning et al. 2004: 143 ff.) analog zum Erziehungsgeld die traditionelle Rolle der Frau stabilisiert und Pflege zum „Risiko für den weiblichen Lebenslauf" (ebd.). Auch neue Maßnahmen wie „Pflegeurlaub" und „Pflegezeit" fördern – so warnen Backes et al. (2008: 12) – die Teilzeitarbeit sowie den zeitweiligen oder vollständigen Ausstieg aus dem Berufsleben, womit „vormoderne Lebensentwürfe" unterstützt würden.

Neben zahlreichen bemerkenswerten Erfolgen der Pflegeversicherung[29] darf jedoch nicht vergessen werden, dass durch einen verengten Pflegebedürftigkeitsbegriff (s.o.) die besonderen Bedarfe demenzerkrankter älterer Men-

[29] Anerkennung von Pflegebedürftigkeit als allgemeines Lebensrisiko, Ausweitung der öffentlichen Finanzierung von Pflegeleistungen, Verringerung der pflegebedingten Sozialhilfeabhängigkeit, Entlastung von Sozialhilfeträgern, quantitativer Ausbau der pflegerischen Infrastruktur, Thematisierung der Qualitätsproblematik.

schen sowie allgemeine Teilhabebedarfe nicht berücksichtigt wurden. Fehlende Anreize zur Rehabilitation sowie die unzureichende Unterstützung pflegender Angehöriger sind weitere häufig genannte Kritikpunkte.

Am 1. Juli 2008 trat – auch in Folge dessen – das Pflege-Weiterentwicklungsgesetz zur Verbesserung und strukturellen Weiterentwicklung der Pflegeversicherung in Kraft[30]. Es sieht vor:

- Erhöhung der Beiträge um 0,25 %
- Stufenweiser Anstieg des Pflegegelds, der Mittel für die ambulante Pflege durch Pflegedienste, der vollstationären Pflege, der Ersatzpflege, der Tages-, Nacht- und Kurzzeitpflege.
- Stärkung des Grundsatzes „ambulant vor stationär“ (Anspruch auf Pflegeberatung, Schaffung von Pflegestützpunkten, Einführung einer Pflegezeit für Beschäftigte, Pflegeberater)
- Einbeziehung von Menschen der sogenannten Pflegestufe 0 (Menschen mit Demenz ohne Pflege- aber mit Betreuungsbedarf)

Damit sind vor allem deutliche Verbesserungen für (insbesondere demenzerkrankte) Pflegebedürftige und ihre Angehörige verbunden. Kritik an der Pflegereform betrifft meist Eingriffe zu Lasten stationärer Einrichtungen (vgl. BpA 2008) und die fehlende Nachhaltigkeit der Finanzierung. Die Weichen seien richtig gestellt, aber einige Verbesserungen (z.B. Pflegezeit) bei weitem noch nicht ausreichend und zielführend (vgl. vzbv 2008). Im Folgenden soll genauer betrachtet werden, ob und wie pflegende Angehörige die beschriebenen Angebote (und weitere) nutzen.

2.6 Angebote für pflegende Angehörige und ihre (Nicht-) Nutzung

2.6.1 Umfang professioneller Hilfe

Auch nach Einführung des SGB XI und der damit verbundenen Leistungen empfindet die Mehrheit der pflegenden Angehörigen die mit der häuslichen Pflege verbundenen Belastungen als gravierend. 42 % fühlen sich eher stark, 24 % sogar sehr stark belastet (Schneekloth & Wahl 2008: 88).
Folgende Einflussfaktoren wirken sich dabei auf die Belastung aus:[31]

---

[30] Vgl. ausführlich Möwisch et al. (2008)

Tabelle 6: Prädiktoren zur Belastung pflegender Angehöriger
Quelle: Schneekloth & Wahl (2008: 89)

Signifikante Prädikatoren	Nicht-Signifikante Prädikatoren
• Betreuung von kognitiv beeinträchtigten Pflegebedürftigen mit nächtlichem Hilfebedarf • Hohe Pflegestufe (3) • Defizite in der Hilfsmittelversorgung • „Rund um die Uhr"-Verfügbarkeit • Fortsetzung einer Erwerbstätigkeit bei der Hauptpflegeperson (insbesondere bei männlicher Hauptpflegeperson)	• Alter und Geschlecht der pflegebedürftigen Person • Haushaltseinkommen, soziale Schicht und „Bildungsmilieu" • Regionale Faktoren (Ost, West, Stadt, Land)

Es stellt sich die Frage, welche der zuvor beschriebenen Leistungen der Pflegeversicherung, die ja dezidiert entwickelt wurden, um die Belastungen pflegender Angehöriger abzumildern und häusliche Pflege zu stärken, auch tatsächlich wahrgenommen werden. Ergebnisse der MuG III zeigen (ebd.: 81):

- Etwa **71 %** aller Pflegebedürftigen im häuslichen Bereich beziehen Geld- statt Sachleistungen und organisieren ihre Pflege selbst.
- Etwa 12 % beziehen Sachleistungen und nutzen professionelle Pflegedienste.
- Etwa 16 % beziehen Kombinationsleistungen.
- Etwa 1 % bezieht teilstationäre Leistungen.
- Inanspruchnahme einer krankheits- oder urlaubsbedingten Ersatzpflege (in den letzten 12 Monaten: 12 %).
- Aufenthalt in einer Kurzzeiteinrichtung: 6 %.

Die im SGB XI vorgesehenen Sachleistungen werden in der Regel nur dann gewählt, wenn spezielle Gründe für eine professionelle Unterstützung vorliegen (z.B. somatischer Hilfebedarf), oder aber wenn die privaten Hilfepotenziale nicht ausreichen. Der Bezug von Geldleistungen als „Aufwandsentschädigung" für die pflegenden Angehörigen stellt dagegen die Regel dar. Berücksichtigt man auch die professionellen Pflegeleistungen, die von den pflegenden Angehörigen privat finanziert werden, so ergibt sich addiert zu den bisherigen 29 % ein Anteil von **36 %** der Pflegebedürftigen, die professionelle Pflegeleistungen in Anspruch nehmen.

[31] Ausführlicher zum Belastungserleben und Belastungsdiskurs vgl. Kapitel 3.1.1 / 3.2.2.

Zwei Drittel der Pflegehaushalte organisieren die Pflege ausschließlich privat (ergänzen sie ggf. um selbst finanzierte hauswirtschaftliche Dienstleistungen) (ebd.: 76).

Interessant ist die Feststellung, dass sich seit Einführung der Pflegeversicherung der Anteil der Pflegebedürftigen, die professionelle Hilfe in Anspruch nehmen, nicht wesentlich erhöht hat (1991: 33 %). Somit trägt weiterhin die private Hauptpflegeperson auch die Hauptlast der Pflege. Ergebnisse der Studie MuG III zeigen deutlich, dass auch andere verfügbare Strukturen der Altenhilfe kaum genutzt werden.

Tabelle 7: Privat Pflegende nach selbst genutzten Beratungsangeboten
(Hauptpflegepersonen von Leistungsbeziehern der Pflegeversicherung in Privathaushalten zum Jahresende 2002 in %). Quelle: Schneekloth & Wahl (2008: 81)

	„Regelmäßig"	„Ab und an"
Teilnahme an speziellem Pflegekurs	16 % (einmalig)	
Austausch mit professioneller Fachkraft	7 %	14 %
Telefonische Beratungsmöglichkeit	4 %	19 %
Angehörigencafé/-sprechstunde	6 %	12 %
Begleitete Angehörigengruppe	3 %	8 %
Private Selbsthilfeinitiative	2 %	2 %
Insgesamt	16 %	37 %

Vor allem die rein privat getragenen häuslichen Pflegearrangements seien signifikant weniger häufig in Beratungs- und Unterstützungsstrukturen eingebunden.

In den letzten Jahren ist ein großes Spektrum an Versorgungsdiensten für ältere Menschen entstanden. Im Anhang (Abb. 10) findet sich ein Überblick über Angebote und Dienstleistungen (inklusive einiger innovativer Projekte).

Dem beachtlichen quantitativen Ausbau, der auf die Einführung der Pflegeversicherung folgte[32], steht gegenüber, so Schaeffer und Wingenfeld (2004: 486), „dass eine *qualitative* Weiterentwicklung und Ausdifferenzierung bisher weitgehend ausgeblieben ist". Im Gegenteil lasse sich bundesweit eine anhaltende „Tendenz zur Homogenisierung der ambulanten Pflege ausmachen", die ihren Ursprung nicht zuletzt in dem von der Pflegeversicherung definierten Leistungsrahmen habe. Da die Einrichtungen und Dienste ihr Angebot an den Möglichkeiten der Finanzierung ausrichten (müssen), sei das entstandene Leistungsprofil recht schmal und werde zahlreichen – über die Unterstützung beim alltäglichen Lebensbedarf hinausgehenden – anderen Problemlagen[33] nicht gerecht.

Meyer (2006: 15) stellt bei ihnen ein enormes Defizit in der Koordination und Kooperation der Angebote fest. Die unterschiedlichen Quellen und Verantwortlichkeiten machten es schwer, sich im „deutschen Versorgungsdschungel" zurechtzufinden[34].

2.6.2 Nichtinanspruchnahme von Diensten

Die Daten zur (Nicht-)Inanspruchnahme von Hilfe belegen, dass auch in der Stufe „schwerstpflegebedürftig" zu spät oder gar nicht nach entlastenden Hilfen gesucht wird. Steiner-Hummel (1997) spricht in diesem Zusammenhang von einer „Kultur der Distanz", Jansen (1999) verweist auf Pullwitt und Fischer (1996: 281 f.):

> „Ambulante Hilfe ist kein gern in Anspruch genommenes Hilfeangebot, sondern ein letzter Ausweg."

---

[32] Im Vergleich zu 1993 hat sich die Zahl der Pflegedienste innerhalb weniger Jahre mehr als verdoppelt. Ende 2001 gab es 10.600 nach dem SGB XI zugelassene Pflegedienste (Statistisches Bundesamt 2003). Schaeffer und Wingenfeld (2004: 486) berichten, dass die Entwicklung von (teil-) stationären Angeboten weniger stürmisch verlief: 23.000 Kurzzeit-, 15.000 Tagespflege- und 450 Nachtpflegeplätze (2001).

[33] V.a. demenziell und anderweitig psychisch Erkrankte, chronisch Kranke in den Spätstadien des Krankheitsverlaufes, Schwerkranke mit vielschichtigem Versorgungsbedarf, Sterbende und ihre Angehörige.

[34] Abhilfe sollen die neuen „Pflegestützpunkte" schaffen.

Als mögliche **Gründe für die Nicht-Inanspruchnahme** werden in der Literatur beschrieben:[35]

- Wechselseitiges Vertrauensproblem zwischen informellem und formellem System (Zeman 1997)
- Über die Hälfte der Hauptpflegepersonen hält die Inanspruchnahme ambulanter Pflegedienste für „unnötig" (Halsig 1998)
- Gefühle von Schuld und Versagen (Gräßig 1998, Bruder 1998b)
- Hilfe durch Pflegedienste wird oftmals als Scheitern der eigenen Ansprüche erlebt
- Informationsdefizite (Schaeffer und Wingenfeld 2004, KDA 2003)
- Zu große Entfernungen (Schaeffer und Wingenfeld 2004)
- Scheu, um Unterstützung zu bitten (Hedtke-Becker & Schmidtke 1985, Pöhlmann & Hofer 1997)
- Angst vor Einmischung Fremder in Familienangelegenheiten (BMFSFJ 2002)
- Wunsch, unabhängig bleiben zu wollen und sich nicht von Fremden kontrollieren oder bevormunden zu lassen (Fuchs 1999b, Pöhlmann & Hofer 1997)
- Finanzielle Gründe: Ambulante Hilfen werden von Familien als zu teuer eingeschätzt (Halsig 1998)
- Angehörige, vor allem aus sozioökonomisch schlechter gestellten Familien, scheuen sich, offiziellen Stellen eigene Ansprüche vorzutragen, oft aus Angst, die Schwelle zwischen privatem und öffentlichem Bereich zu überschreiten (Pöhlmann & Hofer 1997, Bruder 1998, Gräßel 1998b)
- Normative Überzeugung, dass Pflege eine Familienaufgabe sei (Gräßig 1998)
- Insbesondere in ländlichen Regionen herrschen traditionelle Einstellungsmuster vor, die Pflege als familiäre Aufgabe ansehen und Angebote von Pflegediensten wenig in Anspruch nehmen.
- Angebote von Pflegediensten, die „kurze" Pflegemaßnahmen beinhalten, werden nicht als wirkliche Hilfe empfunden, da sie keine reale zeitliche Entlastung bringen, das „Angebundensein" nicht lösen
- Fehlende zugehende Entlastungsangebote
- Befürchtung, dass jede Veränderung des eingespielten Pflegearrangements den Druck der Situation eher verstärkt als mindert (Zeman 2005)

Ergebnisse der EUROFAMCARE-Studie[36] (Lamura 2006: 437) zur Nutzung von Angeboten zeigen, dass gerade in Ländern mit besseren Pflegesystemen (wie Schweden, Großbritannien oder Deutschland) eine geringere Akzeptanz unterstützender Dienste vorliegt. Dies stellte sich als einer der Haupt-

---

[35] Vgl. BMFSFJ (2002: 204)

[36] Im Frühjahr 2006 abgeschlossenes EU-Projekt „Services for Supporting Family Careers of Elderly People in Europe: Characteristics, Coverage and Usage".

gründe für die Nicht-Inanspruchnahme (27,8 %) bzw. Aufgabe (12,6 %) von (eigentlich benötigten) Diensten heraus.[37]

2.6.3 Lücken in der Versorgung

18 % der in der Studie MuG III befragten pflegenden Angehörigen weisen auf bestehende Lücken im Bereich der Versorgung hin, 14 % geben an, sie hätten nicht genügend pflegerische Hilfe, 12 % nicht genügend hauswirtschaftliche Hilfe (Schneekloth & Wahl 2008: 89 ff.). Auch hier lassen sich wichtige Einflussfaktoren aufschlüsseln:

Tabelle 8: Prädiktoren zur Feststellung von Lücken in der Versorgung
Quelle: Schneekloth & Wahl (2008: 89 ff.)

Signifikante Prädiktoren	Nicht-signifikante Prädiktoren
• fehlende private Helfer/ausschließliche Nutzung von prof. Hilfen • Betreuung von kognitiv beeinträchtigten PB mit nächtlichem Hilfebedarf • Niedrigere Pflegestufe (1) • Defizite in der Hilfsmittelversorgung • Niedrigere Einkommen/Wohnort alte Bundesländer	• Alter und Geschlecht der pflegebedürftigen Person • Soziale Schicht und „Bildungsmilieu" • Stadt/Land

Die Verfasser der Studie MuG III (2008: 235) zeigen sich irritiert darüber, dass die Betroffenen die Nichtinanspruchnahme von Diensten „selber kaum als Defizit wahrnehmen". Insbesondere die Angehörigen wirkten „eher reserviert" gegenüber Unterstützungs- und Beratungsleistungen. Im Alltag der häuslichen Pflege werde das Bedürfnis nach Austausch und Beratung kaum artikuliert.

---

[37] 67,0 % gaben an, „keine Dienste zu benötigen". Weitere Gründe waren hohe Kosten, wirtschaftliche Gründe (22,3 %), Informationsmangel (5,2 %), schlechte Qualität (2,6 %), keine Nutzungsberechtigung (2,0 %), Dienste nicht verfügbar (1,7 %), komplizierte bürokratische Verfahren (1,4 %) und Mobilitätsprobleme (0,9 %).

Beratung fehle hauptsächlich, wenn in Akutsituationen Ansprechpartner fehlen (z.B. nach Krankenhausaufenthalt), Versorgungslücken werden beklagt, wenn es im Tagesgeschehen zu zeitlichen Engpässen komme und eigener Beratungs- und Unterstützungsbedarf (im Sinne von „Selbstpflege") werde kaum reflektiert.

Aus diesem Grunde seien die bisherigen Ergebnisse zu Versorgungslücken und geringer Inanspruchnahme von Angeboten auch nicht allein als Versäumnisse auf Seiten der professionellen Leistungsanbieter zu bewerten, sondern könnten auch als Ausdruck einer „fehlenden Kultur des Sichhelfenlassens" verstanden werden (ebd.).

2.6.4 Zufriedenheit mit der Versorgung

Es ist allerdings auch nötig daraufhin zu weisen, dass die Zufriedenheit mit Diensten (wenn diese denn genutzt werden) derzeit recht hoch ist (Jansen 1999). Vor allem die professionelle Arbeit und die MitarbeiterInnen seien sehr geschätzt.

Dennoch äußern pflegende Angehörige immer wieder den Wunsch nach einer flexibleren Zeitgestaltung der Dienste (abends, nachts, am Wochenende), einer stärkeren Berücksichtigung der eigenen Gewohnheiten und Wünsche, weniger Zeitdruck und stärkerem Eingehen auf die jeweiligen Besonderheiten.

2.6.5 Schlussfolgerung

Zusammengefasst lässt sich festhalten, dass fast die Hälfte der pflegenden Angehörigen in kein externes Unterstützungsnetzwerk eingebunden ist.

Drei Viertel, so das BMFSFJ (2002: 204) haben einzig an zwei Berührungspunkten mit dem formellen Pflegesystem Kontakt:

In Begutachtungssituationen durch den MDK (bzw. durch die Begutachtungsinstanz der privaten Pflegeversicherungsunternehmen) und bei Pflegepflichteinsätzen nach § 37 Abs. 3 SGB XI. Bei vorhandenen Belastungen werden diese durch Nicht-Inanspruchnahme entlastender Dienste noch verstärkt und potenziert, wodurch eine sichere und fachgerechte Pflege gefährdet erscheint (Jansen 1999: 622).

Sollen die gewünschte Stabilisierung und Förderung der familiären Unterstützungspotenziale für die Zukunft tatsächlich einsetzen, so ist es dringend nötig, die offensichtliche Lücke

> „durch einen zielgerichteten Ausbau von niederschwelligen Beratungs-, Qualifizierungs- und Unterstützungsangeboten zu schließen" (Schneekloth & Wahl 2008: 80).

Zugehende, passgenaue und frühzeitige Angebote sind hier von Nöten.

3 Theoretische Hintergründe

„Theorien sind gewöhnlich Übereilungen eines ungeduldigen Verstandes, der die Phänomene gern los sein möchte und an ihrer Stelle deswegen Bilder, Begriffe, ja oft nur Worte einschiebt."
Johann Wolfgang von Goethe

Nach dieser bereits relativ umfangreichen und ausführlichen Einführung in die Welt und das Forschungsfeld pflegender Angehöriger stellt sich die Überlegung der Notwendigkeit eines weiteren grundlegenden Meta-Kapitels, bevor es tatsächlich „in medias res" geht. Anders gefragt: Ist es wirklich erforderlich, an dieser Stelle ausführlich theoretische Hintergründe und Perspektiven zu thematisieren – und warum?

Eines der Hauptcharakteristika der Gerontologie als Wissenschaft des Alters und Alterns, in deren Gegenstandsbereich auch diese Arbeit fällt, ist ihre **Multidimensionalität.**

> „Die adäquate Erfassung des Alternsvorganges verlangt [...] zweifelsohne eine Zusammenarbeit über die Grenzen der einzelnen wissenschaftlichen Disziplinen hinweg und einen mehrdimensionalen Ansatz der Forschung, in dem somatische, psychische und soziale Aspekte des Geschehens zu berücksichtigen sind" (Lehr 1973: 1986 zit. n. Wahl & Heyl 2004, 127).

Um die individuellen und gesellschaftlichen Komponenten der Alters-Thematik adäquat erfassen zu können, – ein Thema, das

> „[...] von so vielen Seiten zugänglich ist und so viele Facetten unseres Lebens berührt" (Baltes & Mittelstraß 1992: VII) –

sind eine Vielzahl von Disziplinen für die Gerontologie relevant, deren unterschiedlichste Perspektiven **interdisziplinär**[38] zu verschränken sind. Jede[39]

[38] Eine Betrachtung der Diskussion, ob Gerontologie eher als „multidisziplinärer Forschungsverbund" (z.B. Kühnert & Niederfranke 1993), als „neue interdisziplinäre Disziplin" (z.B. Thomae, Kruse & Olbrich 1994) oder transdisziplinär verstanden werden sollte, führt an dieser Stelle zu weit. In dieser Arbeit wird die Auffassung einer inter- (bzw. wenn möglich trans-)disziplinären Gerontologie zugrunde gelegt.

betrachtet Alter und Altern mit einem ganz eigenen Fokus, „through its own disciplinary lens“ (Glick & Tripp-Reimer 1996), was zu einer Vielzahl unterschiedlichster **Theorien** führt. Theorien sind ein unerlässliches Merkmal von Wissenschaftlichkeit und ermöglichen es, Ereignisse zu beschreiben, zu erklären und zu prognostizieren – innerhalb eines bestimmten Wirklichkeitsbereiches.[40] Der amerikanische Soziologe und Gerontologe Vern Bengtson beschreibt das Misstrauen seiner Studenten gegenüber Theorien

> „(...) theory often seems formidable, a difficult-to-access collation of abstract ideas that cannot be understood without monk-like contemplation of ancient texts“ (Bengtson 2006: 5)

und ist folglich bemüht, den Begriff der Theorie zu entmystifizieren. Das Theoretisieren[41] sei der Versuch, empirische Daten zu verstehen und zu erklären („attempt to explain“). Trotz der dargestellten Bedeutung der Theorien sehe die wissenschaftliche Realität der gerontologischen Forschung leider

> „Data-rich and explanation-poor“ bzw. “data-rich and theory-poor” (Birren, zit. n. Wahl & Heyl 2004: 126) aus.

Die Forscher/Wissenschaftler der Gerontologie seien, so Bengtson (1997: 72) lange Zeit schnell darin gewesen, Fakten und Daten zu erheben, jedoch eher langsam bezüglich deren Integration in einen größeren, theoretischen Erklärungszusammenhang. Auch Wahl und Heyl (2004: 126) stellen drei prekäre Beobachtungen diesbezüglich fest:

---

[39] Eine Übersicht findet sich bei Lehr (1987). Interessant ist auch die Betrachtung der über zwanzig Disziplinen, die in das Handbuch Soziale Gerontologie (Jansen 1999) aufgenommen wurden.

[40] Popper (1961: 31) vergleicht diesen Vorgang mit dem Auswerfen eines Netzes: „Eine Theorie ist das Netz, das wir auswerfen, um die Welt einzufangen – sie zu rationalisieren, zu erklären und zu beherrschen. Wir arbeiten daran, die Maschen des Netzes immer enger zu machen.“

[41] Im Original „theorizing“: mehr als nur „anwenden“ bzw. „gebrauchen“ von Theorien, sondern der Prozess ihrer Entwicklung und Kreation, Offenlegung von Grundannahmen und Ideen, Modellen und Erwartungen und deren Überprüfung und Revision.

1. Unzählige Studien mit unzähligen Datenbergen ("Datenfriedhöfe").
2. Zuwenig Verständnis, wie und ob sich die Zusammenhänge darstellen.
3. Zuwenig relativ eindeutige Kausalketten.[42]

Es erscheint fraglich, ob es überhaupt möglich ist, die Realität theoriefrei zu betrachten. So liegt doch jeder Forschungsarbeit unvermeidbar eine „implizite theoretische Richtschnur" zugrunde, die es zu explizieren gilt. Wahl und Heyl (2004: 126) beobachten entsprechend einen „Trend zu Mini-Hypothesen, d.h. kleinen und kleinsten, wohlparzellierten Fragestellungen ohne tiefere Verankerung in größeren theoretischen Zusammenhängen" (ebd.). Diese stehen ihrer Meinung nach einem umfassenden Verständnis von Alternsprozessen im Wege und erhöhen die „Gefahr von unsystematischem und nicht vernetztem Partialwissen über Alter und Altern". Bengtson sieht folglich die Notwendigkeit in der Gerontologie, auf die Vorarbeit der Vorgänger aufzubauen, um so „*shoulders of giants*" zu bilden, auf denen unsere Nachfolger stehen können. Für jede Forschungsarbeit, so auch für die vorliegende, ist dies eine große zu bedenkende Herausforderung.

Insbesondere für pflegende Angehörige gilt, dass „kein in sich geschlossenes Modell [...] den Ansätzen von Sorgen und Pflege in der Familie gerecht werden [kann]". Elisabeth Bubolz-Lutz (2006: 32, 34 f.) plädiert konsequenterweise für einen multiperspektivischen Ansatz in der Angehörigen-Forschung,

> „der auf der Einsicht fußt, dass es ohnehin nicht möglich ist, die ‚wahre' oder ‚wirkliche' Natur einer Pflegebeziehung zu erfassen oder Merkmale zu beschreiben, die allgemeine Gültigkeit besitzen".

Aus diesem Grunde sei die Engführung einer einzelnen Perspektive zu vermeiden, um durch die Zusammenschau unterschiedlicher Sichtweisen einen Übersummativitätseffekt im Verständnis pflegender Angehöriger zu erreichen.

---

[42] Belegt werden diese Aussagen durch einen von Bengtson durchgeführten Review von Artikeln, die zwischen 1990 und 1994 in den acht großen gerontologischen amerikanischen Zeitschriften erschienen sind. Erschreckend: weniger als 1/5 (18 %) der 645 veröffentlichten Zeitschriftenartikel erwähnten oder bezogen sich auf eine Theorie, um ihre empirischen Ergebnisse zu interpretieren oder zu erklären (Bengtson 1997: 73).

3.1 Theoretische Betrachtung pflegender Angehöriger...

Im Folgenden wird diese Aufgabe ernst genommen und die „Scheinwerfer" der Theorie[43] genutzt, um einzelne Aspekte pflegender Angehöriger genauer auszuleuchten.

3.1.1 ... aus der Belastungs-Perspektive

Ausgangspunkt stresstheoretischer Überlegungen ist die Annahme, dass – bei aller Anerkennung der Kompetenzen und Leistungen pflegender Angehöriger – die Situation der häuslichen Pflege und die von ihnen geleisteten Aufgaben auch als Stressoren zu betrachten sind, die potentiell negative Auswirkungen auf das Wohlbefinden und die Gesundheit haben können (Holz 2004; Schneekloth & Wahl 2008: 29). Zank und Gutzmann (2005: 158) bemerken in den letzten Jahren verstärkte Bemühungen, den **Belastungsbegriff** in einen theoretischen Rahmen einzubinden und eine theoriegeleitete Definition des Konzeptes zu etablieren[44]. Sie entwerfen selbst ein theoretisches Modell zur pflegebedingten Belastung (ebd.: 160), das die wichtigen Erkenntnisse anderer Theoretiker (Pearlin et al. 1990; Zarit 1992) systematisiert und verknüpft.

Bislang seien vor allem Konzepte von Bedeutung, die Belastung als situationsspezifisches, mehrdimensionales Konstrukt betrachten und zwischen **objektiver** und **subjektiver** Belastung unterscheiden.

---

[43] Dabei wird kein Anspruch auf Vollständigkeit der Erfassung gerontologischer Theorien erhoben, sondern diejenigen Theorien ausgewählt, die sich durch ihren bisherigen Einfluss oder ihre Tauglichkeit anbieten. Einen guten Überblick über aktuelle und historische Theorien der Gerontologie bieten das von Wahl & Heyl (2004: 136 ff.) entwickelte Vierfelderschema, das die Modifizierung einer originären Idee von Hans Thomae darstellt, oder Bengtsons (1997: 75) Drei-Generationen-Modell der Alterstheorien.

[44] Eine Diskussion der Vor- und Nachteile dieses Belastungsdiskurses (sowie des nachfolgenden Therapiediskurses) und dessen geschichtliche Einordnung finden sich im nächsten Kapitel.

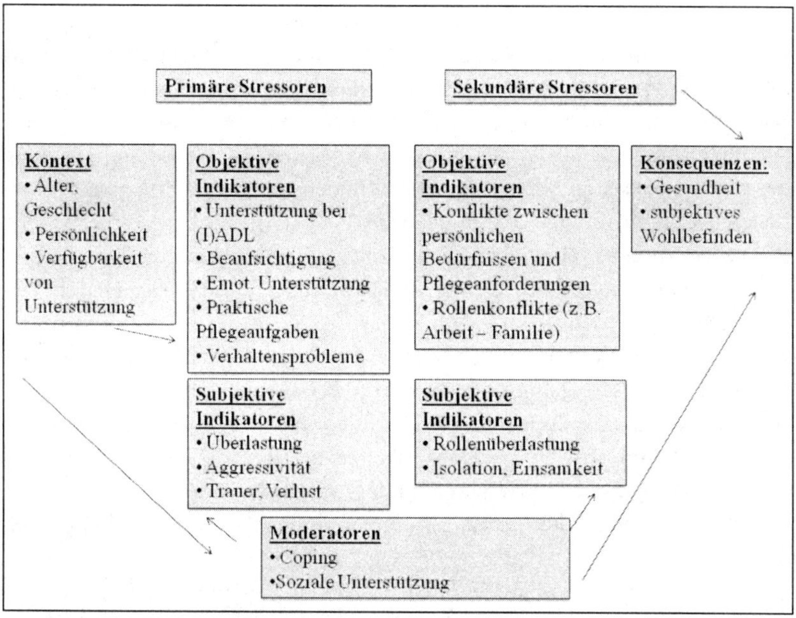

Abbildung 1: Belastungsmodell nach Gutzmann & Zank
Quelle: Gutzmann & Zank (2005: 160), nach Pearlin et al. (1990) und Zarit (1992).

Primäre Stressoren bestehen – so Gutzmann & Zank (ebd.) – aus den Aufgaben und Anforderungen, die direkt aus der Erkrankung der zu Pflegenden resultieren. Sie wirken sich auf andere Lebensbereiche aus (Beruf, Finanzen, Familie, Freizeit), die zu **sekundären Stressoren** werden können. **Kontextvariablen** beeinflussen andere Komponenten direkt oder indirekt.[45] Die zentral relevante **subjektive Dimension** resultiert aus der persönlichen **Einschätzung** der Gesamtsituation bzw. aus der Einschätzung einzelner Situationskomponenten sowie der jeweils persönlich verfügbaren **Ressourcen**[46].

---

[45] Hier werden auch soziodemografische Merkmale wie das Geschlecht des Pflegenden erwähnt. Es wird zu überprüfen sein, welche Relevanz das Geschlecht auf das Belastungsempfinden hat.

[46] Wichtig sei außerdem, dass die Einschätzung des pflegenden Angehörigen, ob seine Ressourcen zur Bewältigung der Pflegesituation ausreichen bzw. mobilisiert werden können, der entscheidende Prädiktor für die Stabilität der Pflegebeziehung sei.

Individuelle Bewältigungsstrategien (**Coping**) sowie die verfügbare **soziale Unterstützung** (s.u.) sind als **Moderatoren** entscheidend für die Erklärung des Zusammenhanges zwischen primären und sekundären Stressoren und längerfristigen Konsequenzen. In ihrem Modell benennen Gutzmann und Zank als langfristige **Konsequenzen** die Beeinträchtigung des physischen und psychischen Wohlbefindens der Angehörigen, den möglichen Zusammenbruch des pflegenden Angehörigen, Gewalt gegen den Pflegebedürftigen, sehen aber auch positive Effekte: Gefühle von Kompetenz, Selbstwert und Stolz, die aus den bewältigten Anforderungen der Pflege resultieren können.

Zusammengefasst lässt sich sagen, dass bezüglich des **Aufbaus von Stresserleben** die entsprechende subjektive **Deutung** der Situation als belastend von zentraler Relevanz ist. Die Pflegesituation wird hinsichtlich des Ereignisses und der vorhandenen externalen (materiellen, sozialen) und internalen (kognitive Bewältigungsstrategien, Kontrollüberzeugungen) Ressourcen und Fähigkeiten evaluiert (Bubolz-Lutz 2006: 67, Gröning 2004: 33, Gunzelmann 1991: 45).

Hinsichtlich des **Abbaus von Stresserleben** werden in der Literatur drei verschiedene Strategien beschrieben:

- Die Individuen versuchen, den Stressor zu verändern (*problem-focussed coping* als problemorientierte Bewältigung).
- Die Individuen versuchen, die eigenen emotionalen Stress-Reaktionen zu kontrollieren (*emotional-focussed coping* als emotionale Bewältigung).
- Die Beziehungspartner versuchen, die in der Beziehung liegenden Ressourcen auszuschöpfen (*relationship-focussed coping* als beziehungsorientierte Bewältigung).[47]

Lazarus (1990) beschreibt „**coping**" als vorwiegend bewusste, nicht automatisierte Prozesse der Handhabung von externen und/oder internen Anforderungen, die von einem Individuum als die eigenen Ressourcen beanspruchend bzw. übersteigend erlebt werden. Bubolz-Lutz (2006: 68) verweist in diesem Kontext auf die Bedeutung der oftmals unbewusst eingesetzten, nicht immer konstruktiv wirkenden **Bewältigungsstrategien** (Regression, Verleugnung, psychosomatische Reaktionen, Schuldgefühle,

[47] Vgl. Bubolz-Lutz (2006: 67)

Hilflosigkeit etc.) sowie auf die individuellen **Bewältigungsstile,** die im gesamten Lebenslauf eine gewisse Konstanz aufweisen.

Generell lässt sich auch sagen, dass aktuelle stresstheoretische Ansätze das Individuum nicht als passives Objekt verstehen, das einem konflikthaften Geschehen hilflos ausgeliefert ist, sondern dass stattdessen die Bedeutung der aktiven Auseinandersetzung und des Versuchs einer angemessenen Bewältigung im Vordergrund steht (Gröning 2004: 34). Weitere gerontologische Konzepte, die in diesem Zusammenhang zu nennen sind:

- Aus der Perspektive der **Salutogenese** (Antonovsky 1997) rücken weitere Möglichkeiten zur Stressbewältigung in den Fokus: Neben dem Vorhandensein von Ressourcen und dem Vertrauen in die generelle Handhabbarkeit der Situation wird die Stressbewältigung dann erleichtert, wenn das eingetretene Ereignis versteh- und erklärbar ist und wenn es als sinnhaft erlebt wird.
- Die Perspektive der **Kontrolltheorien** unterscheidet zwischen zwischen *„Primärer Kontrolle"* (Umweltveränderungen durch eigenes aktives Verhalten) und *„Sekundärer Kontrolle"* (Veränderung der eigenen Person) (Heckhausen & Schulz 1995) bzw. zwischen „assimilativen" und „akkomodativen" Bewältigungsformen, -potenzialen und -strategien (Brandstädter & Renner 1990). Mit zunehmendem Alter scheint die Strategie wichtiger zu werden, die Ziele den jeweiligen Handlungsspielräumen anzupassen (Bubolz-Lutz 2006: 87). Dies könne auch für Pflegende gelten, da das mit der Pflege verbundene Engagement Kräfte von Interessen abziehe, die bisher als sinnvoll und wichtig empfunden wurden. Hier seien neue Akzentsetzungen erforderlich, um eine Überforderung zu vermeiden.
- Die **Social-Support- und Netzwerkforschung** richtet den Fokus auf die sozialen Bewältigungsmöglichkeiten und betont präventive Aspekte der sozialen Unterstützung. Hauptdimensionen sozialer Unterstützung sind nach Wills (1985, z.n. Bubolz-Lutz 2006) emotionale Unterstützung, Status-Unterstützung, informative Unterstützung, instrumentelle bzw. materielle Unterstützung sowie Unterstützung durch Geselligkeit. Soziale Unterstützung kann hilfreich bezogen auf konkrete Belastungskonstellationen sein („Pufferhypothese"), aber auch bezüglich einer generellen, eher unspezifischen Wirkung im Sinne allgemeiner Entlastung bzw. Gesunderhaltung („Haupteffektthese", Gröning 2004: 35). Interessante Aspekte sind außerdem:
    - Das **Support-efficacy Modell** (Unterstützungs-Kompetenz-Modell, Antonucci und Jackson 1994, z.n. Bubolz-Lutz 59 ff.) besagt, dass soziale Unterstützung nur deshalb und nur dann effektiv sei, wenn sie Personen dazu verhelfe, ein Gefühl eigener Kompetenz und persönlicher Effektivität zu erhalten und zu verbessern.

- Die Tatsache, dass nicht nur die aktuelle soziale Unterstützung Bedeutung hat, sondern schon allein die Gewissheit, dass im Bedarfsfall ein Unterstützungspotenzial überhaupt zur Verfügung steht (Gröning 2004: 35).

3.1.2 … aus systemisch-therapeutischer Perspektive

Das Ziel einer systemischen Betrachtung pflegender Angehöriger ist die Überwindung von Monokausalität in der Beschreibung und Erklärung ihrer Situation. Dabei bezeichnet der Begriff „System" eine Ganzheit, deren Einzelelemente in enger Wechselwirkung zueinander stehen: „die Veränderung eines einzelnen Teiles führt zu einer Veränderung des Gesamtsystems. Vergleichbar mit dem Bild eines Mobiles sind alle Familienmitglieder davon betroffen, wenn ein Mitglied erkrankt. Die gesamte Familie braucht eine Weile, bis sie sich wieder eingependelt und ein neues Gleichgewicht hergestellt hat" (‚Familienhomöostase') (Salomon 2005).

Aspekte, die aus einer systemisch-therapeutischen Perspektive betrachtet werden können, sind ihr zufolge beispielsweise:

„Regression" (Zurückfallen auf frühere Stufen der Abwehr von Ängsten und Schamgefühlen), **„Dualisierung"** und **„Kollusion"** (Heimliches Einvernehmen, d.h. ein uneingestandenes, oft aufgrund unbewusster psychischer Motive bzw. Konflikte unbewusst abgestimmtes Zusammenspiel zweier oder mehrerer Personen), **„Double-Bind"** (Doppelbindung: lähmende, weil doppelte und widersprüchliche Bindung eines Menschen an paradoxe Botschaften oder Signale (auch nonverbale, z. B. Gesten) und deren Auswirkungen), **Spaltung** (Spagat zwischen „modern" und „traditionell", zwischen „Erwerbsarbeit", „Familie", „Freizeit", zwischen „individuellen Bedürfnissen und Wünschen" und „familialen Erwartungen und Erfordernissen") und **Totalisierung, Grenzen** und **Regeln, Beziehungs- und Interaktionsformen**, **symbiotische** Beziehungen, **Loyalitäts**(konflikte), **Parentifizierung** („Verelterlichung": Übernahme der Elternrolle durch das Kind) und **Elternkind** (Kind dem elterliche Macht zugeschrieben wird), **Dyadische Koalitionsbildung** (meist geheimes Bündnis zweier gegen einen Dritten), **Sündenbockcharakterisierung** (Schuldzuschreibungen), **„Das schwarze Schaf"** (Übernahme bestimmter Rollen im Familienverband), **Tabus und Familienmythen**, die in der Familienbiografie tradiert werden.

Neben diesen hier nur andeutbaren Phänomenen soll die **Rollentheorie** an dieser Stelle besondere Aufmerksamkeit erfahren.

1965 wurde von der Amerikanerin Margaret Blenkner der Begriff der **filialen Reife** eingeführt. Sie beschreibt damit eine Entwicklungsstufe, in der

> „Auflehnung und emanzipatorische Anstrengung der Jugend und des frühen Erwachsenenalters bereits durchlebt worden sind und es erneut zu einer Hinwen-

> dung zu den Eltern kommt, und zwar nicht mehr als Kind, sondern als reifer Erwachsener, also in einer neuen Rolle und mit einer neuen Liebe. Die Mutter oder der Vater werden zum ersten Mal als Individuum gesehen mit eigenen Rechten, Bedürfnissen und Grenzen und mit einer Lebensgeschichte […]“ (Blenker 1965, übersetzt von Bruder 1988).

Mit der Entwicklung dieser filial-reifen Haltung ist, darauf weist Blenkner hin, häufig das Durchleben einer **„filialen Krise“** verbunden. Erwachsene Kinder müssen erkennen, dass die elterliche Unterstützung in schwierigen Zeiten nachlässt und dass stattdessen es nun vermehrt die Eltern sind, die zunehmend Hilfe durch die Kinder benötigen. Jens Bruder (1988: 96 ff.) differenzierte das von Blenkner nicht vollendete Konzept weiter aus und entwickelt drei „Teilaspekte“ filialer Reife:

1. Emotionale Autonomie
2. Fähigkeit zu einem fürsorglich-autoritären Umgang mit dementiell eingeschränkten Menschen
3. Kontrollfähigkeit unangemessener Schuldgefühle

Parallel könne der ältere Mensch **„parentale Reife“** erlangen und somit die letzte Stufe seiner Elternrolle erreichen, in der er neue Formen des Austauschs findet und akzeptiert und Verantwortung bewusst an die erwachsenen Kinder abgibt (Knipscheer 1986: 146 f.).

Es geht folglich um die Aufgabe eines Rollenwechsels. Filiale Reife als Rollenwechsel ist dann erreicht, wenn die Pflegeperson eigene Bedürfnisse ausgewogen gegen die Ansprüche der Eltern abgrenzen und mit den daraus resultieren Schuldgefühlen umgehen kann (Salomon 2005: 17). Salomon betont weiterhin, dass filiale Reife somit nicht nur die beste Voraussetzung für eine gelungene Bewältigung der Pflegesituation sei, sondern sieht in ihr auch einen Gewinn für die pflegende Tochter/den pflegenden Sohn, da durch die Pflegebeziehung Autonomie erwachsen und „ein neues, stabiles Bewusstsein der zugewandten und guten Gefühle gegenüber den Eltern“ entstehen können. In dem Begriff der filialen Reife schimmern Aspekte der Verantwortung und Fürsorge für die Elterngeneration durch. Aus diesem Grunde plädiert Salomon dafür – und ihr ist hier eindeutig zuzustimmen – „im Zusammenhang der Elternpflege statt von ‚Übernahme der Elternrolle‘ von ‚filialer Verantwortung‘ zu sprechen“ (ebd.).

3.1.3 … aus politisch-ökonomischer Perspektive

Die Hauptforschungsfrage der **politisch-ökonomischen Theorie** (Bengtson 1997: 82 f.) richtet sich nach Unterschieden in Behandlung bzw. Status älterer Menschen im Kontext von Politik, Ökonomie und Sozialstruktur. Ihre Grundannahme ist, dass politische und ökonomische Barrieren die Alterserfahrung beeinflussen und zu einem Verlust an Macht, Autonomie und Einfluss führen. Aus dieser Perspektive wurden in dieser Arbeit bereits die Einflussfaktoren auf die Entstehung der Pflegeversicherung, ihre Ziele und Wirkungen in den Blick genommen.

3.1.4 … aus sozialstruktureller Perspektive

Die Perspektive der (sich wandelnden) **Sozialstruktur** des Alters wurde hier bereits in Ansätzen des „Strukturwandels des Alters" (gesehen bei Tews 1993, in Kapitel 2.3) deutlich. Sie findet sich auch in Konzepten der **Lebenslage.** Dieses von Weisser 1966 eingeführte Konzept (nach Schneekloth und Wahl 2008: 29) verweist insbesondere auf den Spielraum, der einem (alternden) Menschen bei der Befriedigung seiner Bedürfnisse und Interessen durch die äußeren Umstände gewährt wird. Einflussreiche Rahmenbedingungen auf diesen Spielraum seien u.a. Einkommen und Bildung, aber auch gesundheitliche Situation, regionale Herkunft und *Geschlecht.* Das Konzept der Lebenslage geht davon aus, dass relevante Ressourcen ungleich verteilt sind. Dies führe zu erheblichen sozialen Ungleichheiten, die wiederum zu gravierenden Unterschieden in den „Realisierungschancen individueller Wohlfahrt und der Umsetzung von Lebenszielen auch in der Situation von Hilfe- und Pflegebedürftigkeit führen können (ebd.). Gerade dieser Ansicht bietet sich nach Schneekloth & Wahl insbesondere für eine Gender-Perspektive an. Die in dieser Arbeit thematisierten Milieu-Studien (Blinkert & Klie in Kapitel 2.3.2) sind ein Beispiel für die Auswirkungen ungleich verteilter Ressourcen.

3.1.5 … aus der Perspektive des Lebenslaufs

Diese Perspektive betrachtet die Entwicklung von Altern im **Lebenslauf** (unter Berücksichtigung des sozialen Kontexts) (Bengtson 1997: 79). Wie wir bereits gesehen haben, gilt Pflegebedürftigkeit heute als „allgemeines Lebensrisiko" (Bubolz-Lutz 2006: 18) und die Sorge für und um alte Menschen als „neue Phase im Lebensverlauf einer Familie" (Schütze & Lang 1992: 336). Pflege wird zum normativen oder zumindest zum vorhersehbaren Lebensabschnitt.

Das **Convoy Model of Social Relations** (Kahn & Antonucci 1980, nach Bubolz-Lutz 2006: 49) erklärt alterstypische Veränderungen im Netzwerk einer Person über den Lebenslauf hinweg. Sie gehen davon aus, dass soziale Beziehungen (*„social convoys")* dazu beitragen, psychischen Schutz und instrumentelle Hilfe zu gewähren und ein Gefühl des sozialen Eingebettetseins und des Wohlbefindens zu fördern. Interessant ist ihre Erkenntnis, dass die Bedeutung einzelner Personen sich nicht aus deren Rolle (Sohn, Ehefrau…) ergibt, sondern aus der zu ihnen erlebten emotionalen Nähe. Ältere Menschen greifen zielgerichtet und konzentriert auf verlässliche und unterstützende Beziehungen zurück, die sich im Laufe des Lebens als solche herauskristallisiert haben.

3.1.6 … aus der Perspektive des Austauschs

Sozialen Austauschtheorien (Bengtson 1997: 77 f.) liegt die Annahme zugrunde, dass Individuen Ressourcen (materiell, immateriell, ungleich verteilt) zur Verfügung stehen. Diese Ressourcen werden solange getauscht, wie der Nutzen die Kosten übersteigt. Der Austausch wird dabei über Normen der Gegenseitigkeit und Ausgeglichenheit geregelt: wer gibt vertraut darauf, dass er etwas Gleichwertiges erhält.

Auf diese Perspektive zurückgreifend kann das Generationenverhältnis in pflegenden Familien so interpretiert werden: Zunächst sind es die Eltern, die ihre Kinder groß ziehen und auch im Erwachsenenalter noch erhebliche Unterstützung der unterschiedlichsten Art leisten. Die Richtung der Unterstützungsleistung kehrt sich mit Eintritt von Hilfe- und Pflegebedürftigkeit auf Seiten der alten Eltern um. Nun sei es für die Kinder an der Zeit, „einmal empfangene Leistungen zurück zu erstatten“ (Bubolz-Lutz 2006: 44 f.).

Interessant ist auch, dass andere Ansätze eher den Aspekt eines **kontinuierlichen Austausches** betonen: Unterstützung und Hilfe für ältere Eltern sei keine „einmalige Rückzahlung“, der intergenerationelle Austausch finde stattdessen fortwährend statt und auch pflegende (erwachsene) Kinder „erhalten“ durchaus etwas von ihren Eltern (Wertschätzung, Anerkennung, Dankbarkeit…).

3.1.7 … aus der Perspektive der Entwicklungsaufgaben

Eine Entwicklungsaufgabe ist

> „eine Aufgabe, die zu einem bestimmten Zeitpunkt oder in einer Phase im Leben eines Individuums auftritt, deren erfolgreiche Bewältigung zu Zufriedenheit und zu Erfolg mit späteren Aufgaben führt, während Misserfolg in der Unzufriedenheit der Gesellschaft und Schwierigkeiten mit späteren Aufgaben resultiert“ (Havighurst 1972).

Von Bedeutung für die gerontologische Theorientwicklung sind insbesondere Havighursts Modell der Entwicklungsaufgaben[48], **Eriksons Modell der psychosozialen Krisen**, das im hohen Alter den Konflikt zwischen „Integrität“ und „Verzweiflung“ beschreibt und das darauf aufbauende Modell von **Peck** (1959).

Elisabeth Bubolz-Lutz (2006: 18 ff.) regt dazu an, Pflege im Alter als „neue Entwicklungsaufgabe“ zu betrachten, – für das Individuum selbst, aber auch für die Familie und für die Gesellschaft. Auf individueller Ebene bringe Pflege das Leben meist aus der gewohnten Bahn und führe nicht selten zu einer Lebenskrise (ebd.: 22). Aus Eriksons Sicht heraus ist es für den älteren Menschen erforderlich zu lernen, mit der Pflegebedürftigkeit umzugehen, den nahenden Tod anzunehmen und eine *autonome Abhängigkeit* zu entwickeln, d.h. Unterstützung durch andere zuzulassen, ohne sich entmündigt zu fühlen. Das generelle Interesse an der Menschheit schlechthin nehme zu, die zu entwickelnde Tugend sei „*Weisheit*“ (Annehmen des eigenen Lebens mit all seinen Fehlern und Freuden).

---

[48] Vgl. Klott (2006: 32 ff.), Freund (2004: 304 ff.), Freund & Baltes (2005, 35 ff.)

Für die pflegenden Angehörigen (meist mittleres Erwachsenalter) steht nach Erikson das *Sorgen* für andere im Vordergrund. Dies ist wichtige Voraussetzung zur Erlangung von *Integrität:* die Fähigkeit zur Fürsorge, ohne sich selbst dabei aus den Augen zu verlieren und die eigene Selbstsorge zu vernachlässigen.[49]

3.1.8 ... aus der Prozess-Perspektive

Richtet man den Blick auf Veränderungen im Zeitverlauf, so ist es möglich, unabhängig von einer individuellen Ebene den **Pflegeprozess** selbst zu betrachten (Bubolz-Lutz 2006: 129). Wichtig ist zu erkennen, dass dieser nicht erst mit der Übergabe von Pflegeverantwortung und deren Übernahme beginnt, sondern dass auch die Zeit der Entscheidungsfindung und Vorbereitung bereits dazugehören. Dasselbe gilt für den Zeitraum nach Beendigung der Pflege. Hier können Trauer, Bearbeitung von evtl. auftretenden Schuldgefühlen, innere Lösung und Neuorientierung aktuell sein (Lawton 2000: 438).

Einige Autoren haben in Anlehnung an Phasenmodelle zur Krankheitsbewältigung (z.B. Corbin & Strauss 1992, 1993) oder auch zur Sterbebewältigung (Kübler-Ross 1996) einzelne typische Zeitabschnitte im Verlauf familiärer Pflege weiter ausdifferenziert.

So beschreibt Lindgren (1993) den Prozessverlauf der Ehepartnern von Demenzerkrankten als Pflegendenkarriere (*caregiving career*) im Sinne einer Verlaufskurve mit den Stadien

1. *Encounter stage*: Stadium der unerwarteten Begegnung
2. *Enduring stage*: Beständiges Stadium
3. *Exit stage*: Ausgangsstadium

Sie begründet die Wahl des Karriere-Begriffs mit der Bedeutsamkeit dieses Lebensprozesses (Phase, in der Pflege der zentrale Lebensschwerpunkt ist), als Würdigung der damit verbundenen Leistungen und als Verständnishilfe für professionell Pflegende (Geister 2004: 53). Pearlin und Aneshensel (1994) bezeichnen diesen Prozess als unerwartete Karriere (*unexpected career*) und betonen, wie überraschend und schleichend ihr Beginn häufig ist. Pearlin et al. (1990) unterscheiden die drei prägnanten Übergangspunkte

[49] Parallelen zum Konzept der filialen Reife sind hier deutlich zu erkennen.

1. *Residential caregiving*: Eintritt in die häusliche Pflege
2. *Institutional placement*: Institutionalisierung in einem Pflegeheim
3. *Bereavment*: Tod und anschließende Trauerphase

Auch innerhalb jedes Stadiums könne es zwischen den Übergangspunkten zahlreiche (dramatische) Veränderungen geben, die mit (wachsenden oder abnehmenden) Belastungen, Forderungen, gesundheitlichen Veränderungen des Pflegebedürftigen oder des Unterstützungssystems zusammenhängen und nicht nur das Stresserleben und die ausgeübten Tätigkeiten, sondern auch die Selbstwahrnehmung des pflegenden Angehörigen beeinflussen.

Pearlin (1992) vergleicht diese Pflegendenkarriere mit einer Reise. Jede Etappe könne dem pflegenden Angehörigen ganz eigene Bürden und Belastungen auferlegen, was wiederum den folgenden Abschnitt präge. Bubolz-Lutz (2006: 130) fasst einige Phasenmodelle wie folgt zusammen:

1. Phase der **Vororientierung** (nur selten systematisch gestaltet). Kontinuierlich oder schleichend. Hohes Maß an Unsicherheit: Ignoranz, Verwirrung, Leugnung von Symptomen. Entscheidung zu Pflegeübernahme und für Pflegearrangement.
2. Phase des **Pflegebeginns** (oftmals Rollenunsicherheit)
3. Phase der **Dauerpflege**
4. Phase der **Beendigung** der Pflege (durch Genesung oder Tod), Trennung und Ablösung als wesentliche Themen.
5. Phase der **Neuorientierung**

Mit Perspektive auf den Prozess wird deutlich, dass der Blick auf die häusliche Pflege stets eine situative, veränderliche, von zahlreichen Faktoren abhängige Momentaufnahme darstellt.

3.1.9 … aus der Perspektive der Eltern-Kind-Beziehung

Atkinson (1989) kritisiert, dass es kaum theoretische Modelle gibt, die intergenerationelle Beziehungen in Familien über den Lebenslauf beschreiben und erklären. Sie wählt (u.a.) die Theorien von Solidarität und Bindung aus, um die Beziehung von Eltern und ihren Kindern im Laufe des Lebens zu charakterisieren.

Theorien der **Solidarität** beruhen auf Strukturfunktionalismus und Kleingruppentheorie und erstrecken ihre Wurzeln von Durkheim bis Homans. Familiensolidarität hat (so Bengtson et al. 1976, 1991 von Bengtson & Roberts ergänzt und erweitert) die sich bedingenden Dimensionen:

1. Associational Solidarity: Interaktionsstil
2. Affectual Solidarity: Zusammengehörigkeitsgefühl
3. Consensual Solidarity: Übereinstimmung in den Einstellungen
4. Functional Solidarity: Instrumentelle Unterstützung
5. Normative Solidarity: Familiäre Normen/Verpflichtungsgefühl
6. Structural Solidarity: Familienstruktur

Sie ist somit komplex und mehrdimensional.[50]

Bindungstheorien sind ein anderer Versuch, die Beziehung zwischen Eltern und Kind zu erklären. Die **Bindungstheorie** (entwickelt von John Bowlby 1975) geht davon aus, dass abhängig davon, wie Eltern auf das angeborene Bindungsverhalten eines Kleinkindes eingehen, dieses einen unterschiedlichen Bindungsstil entwickelt und mit diesem auch auf weitere Beziehungsangebote antwortet (Ziegler 2000). Die Bindungstheorie unterscheidet üblicherweise zwischen folgenden Beziehungsstilen:

Tabelle 9: Bindungsrepräsentationen
Quelle: Nach Ainsworth et al. (1978) und Hopf & Hopf (1997)

Ainsworth et al. 1978: Bindungsrepräsentationen	Hopf & Hopf 1997, in Anlehnung an Ainsworth, Bindungsrepräsentationen im Erwachsenalter
Secure: sicher	Sicher-autonom
Avoidend: vermeidend	Abwehrend-bagatellisierend
Anxious/ambivalent: ängstlich/ ambivalent	Verstrickt-präokkupiert

Sie bleiben meist über die gesamte Lebensspanne relativ konstant (Collins & Read 1994).[51] Für die Betrachtung pflegender Angehöriger ist es interessant, den Zusammenhang zwischen Beziehungsstilen und Pflegebeziehung zu betrachten. So stellten Markiewicz et al. (1997: 126 ff.) fest, dass erwachsene Kinder mit stärker vermeidendem Bindungsverhalten eher dazu neigten, ihre Eltern in eine stationäre Pflege zu geben, während weniger ängstlich-ambivalente Kinder von einem größeren sozialen Unterstützungsnetzwerk profitierten.

[50] Unterschiedliche Meinungen zur Entwicklung familialer Solidarität wurden bereits in Kapitel 2.3.2 aufgezeigt.

[51] Andere Modelle unterscheiden vier Bindungsrepräsentationen. Neuere Studien bezweifeln die Ausschließlichkeit der einzelnen Bindungstypen, betrachten sie eher als graduelle Dimensionen.

3.1.10 … aus der Perspektive der Sozialen Arbeit

wurden bisher kaum Theorien vorgelegt (Karl 1999). Erst in der zweiten Hälfte der 90er Jahre wird gefordert, auch Alter und Altern mit den sozialpädagogischen Kategorien Subjekt- und Biografieorientierung, Individualisierung und Pluralisierung von Lebensläufen zu begreifen (Mennemann 2005: 47). Es erfolgte sodann eine „Biografisierung" auf den drei Ebenen

- Ebene der Ambivalenzen vermehrter **Wahlchancen** und sich daraus ergebender Unsicherheiten
- Ebene der temporären **Krisen** (Zusammenhang mit Statuspassagen und altersunabhängigen Problemen)
- Ebene der sozialen **Ressourcen** (Erschließung von Tätigkeiten, Annäherung der Generationen).

Laut Schweppe (2005: 38) dürfe sich Soziale Arbeit nicht primär an Hilfebedürftigkeit ausrichten, sondern erkennen, dass sich Alter stets im Kontinuum zwischen Biografisierung und Abhängigkeit befinde. Die Orientierung an Ressourcen und Kompetenzen mit Methoden von Empowerment, Netzwerkbildung, Stadtteil-/Gemeinwesenarbeit und Geragogik sind grundlegend für die Perspektive der Sozialen Arbeit und somit auch für diese Arbeit.

3.1.11 … aus feministischer Perspektive

Die feministische Perspektive richtet ihren Forschungsfokus auf das Gender-Konzept[52] im Kontext sozialer Bedeutungen (Mikro-Level-Perspektive) sowie auf ökonomische und Machtverhältnisse zwischen Männern und Frauen (Makro-Level-Perspektive) (Bengtson 1997: 80). Eine der bedeutendsten Vertreterinnen dieser Theorierichtung im Kontext pflegender Angehörige ist Eleanor Stoller (1993, 2005). Sie stellt bezüglich der Dominanz der Frauen in der häuslichen Pflege nicht nur die Frage „Warum pflegen Frauen?" sondern auch „Warum pflegen (manche) Männer?".

---

[52] Der Gender-Begriff bezeichnet das „soziale" oder „psychologische" Geschlecht einer Person im Unterschied zum biologischen Geschlecht (engl. sex). An dieser Stelle sei auf die Masterthese meiner Kommilitonin und Kollegin Almut Herrenbrück verwiesen, die pflegende Söhne vertieft aus der Genderperspektive betrachtet.

Ihr Review verschiedener theoretischer Perspektiven soll hier kurz wiedergegeben und erläutert werden.

Erklärungsversuche auf (a) **individuell/persönlicher Ebene** beziehen sich meist auf **Sozialisationstheorien.** Im Prozess der Sozialisation internalisieren Kinder die männlichen (instrumentell, außenorientiert) bzw. weiblichen Rollen (expressiv, innenorientiert), die Pflege als weibliche Aufgabe definieren (Walker 1992). Dieses älteste und wohl am weiten verbreitetste Erklärungsmuster betrachtet pflegende Männer als „unnatürlich“: Während für Frauen die Pflege älterer Menschen die natürliche Fortsetzung ihrer lebenslangen Aufgaben sei – sie seien quasi „spezialisiert“ für die häusliche Sphäre – seien Männer seit früher Kindheit darauf getrimmt, „die Brötchen zu verdienen“ („*doctrine of separate spheres*“, Stoller 2005: 53).

Die **psychoanalytisch-feministische Perspektive** (als Neuinterpretation von Freuds Theorie der Persönlichkeitsentwicklung) betrachtet Pflege und Sorge als zentrale Bereiche weiblicher Identität und betont die Unterschiede zwischen Männern und Frauen in den Aspekten „Verbundenheit zu anderen“ und „Unabhängigkeit“, in ihren Bedürfnissen und Fähigkeiten. So ist Nancy Chodorow (1978) der Meinung, dass „mütterliches“ Verhalten von Mutter zu Tochter weitergegeben werde. Die frühkindlichen Erfahrungen der Intimität und mütterlichen Fürsorge erwecken die individuellen Erwartungen, dass allein Mütter die einzigartigen Fähigkeiten hierzu besitzen sowie den Wunsch, diese selbst weiterzugeben. (Für-)Sorge wird mit Weiblichkeit gleichgesetzt. Gilligans Arbeit (1982) gründet in Chodorows Werk. Ihr Grundgedanke ist, dass Frauen empathische Persönlichkeiten haben und sich selbst über die Beziehungen definieren, die sie zu anderen Menschen führen. Sie schlussfolgert, dass Frauen eine *„ethic of care“* haben, in der sich ihre Sorge und Verantwortung für andere widerspiegelt (Walker 1992). Männer dagegen denken in einer anderen Sprache als Frauen (Wettkampf, Distanziertheit, Unabhängigkeit vs. Geduld, Mitgefühl, Nähe). Sie haben ein niedrigeres Bindungsniveau[53] gegenüber den Pflegebedürftigen. Diese Per-

[53] Vgl. die erläuterte Bindungstheorie. Einige Autoren sind der Überzeugung, die Bindung zwischen Töchtern und Eltern (besonders Müttern) sei stärker als die der Söhne (Markides, Boldt & Ray 1986), andere (Troll 1987, beide z.n. Walker 1992: 36) betonen, dass Männer eher horizontale Bindungen (zwischen Ehepartnern), Frauen vertikale (zu Eltern und Kindern) für wichtig befinden.

spektive führt zu der Annahme, Männer seien generell weniger *geeignet* zu pflegen – und dazu, dass Männer weniger ermutigt werden, pflegerische Aufgaben zu übernehmen. Der *„kulturelle Imperativ"* (Stoller 2005: 54), der aus dieser Theorie folgt, bezeichnet Pflege als weibliche Aufgabe, die der Natur und Persönlichkeit der Frau entspricht.

Theorien auf (b) **institutioneller Ebene** schreiben Gender-Unterschiede in der häuslichen Pflege dem Fakt zu, dass Männer und Frauen unterschiedliche Positionen in Institutionen wie Familie und Beruf besetzen. Ausschlaggebend sind hier die **familiäre Arbeitsteilung** sowie Theorien des **„rational choice".** Diese gehen davon aus, dass Individuen ihre Entscheidungen zielgerichtet und vernünftig treffen und dabei die Verteilung von finanziellen und zeitlichen Ressourcen berücksichtigen. Dementsprechend werden familiäre Pflegearrangements als Ergebnis eines Entscheidungsprozesses betrachtet. Aufgrund konkurrierender Zeitanforderungen (*competing time demands*: Männer mit Vollzeitberuf haben keine Zeit für unbezahlte Familienarbeit) und Aufgabenspezialisierung (*specialization of tasks*: Männer verdienen relativ gesehen mehr als Frauen, für sie sind die Kosten höher, zugunsten der Pflege die Arbeit einzuschränken bzw. zu beenden) sind es die Frauen, die die Pflege übernehmen.

Der **sozialistische Feminismus** stellt die Frage danach, wer von der weiblichen Pflege-Arbeit profitiert. Es sei weniger die „Natur der Frau" als die „kulturelle Ordnung" (*cultural assignment*, Stoller 1992; 2005), die bestimme, wer pflegt. Diese stamme historisch gesehen aus der dialektischen Verbindung von Kapitalismus und Patriarchat. Die weibliche Verantwortung für die unbezahlte familiäre Arbeit halte die aktuellen ökonomischen Verhältnisse aufrecht und reproduziere diese. Die Entscheidung der Frauen, Pflege zu übernehmen, werde folglich bestimmt durch ein komplexes Wechselspiel unterschiedlicher Faktoren, bei dem vor allem die Machtverhältnisse zwischen den Generationen und Geschlechtern zu nennen sind. Strukturelle Ungleichheiten (z.B. hinsichtlich der Löhne) werden durch die verinnerlichten Normen aufrechterhalten. Pflege könne somit als Ideologie betrachtet werden: Durch die Gleichsetzung von Pflege, Weiblichkeit, Zuhause und Familienleben werde die Stellung der Frau im Sozialsystem reflektiert. Frauen „sollen" pflegen. Dies werde noch verstärkt durch die Idee, dass häusliche Pflege besser, liebevoller, fürsorglicher sei als professionelle Pflege, da genau diese Eigenschaften die Pflege durch Mütter, Frauen und Töchter ausmache (Walker 1992).[54]

Interaktionelle Erklärungen (c) betonen dagegen den sozialen Kontext. **Ethnomethodologische Ansätze** verweisen auf das Konzept des „*doing gender*": „*Gender is not what we are, gender is what we do in interaction with others*" (Stoller 2005: 60). Man „hat" sein Geschlecht nicht einfach von Natur aus oder durch Sozialisation, sondern orientiert sich an dem Wissen darüber, wie sich „Männer" oder „Frauen" zu verhalten haben. Demzufolge werden Gender-Ungleichheiten jeden Tag von uns allen durch unser aktives, gender-gemäßes Verhalten neu geschaffen und reproduziert.

Rollentheorien legen den Fokus darauf, dass Rollen in ihren Ausprägungen variieren, nicht nur zwischen den Individuen, sondern auch in verschiedenen Kontexten für dasselbe Individuum. Gender wird in dieser Perspektive als „*background-identity*" beachtet, die andere Identitäten verändert und modifiziert. Gender ist somit *eine* Facette der Identität eines pflegenden Angehörigen und männliche pflegende Angehörige sind gleichzeitig Söhne, Ehemänner, beschäftigte Arbeiter, Geschwister. Die variablen Ausprägungen und die Vielseitigkeit der Rollen rücken in den Vordergrund (Stoller 2005: 62 f.).

Alle diese feministischen Perspektiven haben ihre Stärken und Schwächen – die zu thematisieren hier der Raum fehlt. Wichtig ist es aber zu betonen, dass der Vergleich von Männern und Frauen zu der Institutionalisierung eines (unbemerkten) Maßstabs führte, der allein an der weiblichen Perspektive ausgerichtet ist. Männliche pflegende Angehörige werden fast ausschließlich durch die Brille weiblicher Erfahrungen betrachtet, die es erschwert, die gelebte Erfahrung pflegender Männer zu verstehen (Stoller 2005: 63).

> "The hegemony of the feminine yardstick that has been used has become so unnoticed that it constraints imagination and understanding. Only when we cease measuring men against the experience of women can we begin to query men about why they care in the variety of ways they do and about the impact of providing care on their daily lives." (ebd.)

---

[54] Vgl. die exkursartigen Ausführungen zu Gender und Pflegeversicherungen im vorigen Kapitel.

3.2 Die Geschichte pflegender Angehöriger

Um die Vielschichtigkeit und den größeren Zusammenhang des Forschungsfeldes „pflegende Angehörige" in seiner Komplexität verstehen zu können, ist es wichtig, den Blick auch rückwärts auf die Prozesse seiner Entwicklung und geschichtlichen Entstehung zu richten. Dabei werden einige bereits erwähnte theoretische Tendenzen in einen anderen Zusammenhang gestellt und kritisch beleuchtet.

3.2.1 Nicht-Wahrnehmung

Sowohl Jansen (1999) als auch Steiner-Hummel (1998) berichten von einer langanhaltenden Phase der **Nicht-Wahrnehmung** pflegender Angehöriger bis in die 70er-Jahre. Die Praxis der Altenhilfe und Altenarbeit betrachtete pflegende Angehörige als „sperriges Organisationsproblem für professionelle Pflege" (Jansen) bzw. als „verwaltungstechnisch verfügbares Anhängsel" (Steiner-Hummel). Im wissenschaftlichen und gesellschaftlichen Diskurs spielte das Thema keine Rolle, so dass es auch kaum fundiertes, gesichertes Wissen gab.

3.2.2 Entdeckung der Belastungen

Mit Ursula Lehrs (1972) Beschreibung der Sandwich-Frauen[55] wird der Weg der fachlichen Diskussion dahingehend vorbereitet, die **Belastungen** pflegender Angehöriger zu erkennen und zu thematisieren.

Als erste wissenschaftliche Untersuchung in (West-)Deutschland konnte die Socialdata-Studie von 1980 beweisen, dass die Familie – gegen die vorherrschende, marginalisierende Meinung – den „größten Pflegedienst" darstellt. Seit diesem Startschuss weisen eine Vielzahl von Untersuchungen auf die psychischen, physischen, zeitlichen und sozialen Belastungen pflegender Angehöriger, auf ihren hohen Erschöpfungsgrad sowie die damit verbundenen Grenzen der Pflegefähigkeit und langfristigen Folgen hin.

---

[55] Bzw. Sandwich-Generation: Älter werdende Frauen, die selbst bereits (Groß-)Mutter, daneben aber auch noch Töchter alter Eltern(teile) sind.

Als Verdienst dieser Stress- und Belastungsforschung lässt sich feststellen, dass pflegende Angehörige erstmals als eigene Gruppe sichtbar gemacht wurden. Punktuelle Entlastungsangebote wurden entwickelt und die ambulante Infrastruktur ausgebaut, wie die zahlreichen (in Kapitel 2.6) dargestellten Angebote sowie die beschriebenen Hintergründe zur Einführung der Pflegeversicherung (2.5) deutlich erkennen lassen.

Allerdings birgt diese einseitige Betonung der Belastungen ein großes Risiko: In der Folge wurden pflegende Angehörige schnell als „Opfer“ (Jansen 1999: 614) bzw. als

> „mit der Pflege überfordert, als belastet, als depressiv und selbst krank, als unfähig Hilfe anzunehmen, als unkooperativ, als nur an den Leistungen der Pflegeversicherung interessiert, als den alten Menschen entmündigend und nicht zuletzt als potentiell oder tatsächlich gewalttätig“ (Gröning 2005: 74)

dargestellt. Als Konsequenz dieses Defizitblickes tendierte auch die praktische (soziale) Arbeit dazu, „pflegende Angehörige fürsorglich zu klientifizieren – mit allen entmündigenden und pädagogisierenden Folgen“ (Jansen 1999: 614).[56]

3.2.3 Kompetenzperspektive

Als Reaktion auf diesen einseitigen, kritisierwürdigen Diskurs wird Pflege jedoch zunehmend

> „auch als Herausforderung gesehen, die Ressourcen freisetzt, Erfahrungen ermöglicht und Sinn und Perspektive gibt. Pflegende erleiden Pflege nicht nur, sondern sie gestalten sie auch“ (Steiner-Hummel 1998: 39).

Der Blick auf die Kompetenzen ergänzt notwendigerweise die bestehende fachliche Diskussion und betont die Fähigkeiten, Erfahrungen und Kenntnisse pflegender Angehöriger. Dieser Paradigmenwechsel hat allerdings auch zur Folge, dass Sozialpolitik und Anbieter pflegende Angehörige seit-

[56] Gröning (ebd.) weist zum einen kritisch auf die Marktinteressen an der Ausweitung von Entlastungsangeboten, zum anderen auf die wissenschaftsimmanente Bedeutung der Belastungsforschung in der Psychologie hin, die ihre Erkenntnisse deduktiv auf pflegende Angehörige übertrugen. Beides habe zur Betonung der Belastungen beigetragen.

her häufig als „Ressource" (Jansen 1999: 614) definieren (vgl. Kapitel 2.4 und 2.5) und als „Pflegepotenzial" instrumentalisieren.

Seit dieser Entwicklung lassen sich unterschiedliche, parallele und komplementäre Perspektiven aufzeigen:

3.2.4 Therapeutischer Diskurs

Der **therapeutische Diskurs** überträgt Gröning (2008: 28 ff.) zufolge – und wie in Kapitel 3.1.2 gesehen – klinische Forschungsergebnisse sowie die Methoden und Denkweisen der systemischen Familientherapie auf die häusliche Pflege und lässt die Familie als zu analysierendes System erscheinen. Betont werden die „gestörte Beziehung" oder auch „konflikthafte (neurotische, instrumentelle…) Motive". Dabei meldet sie berechtigte Zweifel an der Übertragbarkeit an. Jansen (1999: 615) sieht Verdienste einer eher psychodynamischen und sozialtherapeutischen Perspektive darin, „kollusive familiäre Verstrickungen" sowie „wechselseitige Macht- und Rachegelüste" und „familiäre Schuldkonten" zu erhellen. Auch sie kritisiert jedoch die damit verbundene Gefahr einer Pathologisierung und Therapeutisierung pflegender Angehöriger.

3.2.5 Lebenswelt- und alltagsorientierter Diskurs

Des Weiteren bildete sich (die Kompetenzperspektive ergänzend) eine Sichtweise auf pflegende Angehörige heraus, die ihren Blick eher auf **Alltag und Lebenswelt** richtet. Ein Verdienst dieses Diskurses ist die Betonung, dass „Pflege" mehr umfasst als „pflegetechnische Verrichtungen und Versorgung" und das Plädoyer für eine ganzheitliche Sichtweise der Rolle pflegender Angehöriger.[57]

---

[57] Jansen & von Kardorff (1996: 93). Vgl. Kapitel 2.1. Literaturhinweise zu dieser Perspektive finden sich bei Jansen (1999: 615).

3.2.6 Modernisierungsdiskurs

Die vorherrschenden Ansichten des Modernisierungsdiskurses wurden in dieser Arbeit bereits referiert.[58] Aus den Thesen der „reflexiven Moderne" und des „Verschwindens der Solidarität" werden eine „Krise der Familie" und die Auflösung traditioneller Familienstrukturen gefolgert. Gröning (2005: 70) zufolge kann so nicht erklärt werden, warum die meisten älteren Menschen in den Familien gepflegt werden. Sie geht davon aus, dass die Thesen der Modernisierung (Individualisierung, Freisetzungsprozesse) deduktiv auf die familiäre Altenfürsorge angewendet wurden. Auch die bereits diskutierten empirischen Ergebnisse deuten nicht auf eine nachlassende Solidarität hin.

3.2.7 „Konjunktur" pflegender Angehöriger

Heute findet sich allein in der deutschsprachigen Fachliteratur eine Fülle von Texten, die für eine Einzelperson – so Jansen schon 1999 – kaum mehr zu bewältigen ist. Während Gröning für die aktuelle Forschungsliteratur die genannten Diskurse Belastung, Modernisierung und Therapie als dominierend feststellt, bewertet Jansen das Bild pflegender Angehörige als ein differenziertes, „das sie als eigenständige und äußerst heterogene Zielgruppe(n) einer integrierten Altenhilfepolitik und vernetzter Angebote" sieht.

Auch Steiner-Hummel (1998) betont die zunehmende Betrachtung der Pflegeverhältnisse in ihrem sozialen Umfeld, d.h. die Ergänzung personenzentrierter Perspektiven durch Netzwerk- und Infrastrukturansätze.

[58] Vgl. die Ausführungen zur befürchteten „Rekrutierungsproblematik 2.5.1 sowie die Diskussion des demografischen Wandels in 2.3.

3.2.8 Schlussfolgerung 1: Standortbestimmung

Die Ausführungen der letzten beiden Kapitel machen deutlich, wie komplex das Thema „pflegende Angehörige“ ist und auf wie viele unterschiedliche Weisen es beleuchtet werden kann.[59]

In diesem Sinne soll häusliche Pflege im Weiteren als **prozesshafter** (neuer **normativer**) **Lebensabschnitt** verstanden werden, der **multidimensional** durch zahlreiche Aspekte beeinflusst wird (individuelle und persönliche Anteile, Beziehung zum pflegenden Angehörigen, Familie, Lebenslage, Politik…). Eine **systemische** Betrachtungsweise (mehr systemisch – weniger therapeutisch) kann dabei helfen, diese Aspekte im Zusammenhang zu betrachten. Häusliche Pflege ist mit wichtigen **Entwicklungsaufgaben** verbunden und die Erlangung **filialer Reife** ist ein bedeutsamer Einflussfaktor für die Pflegesituation.

Nachdem nun deutlich die Schwierigkeiten und Probleme des Belastungsdiskurses aufgezeigt wurden, stellt sich die Frage, warum er trotz dessen bisher hier recht ausführlich thematisiert werden musste.

Die Perspektive sozialer Arbeit machte sensibel dafür, dass sich Alter und Altern, Pflegebedürftigkeit und Pflege, im Spannungsfeld bzw. Kontinuum zwischen Autonomie und Bedürftigkeit, Biografisierung und Abhängigkeit bewegen und dass beide Pole Bestandteil menschlichen Lebens sind. So sind auch Kompetenz und Belastungen zwei Seiten einer Medaille, die sich gegenseitig bedingen und aufeinander einwirken. Die Belastungen häuslicher Pflege überzubetonen und die pflegenden Angehörigen mit einem defizitären Blick als „Opfer“ zu klassifizieren ist nicht legitim – genauso wenig wird es den pflegenden Angehörigen jedoch gerecht, ihre Beschwernisse und Probleme zu ignorieren. Dies würde ihre Situation verflachen und tatsächlich dazu beitragen, sie als idealisiertes Pflegepotenzial zu instrumentalisieren.

Das von Olbrich (1987) formulierte **Kompetenzmodell** kann dazu beitragen, diese Sichtweise nachzuvollziehen. Es geht davon aus, dass jedes

---

[59] Auch wenn „die Scheinwerfer“ der Theorie nun einige Ecken ausgeleuchtet haben, werden doch stets „blinde Flecken“ bleiben. Für diese Arbeit sind dies beispielsweise biologisch-anthropologische Aspekte des Pflegens und Gepflegt-Werdens sowie ethische Fragestellungen.

Verhalten (auch das im Alter, auch das pflegender Angehöriger) als ein Wechselspiel von situativen Anforderungen und persönlichen Ressourcen zu deren Bewältigung und biografischen Erfahrungen verstanden werden kann. Es rückt die Handlungs- und Entwicklungsmöglichkeiten, die lebenslang erworbenen Fähigkeiten, Fertigkeiten und Strategien in das Zentrum des Interesses.

Kompetenz in Olbrichs Sinne ist keine Eigenschaft, sondern ein „ressourcenorganisierendes Konstrukt", das Resultat lebensgeschichtlich gewachsener Ressourcen (Umwelt, Person) und Umweltanforderungen. Sie spiegelt sich in zahlreichen Facetten (sensu-motorisch, kognitiv, Alltag, sozial, appraisal (Kontrolle), Bewältigung, körperlich) (Olbrich 1992: 55). Während **Kompetenz** die möglichen Leistungen eines Menschen beschreibt, die er aufgrund seiner Fähigkeiten erbringen könnte, meint **Performanz** dagegen die tatsächlich gezeigten Leistungen. Dabei beeinflussen **kumulative Belastungserlebnisse** (Krankheit, Verlust von nahe stehenden Personen...) und **Umweltaspekte** (Umfeld, Wohnung, finanzielle Sicherheit, soziale Unterstützung) das Verhältnis von Kompetenz und Performanz und können dazu beitragen, dass bestimmte Kompetenzen nicht gezeigt, nicht realisiert werden können (Kruse 1996: 295 ff.) Kompetenz im Alter zu akzentuieren bedeutet somit nach Olbrich (1987: 329):

> „[...] auf ein autonomes Individuum zu vertrauen bzw. die alternde Person anzuregen, nach ihren Kräften zum Gelingen des Alterns beizutragen [...]. Ein Kompetenzmodell des Alterns betont [...] die Fähigkeiten des alternden Menschen zur produktiven Auseinandersetzung mit den Anforderungen seiner Lebenssituation.

In diesem Sinne sollen „Belastungen" in dieser Arbeit als Herausforderungen und Anforderungen verstanden werden, denen der pflegende Angehörige auf individuelle Weise aktiv und kompetent begegnen kann.

3.2.9 Schlussfolgerung 2: Marginalisierung pflegender Söhne

Als weiteres Fazit kann festgehalten werden, dass die Betrachtung pflegender Angehöriger eine Entwicklung „von der Verspätung zur Konjunktur" erfahren hat (Jansen 1999: 620).

Während pflegende Angehörige (insbesondere sind hier pflegende Töchter gemeint), eine Steigerung der Aufmerksamkeit erfuhren, kann dies für pflegende Söhne so nicht festgestellt werden. Insbesondere Forschungsprojekte im Kontext von Belastungs- und Therapiediskurs (Jansen 1999: 615) konzentrierten sich zunächst eindeutig auf die Töchter. Rückblickend stellt Jansen fest, dass die dominierende filiale Betrachtungsweise „unangemessene Ursachen und Effekte zugleich" hat: Es wurde eine „äußerst selektive Wahrnehmungskonzentration auf pflegende (Schwieger-)Töchter" vorgenommen und diese weiter fortgeführt. Diese Geschlechter-Bias[60] werde jedoch den empirischen Realitäten der häuslichen Pflege nicht gerecht.

So kommen *Hedtke-Becker & Schmidtke* (1985: 157) in ihrer Diplomarbeit zum Thema „Frauen pflegen ihre Mütter" zu dem Resümee: „Ein Pflegefall ist der Fall einer Person in Familie und Gesellschaft, nämlich der der pflegenden Frau".

Schröppel (1992: 67) berichtet in „Von wegen Rabentöchter", dass „die Pflege vom Sohn fraglos an die Ehefrau übergeben und von dieser mit einer gewissen Selbstverständlichkeit ausgefüllt" wird. In „Töchter, die ihre Mütter pflegen" (*Maly* 2001: 3) werden die Begriffe Pflegeperson und pflegende Tochter synonym verwendet. Auch *Geister* (2004, 2005) konzentriert sich in ihrer Transitionsuntersuchung auf die Motive pflegender Töchter, da diese die größte Gruppe unter den Pflegenden bilden.

Andere AutorInnen wenden sich nicht explizit an pflegende Töchter, sondern geben an, pflegende Angehörige generell zu adressieren. Ihre Wortwahl erweckt jedoch wiederum den Anschein, nur pflegende Frauen in den Blick zu nehmen. *Salomon* führte 2005 fünf Interviews mit pflegenden Angehörigen (darunter auch zwei Söhne). Sie fragt aber ausdrücklich „Was

---

[60] Aber auch Alters-Bias: Pflegende Partner gelten als ähnlich missachtet. Jansen (ebd.) vermutet Gründe für diese Einseitigkeit und das eklatante Desinteresse an pflegenden Männern (und alten pflegenden Frauen) in der jeweiligen Generationen- und Geschlechterzugehörigkeit der ForscherInnen.

veranlasst Frauen zur Übernahme der Pflege?" und definiert Pflege somit als Frauensache (ebd.: 9). In seiner Publikation zur Beratung pflegender Angehöriger – ebenfalls beider Geschlechter – wählt *Buijssen (*1997: 14) als Kapitelüberschrift: „Die wichtigsten pflegenden Angehörigen: Frauen". Er geht davon aus, dass „ein verheirateter Sohn [...] einen Großteil der Pflege seiner Frau überlassen" wird. Da pflegende Angehörige überwiegend Frauen seien, wählt er im Folgenden für seine Ausführungen die weibliche Form (ebd.: 15).

Auch *Hedtke-Becker* (1999: 17) setzt in ihrer Arbeitshilfe für Angehörigengruppen pflegende Kinder und pflegende Töchter gleich: „Die Pflege durch die Generation der erwachsenen Kinder, sprich: Töchter/Schwiegertöchter". Pflegende Söhne seien selten „und wenn, dann handelt es sich meist um solche, die keine eigene Familie haben und von jeher mit der Mutter zusammenleben" (ebd.).

Doch nicht nur die wissenschaftliche Fachliteratur vermittelt dieses Bild fehlender pflegender Söhne. In einer Arbeitshilfe des Diakonischen Werkes (1996) zum Thema „Pflege im Alter – Pflegende Angehörige" findet sich als Baustein für den Konfirmandenunterricht ein Beitrag mit dem Titel „Mutti pflegt Opa" sowie eine Unterrichtseinheit für die Primarstufe unter dem Motto *„Mutti versorgt Omi und Inge hilft ihr dabei*". Während der Vater arbeiten geht, den Transport zum Bahnhof übernimmt und Zeitung liest, übernehmen die Frauen der Familie die Sorge- und Pflegetätigkeit. Das Bild typischer Rollenverteilung wird in die kirchliche und schulische Sozialisation eingebunden.

Diese Einseitigkeit setzt sich in der Ratgeberliteratur fort. So folgert beispielsweise *Großhans* (2003: 35) „Es sind immer die Töchter...", Söhnen (und Ehemännern) werde eher nachgesehen, wenn sie sich der Pflegeaufgabe entziehen, da sie durch ihre Berufstätigkeit entschuldigt seien und als „wenig geeignet" für die Pflege gelten.[61]

Es lässt sich mit Kramer (2005: 2) angesichts der auf Frauen konzentrierten Forschung, in der Männer höchstens als „Kontrastgruppe" herangezogen werden, feststellen:

---

[61] Für eine differenziertere Analyse vgl. wiederum Herrenbrück (2008).

„(...) the experience of caregiving men has been largely neglected, and their contributions have been often marginalized".

Zur Abrundung der Darstellung soll darauf hingewiesen werden, dass in Deutschland *Lambrecht und Bracker* (1992) erstmals "die Pflegebereitschaft von Männern" thematisierten.[62] *Senf* (1995) kann mit seiner Diplomarbeit zum Thema „Pflegende Männer. Und es gibt sie doch."[63] als wegweisend betrachtet werden und *Gieseke* (2006)[64] beleuchtete in seiner Masterthesis zur „Situation häuslich pflegender Männer" neue Aspekte unter Berücksichtigung des aktuellen Forschungsstandes. Wichtige überblicksartige Hinweise auf Ergebnisse amerikanischer Forschung finden sich in einem Beitrag von *Sowarka, Au* und *Flascha* (2004) für den Informationsdienst Altersfragen zum Thema „Männer in der häuslichen Pflege älterer Angehöriger".

Es fällt auf, dass deutsche Beiträge zu pflegenden Söhnen eher selten sind, oftmals Qualifizierungsarbeiten darstellen und ihr Augenmerk auf die Gesamtgruppe pflegender *Männer* richten, so dass Söhne eine reine Untergruppe darstellen und Ergebnisse sich zu vermischen drohen. Schon pflegende Männer treten in der Forschungsliteratur in Form von kleinen Teilsamples und Einzelfällen auf – für pflegende Söhne gilt dies vermehrt.

Es ist deswegen unerlässlich, den Blick auf internationale Erkenntnisse zu richten. Da in den USA pflegende Söhne ebenfalls lange Zeit unbeachtet blieben, das Thema seit ca. 1985 (*Horowitz*) aber vermehrt in den Fokus des Interesses geriet, sollen speziell amerikanische Beiträge in dieser Arbeit herangezogen werden.[65] Autoren wie *Kramer, Thompson, Matthews, Kaye* und *Applegate* forschen dort bereits seit Anfang der 90er Jahre zu pflegen-

---

[62] Pilotprojekt 1988, 10 halbstrukturierte Interviews, davon drei Söhne.

[63] Fünf pflegende Männer, davon zwei Söhne.

[64] 16 narrative Interviews mit pflegenden Männern, davon drei Söhne.

[65] Angesichts der großen Anzahl von Studien aus den USA, die notwendigerweise die kaum vorhandenen deutschsprachigen Untersuchungen ergänzen, stellt sich die Frage nach der Übertragbarkeit amerikanischer Ergebnisse auf hiesige Verhältnisse. Diese muss kritisch gestellt werden, da z.B. die Versorgungssysteme in ihren Grundsätzen unterschiedlich ausgelegt sind, Amerika (trotz „Medicare") wesentlich mehr Eigeninitiative, Eigenbeteiligung etc. verlangt (vgl. Schneekloth & Wahl 2008: 33). Giesekes Vergleich internationaler und deutschsprachiger Publikationen zum Thema männliche pflegende Angehörige (2006: 18) konnte jedoch zeigen, dass die Ergebnisse der letzteren durch die ersteren gestützt werden.

den Männern/Söhnen und zeigen viel Erfahrung in diesem Bereich. Trotzdem ist auch hier die Forschungslage prekär:

> "Only a few have focused on male caregivers as the primary unit of examination. In a review of existing literature, Carpenter and Miller (2002) found only eighteen small studies on men caregivers between 1988 und 1999, in spite of increasing involvement of men in the caregiving arena." (Russell 2007: 299).

4 Methodik

"Traditionally, family caregiving has ment caregiving by women. Study after study documents that the term "caregiver" is frequently a euphemism for "unpaid female relative."
Kaye und Applegate 1990b: 290

Im Folgenden werden nun aufbauend auf den bisherigen Erkenntnissen die gewählten Methoden der empirischen Sozialforschung dargestellt und begründet. Die *Methodenwahl* nimmt eine zentrale Bedeutung im Forschungsprozess ein, da mit ihr gleichzeitig der mögliche Erkenntnisgewinn bestimmt wird und jede Methode selbst einen wichtigen Eingriff in das Forschungsfeld darstellt. Die *Methodendiskussion* sowie die *Entwicklung* der Instrumente und die *Durchführung* der Interviews erfolgten im Rahmen eines zweisemestrigen Forschungsprojektes zum Thema: „... und es werden immer mehr! Die Beweggründe pflegender Söhne im Kontext gesellschaftlicher Veränderungen und familiärer Erwartungen". Diese gemeinsame Untersuchung von Almut Herrenbrück, Julia Würges und der Verfasserin selbst im Masterstudiengang Soziale Arbeit unter Begleitung von Prof. Dr. Cornelia Kricheldorff weckte das Interesse für das Thema an sich sowie für eine vertiefende Auswertung des dort entstandenen Materials durch diese Masterarbeit.[66]

4.1 Entscheidung für einen qualitativen Forschungsansatz

Als erste zu treffende Entscheidung bezüglich der Forschungsmethoden stellte sich im Forschungsprojekt die Wahl zwischen einer (eher) qualitativen oder einer (eher) quantitativen Vorgehensweise.

[66] Methodische Aspekte finden sich aus diesem Grunde auch in Herrenbrück, Klott & Würges (2008).

Kritiker der quantitativen Forschung bemängeln, dass diese das soziale Feld in seiner Vielfalt zu sehr einschränke, es nur ausschnittsweise erfasse, komplexe Strukturen zu sehr vereinfache und diese reduziert darstelle (Lamnek 2005: 4).

Während mit Hilfe quantitativer Methoden Aussagen zu Häufigkeiten, „Lage-, Verteilungs- und Streuungsparametern", Maße für Sicherheit und Stärke von Zusammenhängen gewonnen werden können, rückt in der qualitativen Sozialforschung laut Lamnek (ebd.) das „Wie" dieser Zusammenhänge und ihrer innerer Struktur aus der Sicht der Betroffenen selbst in den Vordergrund. Mit der Entscheidung für einen qualitativen Ansatz werden somit die „Sinnstrukturen" der Betroffenen angesprochen: „Wie geben Menschen der Außenwelt Sinn und Ordnung? Welche Folgen leiten sie für ihr Verhalten ab? Wie teilen sie ihre Sicht anderen mit?" (ebd.).

Für die Fragestellung der Studie, die als Ausgangspunkt die feststehende quantitative Veränderung pflegender Söhne nimmt (vgl. Schneekloth & Wahl 2008: MuG III) und die subjektive Sicht pflegender Söhne thematisiert, bot sich folglich ein qualitativer Ansatz an, der genau solche Fragen nach Sinn, Verständnis, Motivation und Art und Weise von Zusammenhängen stellt (vgl. Lamnek 2005: 4).

Ein weiteres Argument für den in diesem Falle zu bevorzugenden qualitativen Ansatz war die Tatsache, dass quantitative Forschung mehrheitlich davon ausgeht, „dass die zu untersuchende Sphäre des sozialen Lebens bereits hinlänglich bekannt und damit eine besondere Offenheit und Flexibilität nicht mehr erforderlich sei" (Lamnek 2005: 25). Aufgrund der in Deutschland dagegen nur als dürftig zu bezeichnenden Erkenntnisse und Theorien bezüglich pflegender Söhne war hier ein explorativer Ansatz von Nöten, mit dem es möglich wurde, ein bisher unbekanntes Feld zu erkunden.

Kaye und Applegate stellten 1990(b) ihre „Forschungsagenda" für die 1990er Jahre bezüglich pflegender Männer auf. Darin fordern sie zum einen eine fundierte Datenbasis (demografisches Profil und Portrait) durch quantitative Untersuchungen, zum anderen ein vertieftes Verständnis durch qualitative Studien *„that explore in depth the dynamics of male elder caregiving"* mit dem Fokus auf Verhalten und Interaktionsprozesse.[67] Zwölf Jahre später diagnostizieren Bookwala et al. (2002: 87 ff.), dass qualitative Studien weiterhin gebraucht werden, um das Verständnis zu vertiefen, warum wer wie pflegt, wie sich die „Transition“ in die Rolle des Pflegenden gestaltet und insbesondere – welche Formen professioneller und sozialer Unterstützung benötigt und gewünscht werden.

4.2 Untersuchungsplan: Entscheidung für die Einzelfallanalyse

Mayring (2002: 40) meint mit Untersuchungsplan das „Design“ des Forschungsganges, was auch als Forschungsarrangement, Forschungstypus oder Forschungskonzeption bezeichnet wird. Dieser Untersuchungsplan (umfasst Ziel, Ablauf, Rahmenbedingungen, Regeln) ist nicht identisch mit den konkreten Untersuchungsverfahren (Methoden der Datenerhebung, -erfassung und -auswertung). Als mögliche „Designs“ nennt und beschreibt Mayring die Dokumentenanalyse, die Handlungsforschung, die deskriptive Feldforschung, das qualitative Experiment, die qualitative Evaluation – und die Einzelfallanalyse.

Dabei nimmt die Einzelfallanalyse eine zentrale Stellung ein. Sie bietet sich auch in der vorliegenden Studie an, da „das qualitative Paradigma bemüht [ist], den Objektbereich (Mensch) in seinem konkreten Kontext und seiner Individualität zu verstehen und dazu ein ‚idiographischer‘, auf einzelne Fälle bezogener Ansatz nötig [ist]“ (Mayring 2002: 41). Wiederum ist das exploratives Vorgehen ein weiteres Argument: Wo noch keine Unterlagen vorliegen, da können auch keine Dokumente analysiert, keine Interventionen analysiert werden, da kann nicht an konkreten Praxisproblemen angesetzt werden.

[67] Wichtige Fragen sind für Kaye und Applegate (1990: 295): Was motiviert Männer zur Pflege? Welche Rolle spielen dabei die Gefühle Schuld, Pflicht, Loyalität? Wie fühlen sie sich? Welche Copingstrategien haben sie im Alltag, um – körperlich und emotional – für sich zu sorgen?

4.3 Erhebungsverfahren

Bezüglich des Erhebungsverfahrens erfolgte eine Entscheidung für das von Witzel (1982, 1985) geprägte Problemzentrierte Interview (PZI), das alle Formen der offenen, halbstrukturierten Befragung umfasst (Mayring 2002: 67).

Zahlreiche Argumente sprachen dabei gegen mögliche andere Erhebungsverfahren:

- Gegen *Experteninterviews*: Wer sollte als „Experte" in einem Feld gewonnen werden, das in der Fachwelt noch gänzlich unbekannt zu sein schien?
- Gegen *Gruppendiskussionen*: Möglicherweise höhere Hemmschwelle, Schwierigkeit für die Teilnehmer, wenn der Austausch über ein bisher kaum angesprochenes Thema neu ist.
- Gegen *narrative Interviews*: Geringer Strukturierungsgrad, großer Offenheitsgrad. Können eine nicht vorhersehbare zeitliche und thematische Eigendynamik entwickeln, die für die Beantwortung der konkreten Forschungsfragen nicht förderlich ist.

Gleichzeitig sprachen zahlreiche Argumente für das PZI:

- Es zielt auf eine möglichst unvoreingenommene Erfassung individueller Handlungen sowie subjektiver Wahrnehmungen und Verarbeitungsweisen gesellschaftlicher Realität (Witzel 2000: Absatz 1).
- Es ist *problemzentriert* (der Forscher orientiert sich an einer relevanten gesellschaftlichen Problemstellung), *gegenstandsorientiert* (die Methoden werden am Gegenstand orientiert entwickelt bzw. modifiziert) und *prozessorientiert* (in Forschungsprozess und Gegenstandsverständnis).
- „Wenn der Kommunikationsprozess sensibel und akzeptierend auf die Rekonstruktion von Orientierungen und Handlungen zentriert wird, entsteht bei den Befragten Vertrauen und damit Offenheit, weil sie sich in ihrer Problemsicht ernst genommen fühlen" (ebd., Absatz 6). Durch diese vertrauensvolle Beziehung wird die Erinnerungsfähigkeit der Betroffenen gefördert und sie zur Selbstreflexion motiviert.
- Es lässt den Befragten möglichst frei zu Wort kommen, um einem offenen Gespräch nahe zu kommen, ist aber zentriert auf eine bestimmte Problemstellung.
- Deduktion und Induktion gehen „Hand in Hand" (Lamnek 2005: 368), auch wenn ein theoretisches Vorverständnis besteht, so dominiert doch die Konzeptgenerierung durch den Interviewpartner.

Witzel nennt vier hilfreiche Instrumente, die die Durchführung des PZI ermöglichen und unterstützen und deswegen auch hier verwendet wurden.

1. Der (standardisierte) *Kurzfragebogen* zum Einstieg, der zur Ermittlung von Sozialdaten dient und als Gesprächseinstieg eine Überleitung zum anschließenden Interview leisten soll.[68]
2. Die *Tonbandaufnahme* erlaubt die authentische und präzise Erfassung des Kommunikationsprozesses und die anschließende Transkription.
3. In einem *Interviewleitfaden* werden die wichtigsten Fragen bzw. Frageideen auf der Basis von theoretischen Vorannahmen und Hypothesen formuliert. Er dient im Idealfall als „Hintergrundfolie" und sichert Vergleichbarkeit und Kontrolle, inwieweit relevante Themen angesprochen wurden.
4. Unmittelbar nach dem Interview werden ergänzend zur Tonbandaufnahme *Postskripte* erstellt, die Informationen zu situativen und nonverbalen Aspekten des Gesprächs beinhalten sowie Schwerpunktsetzungen durch den Interviewten und spontane thematische Auffälligkeiten und Interpretationsideen als Anregung für die Auswertung.

Bei der Gestaltung des PZIs gilt es, verschiedene Punkte zu beachten (Witzel 2000: Abschnitt 3). So soll bei der unmittelbaren Kontaktaufnahme Anonymität zugesichert und die Gesprächsform erklärt werden. Dieses ist ein „diskursisch-dialogisches Verfahren", bei dem die Befragten als Experten ihrer Orientierungen und Handlungen begriffen werden. Der Interviewer soll sein Zuhören mit Nachfragen kombinieren, wobei ihm verschiedene flexibel einsetzbare Gesprächstechniken zur Verfügung stehen.

- *Erzählungsgenerierende Kommunikationsstrategien*: Im Mittelpunkt der ersten Phase steht hier eine vorformulierte Einleitungsfrage, die sehr offen formuliert ist („... Erzählen sie doch einfach einmal!") und den Erzählfluss anregen soll – was eine explizite Abkehr vom erwarteten Frage-Antwort-Spiel darstellt (vgl. Witzel 2000, Absatz 14). Allgemeine Sondierungsfragen und Ad-hoc-Fragen werden ebenfalls zu den erzählungsgenerierenden Kommunikationsstrategien gerechnet. Letztere werden zur Vermeidung eines Frage-Antwort-Ablaufs gegen Ende gestellt.
- *Verständnisgenerierende Kommunikationsstrategien*: Hierzu zählen spezifische Sondierungen wie Zurückspiegelungen, klärende Verständnisfragen oder auch Konfrontationen.

4.3.1 Entwicklung der Forschungsinstrumente

Aufbauend auf diesem Wissen und den getroffenen Entscheidungen wurden die Forschungsinstrumente in gemeinsamer Arbeit von Almut Herrenbrück,

[68] Durch diesen standardisierten Kurzfragebogen erhält das PZI eine vermittelnde Position zwischen quantitativen und qualitativen Interviews (Lamnek 2005: 368).

Julia Würges und der Verfasserin selbst im genannten Lehrforschungsprojekt entwickelt, erprobt und optimiert.

Dies meint zum einen den *standardisierten Kurzfragebogen* zur Erhebung der Sozialdaten der Interviewten (Alter von pflegendem Sohn und Pflegebedürftigen, Beruf, Bildung, Familienstand, Geschwister, Pflegesituation) und zur Überleitung in das Interview selbst (Frage nach Pflegedauer).

Vielen Dank für Ihre Bereitschaft, an unserem Interview teilzunehmen. Wir wissen dies sehr zu schätzen!
Im folgenden Fragebogen stellen wir Ihnen einige Fragen zu ihrer Lebenssituation und der Situation ihres pflegebedürftigen Elternteils. Sowohl für diese Fragen als auch für das spätere Interview sichern wir Ihnen vollkommene Anonymität zu.

---

1. Wie alt sind Sie?

Jahre.

---

2. Was ist Ihr Familienstand?

- ledig
- verheiratet
- verwitwet
- in Partnerschaft, aber getrennt lebend
- geschieden

---

3. Wie viele Geschwister haben Sie?

- Ich habe ... Brüder und ... Schwestern.
- Ich habe keine Geschwister.

---

4. Was ist Ihr höchster Bildungsabschluss?

- Volks-/Hauptschule
- Gymnasium
- Hochschule
- Realschule
- Fachhochschule
- Sonstiges

---

5. Was ist Ihr derzeitiger Beruf bzw. war Ihre letzte berufliche Tätigkeit?

Im Folgenden möchten wir Ihnen nun einige Fragen zu ihrer Mutter/ihrem Vater stellen.

6. Wie alt ist Ihre Mutter/Ihr Vater?

Jahre.

---

7. An welcher Krankheit/welchen Krankheiten ist Ihre Mutter/Ihr Vater erkrankt?

---

8. In welche Pflegestufe ist Ihre Mutter/Ihr Vater eingestuft?

- ☐ Keine Pflegestufe
- ☐ Pflegestufe II
- ☐ Pflegestufe I
- ☐ Pflegestufe III

---

9. Wie sieht Ihre Pflegesituation aus?

Mehrere Antworten sind möglich.

- ○ Ich pflege selbst.
- ○ Ich habe familiäre und informelle Hilfen (Familie, Freundeskreis, Nachbarschaft...).
- ○ Wenn ja, welche...
- ○ Ich habe selbst finanzierte sonstige Hilfen.
- ○ Ich habe professionelle Hilfe (ambulanter Pflegedienst, Essen auf Rädern....).

---

10. Nutzen Sie Beratungs- und Unterstützungsangebote (z.B. Seniorenbüro, Angehörigengruppen, Sozialstationen...)?

- ○ Kenne ich nicht.
- ○ Nutze ich ab und zu.
- ○ Wenn ja, welche...
- ○ Kenne ich, nutze ich aber nicht.
- ○ Nutze ich regelmäßig.

---

11. Wie lange pflegen Sie schon?

Jahre

Abbildung 2: Kurzfragebogen

Bezüglich des genannten *Interviewleitfadens* sollte eine Einstiegsfrage pro Themenblock dazu dienen, den Erzählfluss anzuregen. Ansonsten stellte der Leitfragen tatsächlich eine Art „Gedächtnisstütze und Orientierungsrahmen zur Sicherung der Vergleichbarkeit", eine „Hintergrundfolie" (Witzel 2003: 3) dar, die flexibel angepasst wurde und dessen Unterpunkte an Aspekte erinnerten, deren Ansprache als wichtig erschien, die aber im besten Fall vom Interviewten selbst zur Sprache gebracht wurden.

I. Entscheidung zur Pflege

Wenn Sie sich zurück erinnern... Wie kam es zu der Entscheidung, dass Sie die Pflege übernommen haben? Erzählen Sie doch einfach mal.

- Druck? Aushandlungsprozesse? Gründe und Motivation?

II. Situation heute

Wie sieht denn heute ein typischer Tagesablauf für Sie und ihre/n Mutter/Vater aus?
Welche Aufgaben übernehmen Sie?

- Pflegealltag? Was ist Pflege für Sie? Finanzielle Seite/körperliche Pflege/Haushalt? Wo würden Sie sich Unterstützung wünschen?

III. Belastungen und Unterstützung

Was hat sich durch die Pflege verändert – positiv/negativ?
Was erleben Sie als besondere Herausforderung und wie gehen Sie damit um?

- Hilfe (professionell, familiär, Nachbarschaft) – Ausgleich ?

IV. Biografische Prägung

Wie war das Verhältnis zu ihrer Mutter/ihrem Vater vor der Pflegesituation?
Hat es sich seit der Pflegesituation verändert? Wenn ja, wie?
Welche Tradition hat Pflege in Ihrer Familie? Haben Sie früher schon Erfahrung damit gemacht?

V. Reaktionen

Welche Reaktionen haben sie erlebt bzw. erleben Sie noch heute, wenn Sie von ihrer Pflege erzählen?

- Gesellschaftlich – Familiär (Beziehungen?) – Freunde und Bekannte (Isolation?) – Beruflich

VI. Abschlussfrage

Wenn Ihnen heute ein Bekannter erzählt, er möchte einen Elternteil zu Hause pflegen, welche Ratschläge – aus ihrer Erfahrung heraus – würden Sie ihm mit auf den Weg geben?

Abbildung 3: Interviewleitfaden

4.3.2 Stichprobenauswahl

Da es qualitativer Forschung „nicht um eine große Zahl von Fällen, sondern um für die Fragestellung typische Fälle" geht, ist Repräsentativität kein entscheidendes Auswahlkriterium. Die „Angemessenheit" für die theoretische Fragestellung ist entscheidend (vgl. Lamnek 2005: 187 ff.). So muss die Stichprobe nicht statistisch-wahrscheinlichkeitstheoretisch bestimmt sein und es ist möglich, die Auswahl im Prozess beliebig zu erweitern.[69] Aus diesem Grunde wurde zum einen Kontakt zu pflegenden Söhnen mit Hilfe von Experten in der Fachpraxis hergestellt. Sie konnten als „Türöffner" fungieren, da sie Schlüsselpositionen an den Schnittstellen zwischen häuslicher und professioneller Pflege und Beratung besetzen. So erwähnt auch Lamnek (2005: 385), dass bei der Durchführung qualitativer Interviews fast immer „informelle Kontakte zu den zu untersuchenden Personen oder Gruppen von Handelnden eine wichtige Rolle bei der Auswahlentscheidung" spielen. Um eine „Positivauswahl" zu vermeiden und nicht nur diejenigen Söhne anzusprechen, die die Hemmschwelle zu Beratung und Unterstützung bereits überschritten haben, sondern auch diejenigen zu erreichen, die sich noch keine Hilfe suchen konnten bzw. wollten, trug ein Artikel in der lokalen Presse (24. Juli 2007, Badische Zeitung) dazu bei, weitere pflegende Söhne zu erreichen.[70]

---

[69] Ein theoretisches Sampling (ausgehend von der Analyse des vorliegenden Falles weitere Fälle suchen, die kontrastieren bzw. verstärken) war nicht möglich, da zu Beginn der Untersuchung auch auf Seiten der Forscherinnen die Befürchtung vorherrschte, nicht genügend Söhne zu finden.

[70] Auch Bookwala et al. (2002) weisen auf mögliche „Rekrutierungsschwierigkeiten" hin: Laut ihres Reviews über Forschungsansätze und -methoden zu pflegenden Männern haben zahlreiche Untersuchungen ihre befragten Pflegenden über Alzheimerzentren, Dienste, Angehörigengruppen, Ärzte etc. gefunden und damit entweder diejenigen erreicht, die bereit sind, Hilfe in Anspruch zu nehmen oder diejenigen, deren Belastung so hoch ist, dass sie diese dringend nachfragen. Die Generalisierbarkeit solcher Samples wird von Bookwala et al. in Frage gestellt.

4.3.3 Durchführung der Interviews

Im September 2007 wurden die Interviews durchgeführt. Dabei wurde Wert darauf gelegt, sie wenn möglich bei den pflegenden Söhnen zuhause stattfinden zu lassen. Die gewohnte alltägliche Umgebung sollte zur Sicherheit der Interviewten beitragen und die ungewohnte Situation erleichtern. Die Gespräche selbst unterscheiden sich stark hinsichtlich ihrer Länge, während es für einige Söhne sichtbar schwierig und ungewohnt war, lange und frei zu sprechen, so zeigten sich andere als sehr dankbar für die Gelegenheit, endlich einmal alle Sorgen, Meinungen und Gedanken frei aussprechen zu können. Alle Interviews jedoch zeichneten sich durch eine große Offenheit aus und auch unangenehme oder peinliche Aspekte (Familienstreitigkeiten, Inkontinenz) wurden ohne Hemmungen angesprochen.[71]

4.3.4 Fixierung der Daten

Die Interviews wurden mit Tonband aufgenommen, anschließend digitalisiert und – orientiert am klassischen Schema von Hoffmann-Riem – transkribiert.[72]

---

[71] Damit wurde die von Bookwala et al. (2002) geäußerte Sorge widerlegt, dass Männer evtl. weniger bereit sein könnten, mit Fremden (insbesondere mit Interviewerinnen des anderen Geschlechtes) offen über persönliche und intime Dinge zu sprechen.

[72] Das Transkriptionsprogramm f4 erwies sich dabei als sehr hilfreich.

Transkriptionsregeln nach Hoffmann-Riem
(nach Kuckartz 1999)

Zeichen	**Bedeutung**
.	kurze Pause
..	mittlere Pause
...	lange Pause
/eh/ /ehm/	Planungspausen
((Ereignis))	Nicht-sprachliche Handlungen
<u>Sicher</u>	Auffällige Betonung, auch Lautstärke
S i c h e r	gedehntes Sprechen
( )	unverständlich
(so schrecklich?)	nicht mehr genau verständlich, vermuteter Wortlaut
,	Heben der Stimme am Satzende
.	Senken der Stimme

Abbildung 4: Transkriptionsregeln

4.4 Entscheidung für Auswertungsmethoden

Ziel der Auswertung im Rahmen des dieser Studie vorhergehenden Forschungsprojektes war es, den teils widersprüchlichen „Geschichten hinter den Geschichten" der pflegenden Söhne auf die Spur zu kommen und die latenten Sinn- und Bedeutungsstrukturen tiefgehend zu begreifen und zu verstehen. Aus diesem Grunde wurde als Auswertungsmethode eine Methodentriangulation gewählt und auf der Basis eines diskursiven, tiefenhermeneutischen Vorgehens typische Pflegesituationen entwickelt.[73]

Im Rahmen der vorliegenden Untersuchung sollen nun konkretere Fragen an das bestehende Datenmaterial gestellt werden. Einige dieser Fragen haben sich durch die vorangestellte Beschreibung der Forschungslandschaft entwickelt, weitere ergaben sich aus dem Material bzw. der vorher gegangene Auswertung) (Deduktion/Induktion).

---

[73] Vgl. Herrenbrück, Klott & Würges (2008).

1. Motivation:
   Wie kommt es zur Übernahme der Pflege?
   Welche Faktoren (innerlich und äußerlich) tragen dazu bei?
2. Wie verläuft der Prozess der Rollenübernahme/Transition zum pflegenden Sohn?
3. Welche Aufgaben und Tätigkeiten werden im Kontext der Pflege übernommen?
4. Wie sehr sind Söhne in die Pflege involviert?
5. Welche Unterstützung (formell und informell, professionell und familiär) haben pflegende Söhne?
6. Mit welchen Herausforderungen sehen sich pflegende Söhne in der Pflege konfrontiert? Wie belastet fühlen sie sich?
7. Welche Bewältigungsmechanismen/Copingstrategien nutzen pflegende Söhne?
8. Haben pflegende Söhne einen besonderen Pflegestil, der sie von anderen pflegenden Angehörigen unterscheidet?
9. Welche Gewinne ermöglicht die häusliche Pflege den Söhnen?
10. Selbstbild/Fremdbild? Wie sehen pflegende Söhne sich selbst, wie werden sie von ihrem Umfeld wahrgenommen? Wie vereinbar sind Männlichkeit und Pflege?
11. Gibt es biografische Hintergründe, die sich besonders auf die Übernahme der Pflege auswirken? Sind Gemeinsamkeiten zwischen den Söhnen erkennbar?
12. Welche Bedürfnisse und Wünsche äußern pflegende Söhne in Bezug auf die Pflege?

Abbildung 5: Forschungsfragen

4.4.1 Review

Ein **Review** einschlägiger Zeitschriftenartikel und Studien zu pflegenden Söhnen wird zudem ermitteln, welche Antworten und Vermutungen der aktuelle Forschungsstand bereithält. Bestandteil eines Reviews ist zum einen die *Auswahl* verfügbarer Dokumente, zum anderen deren *Evaluation* und *Auswertung* (Hart 2005).

Die Ermittlung der zu untersuchenden Literatur basiert zum einen auf einer von Gieseke 2002 (aktualisiert 2005) mit den Datenbanken LISK, GeroLit und CINAHL durchgeführten Recherche nach einschlägiger Literatur zum Thema „Gender und häusliche Pflege"/„pflegende Männer". Diese wurde von mir aktualisiert und fortlaufend ergänzt, auch durch eine manuelle Überprüfung der Referenzlisten aktueller Veröffentlichungen sowie der Inhaltsverzeichnisse einschlägiger Zeitschriften (The Gerontologist, Journals of Gerontology, Zeitschrift für Gerontologie und Geriatrie). Hilfreich war außerdem eine vom Deutschen Zentrum für Altersfragen (2004) durchgeführte ergiebige Datenbankrecherche (Sowarka et al.: 2004).

Ziel eines Reviews ist es, die vorhergegangene Forschung zusammenzufassen und zu bewerten sowie mit eigenen Ergebnissen zusammenzuführen, zu bestätigen oder zu widerlegen.

Für die vorliegende Arbeit wird eine thematische Analyse *(thematic analysis)* gewählt. Diese gebräuchlichste Methode zur Erlangung eines Überblicks[74] identifiziert die bedeutenden, wiederkehrenden Hauptthemen und stellt diese zusammenhängend unter Berücksichtigung der eigenen Forschungsfragen dar (Mays et al. 2005). Sowohl die Untersuchung der vorliegenden Literatur als auch die der vorliegenden Interviews erfolgt anhand der qualitativen Inhaltsanalyse nach Mayring.

4.4.2 Qualitative Inhaltsanalyse

Laut Mayring (ebd.: 114) liegt die Stärke der Inhaltsanalyse darin,

> „dass sie streng methodisch kontrolliert das Material schrittweise analysiert. Sie zerlegt ihr Material in Einheiten, die sie nacheinander bearbeitet. Im Zentrum steht dabei ein theoriegeleitet am Material entwickeltes Kategoriensystem; durch dieses Kategoriensystem werden diejenigen Aspekte festgelegt, die aus dem Material herausgefiltert werden sollen".

In einer *Explorationsphase* wird zunächst das vorliegende Material gesichtet, um ohne Beeinflussung durch theoretische Vorüberlegungen einen Überblick über die Kategorien zu erhalten. Danach wird das *auszuwertende Material festgelegt*, da nicht alle Interviewprotokolle komplett inhaltsanalytisch ausgewertet werden, sondern nur jene Textstellen, die sich auf den Gegenstand der Forschungsfrage beziehen. Eine *Analyse der Entstehungssituation* ist in den Postskripten festhalten, das Material ist durch die beschriebene Tonbandaufnahme mit anschließender wörtlicher Transkription *formal charakterisiert.* Die *Richtung der Analyse* orientiert sich am Gegenstand, am Thema. Die qualitative Inhaltsanalyse bietet die drei grundlegen-

---

[74] Bei Dixon-Woods et al. (2005) finden sich zahlreiche mögliche Ansätze für eine Synthese quantitativer und qualitativer Daten. Vgl. auch Mays et al. (2005).

den Analyseverfahren *Zusammenfassung, Explikation* und *Strukturierung* (Mayring 2002: 115).

Für das vorliegende Material bietet sich eine strukturierende Inhaltsanalyse an, wobei bestimmte Kontexte und Begriffe mithilfe der Technik der Explikation genauer analysiert werden. Aussagekräftige Textpassagen werden zunächst paraphrasiert und anschließend in einem zusammengefassten Arbeitsschritt generalisiert und reduziert und abschließend mit den Ergebnissen des Reviews verglichen.

5 Soziodemografische Daten der pflegenden Söhne

"Conventional wisdom and stereotypical thinking have led us to assume that ... men lack the inclination and capacity to meet the physical and emotional needs of another person."
Kaye & Applegate 1994: 218 f.

14 pflegende Söhne wurden interviewt. Im Folgenden werden die im standardisierten Kurzfragebogen erhobenen quantitativen Daten dargestellt.

5.1 Alter

Die pflegenden Söhne sind im Durchschnitt **53,5 Jahre alt.** Der jüngste ist 43, der älteste 68 Jahre alt. Mehr als die Hälfte der pflegenden Söhne (57,1 %)[75] ist zwischen 50 und 59 Jahren alt. Dies entspricht den in Kapitel 2.2.2 dargestellten Daten. Auch die interviewten pflegenden Söhne gehören somit zum größten Teil der Generation der „jungen Alten" in der dritten Lebensphase an, die den Übergang in den Ruhestand vollziehen.

5.2 Familienstand

Die **verheirateten** pflegenden Söhne stellen mit 57,1 % (8 von 14) die größte Gruppe dar. Ca. ein Drittel lebt als **Single** (5 von 14), ist momentan weder in einer festen Beziehung noch war jemals verheiratet. Ein einzelner pflegender Sohn ist **geschieden**, keiner ist verwitwet.

[75] Prozentzahlen sollen keine Generalisierbarkeit suggerieren, sondern dazu dienen, die Stichprobe plastischer zu charakterisieren.

5.3 Geschwister

Elf (und damit 78,6 %) der interviewten pflegenden Söhne haben **Geschwister,** nur drei wuchsen als Einzelkinder auf. Die Betrachtung der Anzahl der Brüder und Schwestern muss differenzierter erfolgen:

- Sechs (46,9 %) haben einen Bruder und keine Schwester.
- Drei (21,4 %, s.o.) haben keine Geschwister.
- Ein pflegender Sohn hat zwei Brüder und keine Schwester.
  ⇨ Bei 10 von 14 Interviewten ist (tatsächlich) keine Schwester vorhanden.
- Zwei haben keinen Bruder, aber eine Schwester.
- Einer hat keinen Bruder, aber zwei Schwestern.
- Und ein letzter hat einen Bruder und eine Schwester.

Zur **Geschwisterkonstellation** lässt sich festhalten, dass keine Tendenz erkennbar ist:

- Vier „jüngste Kinder" – Vier „älteste Kinder" – Drei Einzelkinder – Zwei mittlere Kinder[76]

5.4 Bildungsstand und Beruf

Es ist erkennbar, dass höhere *Bildungsabschlüsse* überwiegen und 10 der 14 (71,4 %) Söhne ein Studium (an einer Universität oder Fachhochschule) absolviert haben. Andere Abschlüsse spielen nur eine marginale Rolle.

Dies spiegelt sich auch in der *Berufswahl* wieder. Dort dominieren soziale und pädagogische Berufe. Es scheint, dass das professionelle Selbstbild und Selbstverständnis die Übernahme der häuslichen Pflege fördert.

5.5 Berufliche Eingespanntheit

Die **berufliche Eingespanntheit** korreliert mit dem oben beschriebenen Alter der Söhne. Da diese zumeist das Renteneintrittsalter noch nicht erreicht haben, überwiegt die Zahl derer, die im Berufsleben stehen. Dabei arbeitet die Hälfte der Söhne Vollzeit und 21,4 % Teilzeit (3 von 14). Zwei Söhne sind ohne Arbeit, zwei weitere sind bereits im Ruhestand.

[76] Die Konstellation eines Sohnes ist nicht bekannt.

5.6 Daten zum Pflegebedürftigen

Anschließend wurden relevante Daten über den zu pflegenden Elternteil erfragt. Es stellte sich heraus, dass 12 der 14 Söhne (85,71 %) ihre Mutter pflegen, nur zwei den Vater.

Im Durchschnitt sind die Pflegebedürftigen 87 Jahre alt, die jüngste Mutter ist 72, die älteste 95.

Die Frage nach Krankheiten bzw. **Krankheitsursachen der Pflege** förderte das gesamte Spektrum von Multimorbidität im Alter zutage. Mehr als die Hälfte der Pflegebedürftigen (57,1 %, 8 von 14) leidet unter einer Form der Altersdemenz. Vier Pflegebedürftige haben einen Schlaganfall erlitten. Eine weitere große Rolle spielen Stürze, die dann weitere Einschränkungen nach sich ziehen. Bei zwei Elternteilen liegt eine Krebserkrankung vor.[77]

Diese Vielzahl an unterschiedlichen Krankheiten, die auch je ganz andere Anforderungen an die Pflegeperson stellen, führte zu unserer Frage, in welche **Pflegestufe** der Pflegebedürftige eingestuft sei. Eine oft formulierte These besagt, dass Söhne vermutlich eher „leichte“ Fälle übernähmen. Dies lässt sich hier nicht bestätigen. Jede Pflegestufe von 0 bis 3 ist vertreten. Dabei liegt zwar die vermeintlich „leichte“ Pflegestufe I bei 50 % (7 von 14, Stufe II: 4, Stufe III: 2), es muss allerdings beachtet werden, dass häufig Höherstufungen schon länger beantragt sind, vom MDK allerdings zunächst abgelehnt wurden.[78]

---

[77] Andere Beschwerden sind: Herzkreislaufprobleme, Organische Probleme (Herzklappe, Herz-Nieren-Insuffizienz, Embolie, Magengeschwüre, Bluthochdruck), Stoffwechselprobleme (Diabetes), Inkontinenz (Dauerkatheder), Probleme des Bewegungsapparates (Künstliche Hüfte, Rückenprobleme), Gliederstarre.

[78] Auch muss das Problem der Demenz beachtet werden: Die Einstufung in Pflegekassen erfolgt wie dargestellt nach zeitlichem Aufwand, der Betreuungsaufwand bei Demenz wird allerdings bisher hier nicht berücksichtigt. Wer hier in Pflegestufe zwei oder drei eingestuft ist, wird fast immer schon seit mehr als vier Jahren gepflegt.

5.7 Pflegesituation

Um mehr über die **Pflegesituation** selbst zu erfahren sowie über die Rolle, die der pflegende Sohn in dieser übernimmt, wurden wie dargestellt folgende Antwortmöglichkeiten angeboten (mehrere Optionen möglich):

☑ Ich pflege selbst.	☑ Ich habe familiäre und informelle Hilfe.
☑ Ich habe professionelle Hilfe.	☑ Ich habe selbst finanzierte sonstige Hilfe.

Die Auswertung erwies sich als schwierig, da es schon bei der Befragung schwer zu entscheiden war, was denn nun als „Hilfe" zähle und was nicht: Konkret: Ist die Ehefrau, die einmal in der Woche die Bettwäsche des/der zu Pflegenden wäscht, als Hilfe zu rechnen? Die Ehefrau, die dem Pflegebedürftigen täglich die Medikamente richtet? Die Grenze war kaum zu ziehen.

Deutlich wurde jedoch, dass 11 (78,6 %) der 14 Söhne erklärten, sie „pflegen selbst" und 12 (85,7 %) sie hätten dabei „professionelle Hilfe". Nur zwei pflegende Söhne kommen ohne professionelle Unterstützung aus.

Familiäre und informelle Unterstützung wurde dagegen eher verneint (von 64,6 %), wobei dieser Wert aufgrund der mangelnden Eindeutigkeit zu vernachlässigen ist. Auch die selbst finanzierte zusätzliche Hilfe wurde von 12 pflegenden Söhnen als nicht vorhanden beschrieben. An konkreten Hilfen wurden genannt:

- Sozialstation, Pflegedienst[79], Essen auf Rädern, Nachbarschaftshilfe, Gemeindehelferin, Haushaltshilfe, Familie (Frau, Geschwister, Kinder), in einem Fall: Helferinnen („schwarz" und auf Minijobbasis, Osteuropa).

Da die Frage nach der Übernahme von *Körperpflege* sehr intim ist, stellten wir sie nicht im Kurzfragebogen, sondern leiteten ihre Beantwortung aus den Interviews ab. Es zeigte sich, dass 8 (57,1 %) der Söhne die Körperpflege übernehmen oder (zumindest zeitweise) übernommen haben. Auch die nächste Frage des standardisierten Kurzfragebogens erwies sich in der Aus-

---

[79] Dies verwundert nicht, es muss bedacht werden, dass sehr viele Kontakte zu pflegenden Söhnen über Sozialstationen hergestellt wurden. Trotz unserer Bemühungen haben wir wohl hauptsächlich Söhne gefunden habe, die sich hier bereits Hilfe und Unterstützung gesucht haben.

wertung als schwierig. Gefragt wurde nach **Beratungs- und Unterstützungsangeboten** mit den Items:

o Kenne ich nicht.	o Nutze ich ab und zu.
o Kenne ich, nutze ich aber nicht.	o Nutze ich regelmäßig.

Es zeigte sich, wie oben bereits gesehen, dass **Unterstützungsangebote** wie v.a. Sozialdienste, Essen auf Rädern, die bei der täglichen Verrichtung der Pflege helfen, eine breite Akzeptanz erfahren und gerne/viel genutzt werden. Andere Unterstützungs- und vor allem **Beratungsangebote** (Beratungsstellen, Gesprächsgruppen, Angehörigengruppen…) werden NICHT genutzt.

Abschließend lässt sich festhalten, dass die **Dauer der Pflege** im Durchschnitt bereits 3,4 Jahre beträgt. Die kürzeste Pflegedauer lag zum Zeitpunkt des Interviews bei drei Monaten, die längste bei zehn Jahren. Verglichen mit der in der Studie MuG III ermittelten durchschnittlichen Pflegedauer von 8,2 Jahren (2.2.5) zeigt sich, dass die hier pflegenden Söhne sich ca. in der Mitte ihrer Pflegetätigkeit befinden. Sie pflegen nicht nur kurzfristig, sondern über einen längeren Zeitraum.

5.8 Überblick über die interviewten pflegenden Söhne

Zur besseren Verstehbar- und Vorstellbarkeit werden vor Beginn der Auswertung die Ergebnisse der Kurzfragebögen im Überblick vorangestellt. Die Namen der Söhne wurden durchgehend anonymisiert.

Tabelle 10: Überblick über die interviewten pflegenden Söhne

Name	Sommer	Roth	Herrmann	Vogel	Peters	Bergmann	Löffler
Alter	68	57	64	42	54	51	51
Familienstand	Verh.	Ledig	Verh.	Ledig	Ledig	Ledig	Verh.
Geschwister	1 ♂	1 ♂	-	2 ♀	1 ♂	1 ♀	1 ♀
Bildung	Hochschule	Realschule	FH	Hochschule	FH	Realschule	FH
Beruf	Sonderpäd.	Zeitungszusteller	Schriftsetzer	Päd., Hausverw.	Finanzbeamter	Malermeister	Ing.
Berufl. Sit.	Pension	Arbeitslos	Arbeitslos	Teilzeit	Teilzeit	Vollzeit	Vollzeit
Elternteil	♀	♀	♀	♂	♀	♂	♀
Alter Elternteil	95	83	91	90	95	85	77
Demenz	Nein	Nein	Ja	Nein	Ja	Nein	Ja
Körperpflege	Ja	Ja	Ja	Ja	Ja	Ja	Nein
Pflegestufe	1	2	1	0	3	1	1
Pflegedauer	5	2,5	2	1/4	4,5	1/3	1,5

Name	Lampe	Klein	Schneider	Lehnert	Strand	Best	Pohl
Alter	65	43	56	50	44	52	54
Familienstand	Verh.	Verh.	Gesch.	Verh.	Ledig	Verh.	Verh.
Geschwister	-	1 ♀	1 ♂	1 ♂	-	1 ♂	2 ♂
Bildung	Sonst.	Hauptschule	Hochschule	Hochschule	Hochschule	FH	FH
Beruf	Kfm.	Werkzeugmachermeister	Lehrer	Päd.	Autor	Bankkfm.	Soz.-Arb.
Berufl. Sit.	Rente	Vollzeit	Vollzeit	Teilzeit	Vollzeit	Vollzeit	Vollzeit
Elternteil	♀	♀	♀	♀	♀	♀	♀
Alter Elternteil	92	72	88	93	87	80	91
Demenz	Ja	Ja	Nein	Ja	Ja	Ja	Nein
Körperpflege	Nein	Nein	Ja	Ja	Nein	Nein	Nein
Pflegestufe	1	2	1	2	3	1	1
Pflegedauer	1	4	4	10	7	3	3

Eine Zusammenfassung der Postskripte beschreibt die wesentlichen Merkmale der interviewten pflegenden Söhne:

Herr Sommer lebt mit vier Generationen in drei Haushalten unter einem Dach. Er übernimmt die Pflege seiner Mutter aus Pflicht- und Verantwortungsgefühl und hält Frau und Sohn heraus, um sie vor Belastungen und Abhängigkeit zu schützen. Er selber leidet unter der Einschränkung der Lebensgestaltung (angesichts seines eigenen Alters) und beneidet den Bruder, der sich „drücken kann“.

Herr Roth lebt gemeinsam mit seiner Mutter in einer Wohnung im Künstlermilieu. Sein Lebensweg ist „ungerade“, ohne Ausbildung lebte er lange Jahre als „Eremit“ zurückgezogen und in Meditation versenkt. Für die Pflege der Mutter gab er dies auf und kehrte ins Elternhaus zurück. Seine Pflege ist geprägt durch Reflektion und Besinnlichkeit, in den ersten Monaten ließ er sich von einem Pflegedienst „anlernen“, übernimmt nun alle Aufgaben.

Herr Herrmann ist arbeitslos und betrachtet die Pflege der 20-Minuten entfernt wohnenden Mutter als neuen „Full-time-Job“, den er auch wie einen Arbeitstag gestaltet. Während des Interviews zeigen sich heftige zynische Gefühle (Wut, Hass, Frustrationen), obwohl er auf die Anwesenheit der Mutter während des Gespräches besteht. Liebevolle Gesten relativieren diesen Eindruck.

Herr Vogel kehrte nach seinem Studium ins Elternhaus im dörflich-ländlichen Bauernhofmilieu zurück. Als die Mutter pflegebedürftig wurde, reduzierte er seine Vollzeitstelle. Nach ihrem Tod pflegt er nun den Vater. Als einziger Single unter den Geschwistern hat er Sorge, im Alter selbst einmal alleine zu sein.

Herr Peters lebt schon immer mit seiner Mutter in einer gemeinsamen Wohnung, schläft momentan meist auf einer Couch im Zimmer der Mutter, um in Notfällen sofort für sie da zu sein. Es fällt ihm schwer, um Hilfe zu bitten, auch wenn seine Ärztin ihm dringend Entspannung empfiehlt.

Herr Bergmann wohnt im selben Haus wie der pflegebedürftige Vater, hat zwar eine eigene Wohnung, schläft aber meist auf einer Couch im Wohnzimmer. Durch die Arbeit im Familienbetrieb hat er eine enge Verbundenheit zum Vater, ihn zu pflegen ist selbstverständlich und wird sehr pragmatisch angegangen.

Herr Löffler hat vier Kinder zwischen 19 und 25 und bezeichnet sich selbst als „Manager“ der Pflege. Die Mutter wohnt einige Kilometer entfernt. Gemeinsam mit seiner Schwester wird alles Notwendige organisiert, wobei sie eher „weibliche“ Aufgaben übernimmt.

Herr Lampe betreute gemeinsam mit seiner Frau ein Jahr lang die demente Mutter. Nach einer Verschlechterung (Schlaganfall) wurde sie in einem Pflegeheim untergebracht. Aussagen der zum Interview hinzukommenden Ehefrau lassen auf Eheprobleme durch die Pflege schließen, die humorvolle Meinung des Sohnes, alles sei problemlos verlaufen, wird so in Frage gestellt.

Herr Kleins Mutter lebte einige Zeit ca. 500 m von ihrem Sohn entfernt. Mit zunehmender Demenz wurde ihr Unterstützungsbedarf immer größer, die Kleins zur ständigen Anlaufstelle. Nach weiterer Verschlechterung und Aushandlungsprozessen unter den Geschwistern lebt sie nun in einer Wohngruppe für Demenz.

Herr Schneider lebt in einem Einfamilienhaus, in dessen Untergeschoss die Mutter eine eigene Wohnung hat. Er wirkt frustriert über verschiedene Ungerechtigkeiten und ausgebrannt durch die Doppelbelastung Beruf und Pflege. Das Scheitern seiner Ehe sieht er in der Pflege begründet. Er eignet sich fundiertes medizinisches und pflegerisches Fachwissen an und zieht daraus Stolz und Anerkennung.

Herr Lehnert lernte seine heutige Frau kennen, während er bereits für seine Mutter sorgte. Als Hausmann und selbstständiger Pädagoge in Teilzeit verbindet er nun die Erziehung seiner 7-jährigen Tochter mit der Pflege der Mutter. Er sieht klare Gewinne durch die Pflege und berichtet sehr reflektiert über Aushandlungen und Grenzziehungen.

Herr Strand bezeichnet sich selbst als „Exot“. Als Autor regelt er die Pflege seiner schwerstpflegebedürftigen Mutter durch die Beschäftigung von 8 „Helferinnen“. Die schwierige Beziehung zu seiner Mutter wirkt in der Pflege fort (Eigenaussage: Borderline).

Herr Best wirkt auch im Interview in seiner Rolle als Bankkaufmann souverän und kontrolliert. Er übernimmt den „organisatorischen Part“, delegiert und managt. Professionelle Kräfte seien besser geeignet für körperliche Aspekte und sollten deswegen genutzt werden. Emotionalität beim Thema Demenz. Bezeichnet sich selbst nicht als pflegenden Sohn.

Herr Pohls Mutter starb vor zwei Jahren nach drei Jahren der Pflege. Herr Pohl übernahm die Organisation, zog dabei klare Grenzen und litt deswegen unter Schuldgefühlen. Aufgrund der örtlichen Nähe lag die Hauptverantwortung bei ihm – und nicht bei seinen Brüdern. Durch den zeitlichen Abstand ist er in der Lage, die damalige Situation reflektiert zu betrachten.

6 Ergebnisse zur Situation pflegender Söhne

„We will have to develop a new appreciation of the caring capacities of men... There are circumstances where men accept the obligation to care, undertake intimate personal care, and derive identity and reward from their caring work. In doing so, they seem driven by similar motives and to experience similar struggles as do women."
Fisher 1994: 677

Die Auswertung der Interviews und der vorliegenden Literatur soll nun an eben jenem Punkte ihren Anfang nehmen, an dem auch für die interviewten Söhne die Pflege beginnt und der Frage nachgehen, wie und warum aus „Söhnen" „pflegende Söhne" werden.

6.1 Pflegebeginn: Motivation und Entscheidung

Bereits an zwei Stellen dieser Arbeit wurden vorausblickend hierfür bedeutsame Aspekte aufgegriffen. So wurde in Kapitel 2.2.5 das Zustandekommen häuslicher Pflege als entweder schleichend oder aber sehr plötzlich dargestellt, wobei der tatsächliche Start-Zeitpunkt häufig unklar ist, was auch die Selbst-Definition als pflegender Angehöriger erschwert. In Kapitel 3.1.8 wurde auf verschiedene Phasenmodelle der Pflege verwiesen, die bereits die Zeitspanne der Entscheidungsfindung und Vorbereitung in den Blick nehmen. Bubolz-Lutz wurde an dieser Stelle zusammenfassend zitiert, die davon ausgeht, dass jene Anfangszeit nur selten systematisch gestaltet und von einem hohen Maß an Unsicherheit geprägt ist, Krankheitssymptome oft ignoriert bzw. geleugnet werden und Unsicherheit vorherrscht.

Generell lässt sich feststellen, dass die Entscheidungs- und Transitionsthematik bisher kaum in die Forschung zu pflegenden Söhnen Eingang gefunden hat.

6.1.1 Übernahme der Pflege

Als erstes interessantes Ergebnis kann festgehalten werden, dass nur in zwei Fällen die Betonung ausschließlich auf der **sukzessiven Verschlechterung** lag.

- „Bei Demenz ist es ja nicht so, dass es von heute auf morgen eintritt, sondern das ist ja so ein schleichender Prozess. [...] Das war so der Einstieg, dass man ihr halt auch, auch Mittagessen dann gemacht hat." (Best 3)
- „Ja, erst mal habe ich meine Mutter ja nur unterstützt, ab und zu also so .. psychologisch, aber auch praktisch, beim Einkaufen erst mal nur mitgegangen oder Ausflüge mit ihr gemacht oder so, aber dann hat sich die Demenz doch zunehmend niedergeschlagen und dann habe ich halt angefangen, ihr beizustehen [...] Und .. die Phase, wo man, wo ich sagen würde, dass setzt ein, also, dass sie Pflege braucht, dieser Zustand war nicht zu erkennen." (Strand 3)

Schon hier wird deutlich, dass Krankheitssymptome tatsächlich erst relativ spät wahrgenommen und erkannt werden und der Einstieg in die Pflege mit relativ kleinen Hilfeleistungen erfolgen kann.

Dies scheint insbesondere bei dementiellen Erkrankungen vorzukommen.

Vier der 14 pflegenden Söhne betonen dagegen die **Plötzlichkeit** der unerwarteten Pflegebedürftigkeit. Herr Roth wird vom Schlaganfall seiner Mutter überrascht, stellt „ohne Übergangszeit" sein eigenes Leben zurück, zieht zu ihr und ist spontan gefordert.

> „Aber es kam ein bisschen plötzlich." (Roth 10)

Krankenhausaufenthalte bzw. Arztbesuche fördern die unerwartete Erkenntnis zutage, dass es „nimmer geht wie vorher" und schnelle Entscheidungen notwendig sind.

> „Die Mutter war etwas verkältet, oder erkältet, und dann haben wir den Arzt geholt, und dann hat er ihr noch irgend ein Rezept verschrieben, und dann hat der Arzt zu uns gesagt [...] ‚Herr [Löffler], Ihre Mutter kann nicht mehr alleine sein, Ihre Mutter auf Deutsch gesagt ist ein Pflegefall'. Und dann sind und dann sind uns beide zum ersten Mal die Rollos runtergegangen." (Löffler 3)

Die Einsicht in die Pflegebedürftigkeit gipfelt bei Herrn Schneider in einer „Nacht-und-Nebel-Aktion", in der die Mutter (ohne Vorankündigung und gegen ihren Willen) aus ihrem Haus geholt und zum Sohn gebracht wird, um ihr Wohlergehen sicherzustellen.

Besonders häufig (von fünf der vierzehn pflegenden Söhnen) aber wird eine **Mischung schleichender und spontaner Elemente** beschrieben. In einer ersten Vorphase geraten diese Söhne „sukzessive in die Verantwortung“ (Sommer 42), sie kümmern sich um den Elternteil, indem sie kleinere Aufgaben im Haushalt über- oder gemeinsame Ausflüge unternehmen, unterstützen bei Alltagstätigkeiten (Einkaufen etc.) und tätigen regelmäßige Besuche.

- „Nur dann als es ernst wurde, ich bin da sukzessive in die Verantwortung rein gekommen, dass ich erkannte, es geht nicht mehr so weiter, dass sie dort war. [...] Und dann hatte ich das plötzlich.“ (Sommer 42)
- „Wie kam es dazu? Es kam einfach daher, dass meine Mutter also .. ja, gestürzt war und dann ein neues Hüftgelenk gebraucht hat. [...] Aber ich habe es immer schon so gesehen, dass ... ein Verhältnis zu meiner Mutter gehabt, dass ich mich mehr drum gekümmert habe und auch .. praktisch mit ihr Unternehmungen und dieses und jenes gemacht habe .. eh, sie im Haushalt unterstützt habe, als mein Vater noch da gelebt hat.“ (Lehnert 3)

Die allmähliche Veränderung der Situation, die Verschlechterung des gesundheitlichen Zustandes des Elternteils und dessen vermehrte Hilfebedürftigkeit werden häufig solange nicht wahrgenommen, bis ein auslösendes Ereignis (Schlaganfall, Sturz) zu einer plötzlichen und akuten Zuspitzung führt.

Auch in jenen Fällen, in denen schon im Vorfeld der Hilfebedürftigkeit die Entwicklung der Situation erkennbar gewesen wäre, „treffen“ die plötzlichen Ereignisse die Söhne blitzartig wie aus heiterem Himmel.

> „Es war klar, dass jetzt also eine ganz massive Einschränkung damit verbunden war, [...]. Und, ja das hat mich gerade noch getroffen als ich die letzten Jahre im Beruf war.“ (Sommer 3-5, vgl. auch Herrmann 4)

Sanders und McFarland (2002) führten 18 qualitative Interviews mit Söhnen (u.a.) zu den Faktoren, die zur Übernahme der Pflege eines alzheimererkrankten Elternteils führten. Auch hier berichten die pflegenden Söhne von einer großen Überraschung sowie einem Gefühl der Verantwortungslosigkeit, die Krankheit des Elternteils nicht früher bemerkt zu haben.

Sie erleben eine große Bandbreite an Gefühlen.[80] 16 der 18 interviewten Söhne erzählen dennoch von einem Gefühl der Verantwortung, „die Situation unter Kontrolle bringen zu wollen".

Bei zahlreichen der hier interviewten Söhne überwiegt ebenfalls das Gefühl, nun sei ihr „Handeln gefordert". Für Reflexion bleibt zunächst keine Zeit. Die Entscheidung zur Pflege wird „aus der Situation heraus getroffen" (Sommer):

> „Ja, eh, zunächst denkt man da gar nicht groß drüber nach, man packt einfach an und hilft, wo's nur irgendwie geht, steht ihr zur Seite. Man ist einfach gefordert und die Überlegung, was ist jetzt eigentlich zu tun, wie geht's weiter, die stellt sich erst danach." (ebd.: 7)

Der fehlende zeitliche Spielraum zur Abwägung von Möglichkeiten wird auch von Senf (1995: 25 ff.) beobachtet. Die für die vorliegende Studie befragten pflegenden Söhne fühlen, dass es nun nicht an der Zeit ist, nachzudenken, sondern „sich zu kümmern" (Klein). Oftmals ist nur klar, DASS etwas getan werden muss, WAS dies nun genau sein wird, ist noch undurchschaubar. Die Folgen der eingetretenen Pflegebedürftigkeit und der damit verbundenen Aufgaben können nicht abgesehen werden.

> „Die ersten Tage haben wir erst mal geguckt, wie des überhaupt geht. Man wusste nur, man muss irgendwas unternehmen, es bleibt nicht, wie's ist, aber wie, des war noch nit klar." (Vogel 7)

In einer Art Test- und Ausprobierphase (z.B. Roth 67) müssen sich alle Beteiligten zunächst an die neue, ungewohnte Situation gewöhnen und gemeinsame Wege finden.

> „Des hat sich dann alles so ergeben, man sagt jetzt nit, ((lacht kurz)), du kommsch jetzt aus der Klinik und jetzt is genau des, sondern man hat dann gemerkt, so und so könnt des sein, bis sich des dann eingespielt hat." (Vogel 3)

Tatsächlich wurde im Vorfeld der Pflege diese von Eltern und Söhnen kaum thematisiert. Einzig Herr Roth berichtet, dass der Wunsch der Mutter, zuhause gepflegt zu werden, schon seit langem ausgesprochen und entsprechende Versprechen gegeben worden waren.

---

[80] Erleichterung, nun eine Diagnose zu haben, Traurigkeit, Angst, Frustration, Furcht, Verlust, Ambivalenz, Schock.

Eine Ausnahme bilden weiterhin Absprachen über mögliche testamentarische Vereinbarungen nach dem Motto: „*Wer pflegt, der erbt*" (Bergmann, Schneider).

Nur in drei der 14 Fällen wird davon berichtet, dass sich die Familie (insbesondere die Geschwister) im Falle der Krise an einen Tisch setzten und gemeinsam über mögliche Wege beratschlagten. Im Beispiel Herr Löfflers wird dies an der vermehrten Benutzung der Pluralform „*wir*" deutlich, sobald von Entscheidungen die Sprache ist:

> „Vor (.) vor etwa einem ( ) vor anderthalb Jahren vielleicht ja . war sie dann auch im Herzzentrum, und da haben **wir** gemerkt, jetzt müssen **wir** irgendwas machen, ja wenn sie wieder zurückkommt ja (ihr?) irgendwas abzunehmen halt ja, weil's war halt auch so wenn sie dann selber gekocht hat, dann stand halt auch das Zeug rum und ( ) und her und durch ihre Inkontinenz war's halt auch in der Wohnung entsprechend ja, und dann haben **wir** dann langsam uns überlegt ja was können **wir** denn tun und so, und dann mussten **wir** sie zunächst mal über- richtig überreden, das Essen auf Rädern zu akzeptieren ja." (Löffler 2)

Bei Familie Pohl findet ebenfalls eine Art „Runder Tisch" bzw. „Familienkonferenz" statt, ebenso wie bei Familie Vogel:

> I: „Wer war denn damals an der Entscheidung beteiligt, an der Pflegeheimentscheidung'"
>
> Vogel: „Die ganze Familie eigentlich. Meine Geschwister. Mein Vater."
>
> I: „Haben Sie sich dann an einen Tisch gesetzt und drüber gesprochen'"
>
> Vogel: „Ja. Aber es war eigentlich von vorneherein klar, dass es nit anders ging." (18-21)

Hier wird allerdings deutlich, dass auch im Falle gemeinsamer Diskussionen die Entscheidung über die Hauptpflegeperson und die Art der Pflege oftmals im vorneherein feststeht. Auch andere Söhne berichten davon, dass die Entscheidung aus Mangel an Alternativen keine wirkliche Wahl gewesen sei:

- „Die Entscheidung ist eigentlich weniger eine Entscheidung gewesen es war Fakt. [...] Also ich denk halt ja, wenn man halt .. ehm . Anlaufpunkt ist dann im Grund hat man eigentlich gar keine andere Wahl als sich um die Sache zu kümmern [...]." (Klein 5, 7)
- „[...] und dann hat sich das so ergeben." (Pohl 3)
- „Ja gut, es gab bei mir nicht so viele Alternativen erst mal." (Best 3)
- Ja, das hat sich /eh/ also irgendwie einfach so ergeben eh das heißt ich war

krank, ich war im Krankenhaus, und als ich dann zurückkam eh war die Mutter praktisch ein Pflegefall, und eh mein Bruder hat dann alles für mich soweit erledigt [...] Und so bin ich da rein- reingekommen, also das war jetzt nicht so eine Entscheidung, (auch?) ja es wäre halt die Alternative wäre gewesen ein Heim, und ja." (Peters 2-8).

- „Ich bin da so reingeschlittert. Also ich habe mich nie bewusst dafür entschieden." (Strand 58 f.)

Auch pflegende Söhne „schlittern" somit häufig ohne Reflektions- und Wahlmöglichkeit in die Situation der häuslichen Pflege (vgl. Gröning 2004). Eine abwartende und passive Haltung kann dazu beitragen, dass Pflege sich „einfach so ergibt". Im Folgenden werden daher zunächst äußerliche Faktoren beschrieben, die die Übernahme der Pflege beeinflussen.

6.1.2 Äußere Einflussfaktoren auf die Übernahme der Pflege

sind räumliche Nähe (a), verfügbare Zeit (b), Geschwisterstatus (c) und testamentarische Vereinbarungen (d).

a. Räumliche Nähe

In der Literatur zu häuslicher Pflege bestimmten Litwak und Kulis bereits 1987 die „räumliche Nähe" als eine ausschlaggebende Determinante zur Übernahme der Pflege-Rolle. Finley, Roberts und Banahan (1988) konnten zeigen, dass die gefühlte filiale Verpflichtung eines Kindes umso geringer ist, je weiter entfernt es von der Mutter wohnt. Diese Erkenntnisse finden sich in der hier vorliegenden Stichprobe wieder:

- Sieben der vierzehn pflegenden Söhne leben mit dem zu pflegenden Elternteil im gleichen Haushalt, davon haben 2 die Mutter zu sich geholt, Herr Roth ist mit Beginn der Pflege zurück ins Elternhaus gezogen.

I: „Und wie kommt es, dass Sie jetzt so involviert sind in die Sache und ihre Geschwister weniger'"
Vogel: „Ja, weil ich hier wohn. Ja, des ist des Heimat-, des Elternhaus und ich bin der, der halt zuhause wohnt oder halt wieder zuhause wohnt, und die anderen sind halt da und dort, und des langt. Da ich sowieso zuhause war." (22-23)

- Drei der pflegenden Söhne haben das Elternhaus nie verlassen:

I: „Also Sie haben schon immer oben in der Wohnung gewohnt und Ihre Eltern hier"

Bergmann: „Ja ja."
I: „Im gleichen Haus"
Bergmann: „Ja (.). Schon immer." (37-40)

- Acht der pflegenden Söhne haben Geschwister, die weiter entfernt wohnen.[81]

Herr Sommer (11) berichtet, dass der „Reibungsverlust" durch die örtliche Nähe der Mutter gering sei, es gehe keine Zeit durch Fahrtwege verloren und die Mutter könne das familiäre Zusammenleben der vier Generationen unter einem Dach erleben. Herr Best berichtet, die „örtlichen Gegebenheiten" (5, 6) führten dazu, dass er mehr und andere Aufgaben übernahm als sein entfernterer Bruder, dies trifft auch auf Herrn Pohl (6) zu. Familie Klein (3, 5) ist „erste Anlaufstelle" für die demenzerkrankte Mutter, nur zu ihnen findet sie den ca. 500 m weiten Weg. Aus dieser Nähe ergibt sich jede weitere Zuständigkeit: Wer direkt mit einer Situation konfrontiert ist, beurteilt diese auch anders und fühlt sich verantwortlicher. Dies wird als natürliche und normale Folge betrachtet.

„Die Leute wo am nächsten dran eh wo da bei diesen Leuten wohnen, also die haben eigentlich die Hauptlast zu tragen. . Ich denk das ist in den meisten Fällen so ..." (Klein 7)

b. Verfügbare Zeit: Beruflich, familiär

Ein weiterer ausschlaggebender Faktor ist die Zeit, über die die pflegenden Söhne verfügen. Hier spielen berufliche und familiäre Aspekte eine Rolle, die später noch vertieft thematisiert werden. Generell lässt sich vorausgreifend festhalten, dass Faktoren wie (Früh-)Pensionierung, Teilzeitbeschäftigung, flexible Arbeitszeiten, Tätigkeit als „Hausmann" etc. die Übernahme der Pflege begünstigen. Auch wenn die Hälfte der pflegenden Söhne in Vollzeit beschäftigt ist, erleichtert doch eine Einschränkung der beruflichen Tätigkeit (auch im Vergleich zu arbeitenden Geschwistern) die Übernahme der Pflegerolle.

[81] Bedenkt man dabei die Zahl der drei Einzelkinder, so erscheint die Bedeutung der räumlichen Nähe als noch dominanter. Und auch hier wird am Beispiel Herrn Strands (4-5) deutlich, dass Nähe auch bei Söhnen ohne Geschwister ein relevantes Kriterium ist: „Also, wenn ich nicht hier in der Gegend gewesen wäre, wäre es dann vielleicht anders gelaufen."

Außerdem ist es für die vier Single-Söhne mit Geschwistern von Relevanz, dass sie selbst im Gegensatz zu ihren Schwestern und Brüdern nicht in eine eigene Kernfamilie eingebunden sind. Söhne ohne eigene Familie mit fester Bindung an den zu pflegenden Elternteil kommen deswegen eher dafür in Frage, die Pflege zu übernehmen, als ihre bereits anderweitig verantwortlichen Geschwister. Der frühpensionierte Herr Herrmann bringt diese Logik der verfügbaren Zeit auf den Punkt, wenn er beschreibt, wie und warum seine eigene Mutter für die Pflege der (Schwieger-) Eltern verantwortlich war:

> „D'Oma hätt ja Zeit g'hätt. So wie ich jetzt." (Herrmann 99)

c. Geschwisterstatus

Amy Horowitz (1985) führte strukturierte Tiefeninterviews mit 131 erwachsenen Kindern, die Hauptpflegepersonen sind. Es handelt sich hierbei um eine der ersten Studien und um die wohl am häufigsten zitierte, mit dem größten Einfluss auf nachfolgende Untersuchungen.

Die Söhne in Horowitzs Studie sind zu 88 % entweder Einzelkinder, Teil eines Geschwisternetzwerkes ohne Schwestern oder das einzige geografisch verfügbare Kind. Sie prägt deswegen den Ausdruck „*caring by default*" – Pflege in Ermangelung eines anderen ‚Kandidaten', – da keine weibliche Alternative verfügbar ist (614).

Ebenfalls immer wieder zitiert wird in diesem Zusammenhang Shanas (1979). Diese formulierte erstmals die „*principles of substitution*" – das Stellvertreter- bzw. Ersatzprinzip. Söhne pflegen ihrer Meinung erst dann, wenn keine weiblichen Familienmitglieder verfügbar sind.

Auch Sanders und McFarland (2002) stellen in ihrer Studie fest, dass 15 ihrer interviewten 18 pflegenden Söhne immer davon ausgegangen waren, ein anderes Geschwisterteil würde die Pflege der Eltern einmal übernehmen. In den hier geführten Interviews wird dies ausgerechnet an der Aussage des Einzelkindes Herrn Lampe deutlich, auf dem durch die fehlenden Geschwister womöglich ein besonderer Druck lastet:

> „wenn ich Geschwister gehabt hätte, .. wär ich nicht hiergeblieben. .. [...] Und ich hab ja schon mal wollen weggehen, da hat meine Mutter gesagt zu mir ‚du bist der Einzige was ich hab und du kannst nicht weggehen'. [...] Ich hatte immer

einen Traum, das war Kanada. .. Das war immer ein Traum. . Und ich glaub, wenn ich Geschwister gehabt hätte, ich wär abgezischt." (Lampe 45-50)

Senf (1995: 27) kritisiert, dass Männern in Studien genau durch den vermehrten Verweis auf Theorien und Gedanken dieser Art häufig unterstellt wird, sie hätten keine andere Möglichkeit gehabt und hätten sie es gekonnt, so wären sie der Verantwortung lieber ausgewichen. Dies stimme mit Sicherheit in manchen Fällen, werde jedoch den pflegenden Männern an sich nicht gerecht. Provokativ stellt er die Frage, ob es nicht wohl auch weibliche pflegende Angehörige geben könne, die aus Mangel an Alternativen pflegen.

Auch die vorliegende Arbeit könnte betonen (wie in Kapitel 5.3 geschehen), dass 10 der 14 Söhne KEINE Schwester haben, die alternativ für die Pflege zur Verfügung stünden. Damit würde allerdings die langjährige Tradition der Abwertung fortgesetzt, so dass stattdessen eine neue Perspektive eingenommen werden soll: 4 der 14 pflegenden Söhne pflegen, OBWOHL sie eine Schwester in der Nähe haben. Außerdem: Herr Roth pflegt lieber selbst, als seine Schwägerin hinzuzuziehen, Herr Sommer hält seine Ehefrau bewusst aus der Pflege heraus, – weibliche Alternativen werden folglich auch ausgeschlagen! Dies folgert auch Künemund (2005: 307 f.) aus Ergebnissen des Alterssurveys von 2000:[82]

„Auch wenn […] die Hauptlast bei den Pflegetätigkeiten tatsächlich bei den Frauen liegt – es gibt pflegende Söhne, und zwar auch dann, wenn Töchter und Schwiegertöchter existieren. […] aus der Tatsache, dass Frauen häufiger und intensiver in der Pflege tätig sind, folgt nicht zwangsläufig, dass Männer dies nur tun, weil sonst niemand verfügbar ist."

Tatsächlich wurde bereits mehrfach in dieser Arbeit deutlich, dass die „Entscheidung" zur Pflege häufig mangels anderer Möglichkeiten getroffen wird. Dies jedoch rein auf die „Ermangelung weiblicher Ersatzpersonen" zurückzuführen, würde die anderen genannten Faktoren und noch zu erläuternden Motive diskreditieren.

[82] Wobei seine Einschränkungen im Folgenden kritisch zu betrachten sind.

d. Erbe

Als weiterer „äußerer“ Einflussfaktor auf die Übernahme der Pflege soll hier nun zuletzt noch erwähnt werden, dass in drei der Fälle eine testamentarische Vereinbarung (s.o.) deutlich wurde. Herr Bergmann erhält beispielsweise im Gegenzug zur Pflege das Haus nach dem Tod des Vaters (im Gegensatz zur Schwester), was für ihn recht normal erscheint.

> „Das ist geregelt gewesen, dass ich mich dann um den Vater kümmer, . und ich krieg das Haus.“ (Bergmann 64-68)

Auch bei Herrn Schneider ist die Verbindung von Pflege und Erbe vertraglich geregelt.

> „Ja, ich habe das Haus gekriegt vor zehn Jahren und dann war ein Vertrag da, also mit Reallast und eh, Pflege und wie auch immer, war mir schon klar.“ (Schneider 68-69)

Es lässt sich jedoch festhalten, dass die Möglichkeit des Erbens von recht geringem Einfluss auf die Pflegeentscheidung zu sein scheint und somit eher eine hintergründige Rahmenbedingung darstellt.

6.1.3 Innere Einflussfaktoren auf die Übernahme der Pflege: Motivation

Neben diesen eher äußerlichen Rahmenbedingungen sind bei der Betrachtung der Entscheidung zur Pflege auch die inneren Motive und Beweggründe zu berücksichtigen.

Wie Urlaub (1988) richtig feststellt, ist die „Entscheidungsproblematik sehr oft durch einen Selbstverständlichkeitshabitus verdeckt“. Wie bereits deutlich wurde, bleibt den Söhnen kaum Zeit und Raum zu einer tieferen Reflexion, Alternativen sind für sie nicht erkennbar und stehen nicht zur Debatte: Pflege zuhause sei **„selbstverständlich“**. Dieses Gefühl der Selbstverständlichkeit erwächst aus dem Bewusstsein der **Notwendigkeit: der Zuständigkeit, der Verpflichtung und der Verantwortung.**

- „weil's einfach notwendig ist, dass ich's mach. Ich muss da sei.“ (Herrman 13)
- I: „Wie kam es zu der Entscheidung, dass Sie die Pflege übernommen haben?“
  Bergmann (unterbricht): „Das war selbstverständlich.“ (2-3)

Während einige Söhne davon sprechen, „zuständig“ (Vogel 48) bzw. „selbst tätig“ sein zu wollen, fällt alleine im Interview mit Herrn Sommer 10 x das Wort „Verantwortung“, die für ihn aus einem „Familiengefühl“ erwächst und daraus, dass es sich bei der zu Pflegenden um SEINE Mutter (und nicht die Schwiegermutter) handelt.

> „Dass ich, weil es meine Mutter ist, ich die Verantwortung habe." (Sommer 77)

Auch für Herrn Pohl ist das Gefühl, verantwortlich zu sein, ausschlaggebend dafür, die Mutter zu unterstützen – allerdings erwächst dieses eher aus einer Verpflichtung und scheint somit graduell weniger freiwillig zu sein.

> „Also es war klar .. wir sind, ich fühle mich verantwortlich, [...] Eh, so dass da also während der Zeit so ... wir haben, es war klar, dass wir .. die .. was unternehmen, was möglich ist und so und dass sie gut versorgt ist zu Hause. Eh, ja aber das war so für mich eher Pflichtbewusstsein." (Pohl 33)

Gieseke (2006: 16) stellt ebenso Pflichtgefühl als eine häufige Motivation bei Söhnen fest. In seiner Analyse der englischsprachigen Publikationen bemerkt auch er eine Abstufung der Stärke dieses Verpflichtungsempfindens, die sich dort in der Wortwahl „*commitment*“, „*obligation*“ bzw. „*duty*“ äußert. Sowohl bei Senf (1995) als auch bei Lambrecht und Bracker (1992) finden sich Anzeichen dafür, dass Söhne überwiegend einer internalisierten „filialen Verpflichtung“, einer „familialen Bindung“ und einer „zu erfüllenden Erwartungshaltung“ unterliegen. Harris (1998) führte Tiefeninterviews mit 30 pflegenden Söhnen durch. Diese formulierten ihre Pflicht als Sohn (hier: „*duty*“) mit dem Schlagwort: „*You got to do what you got to do.*“ Mit diesem Hintergrund war es auch für sie selbstverständlich, Verantwortung zu übernehmen („*taking charge*“) und als „*family captain*“ das Steuer in der Hand zu halten.

Zielbestimmend für die pflegenden Söhne ist es dabei, das **Wohlergehen und Wohlbefinden des zu pflegenden Elternteils in familiärer Umgebung sicherzustellen.**

> „Ich wollte nicht, dass meine Mutter alleine da oben [...] existiert in diesem Haus, das dann sanierungsbedürftig war. Ich wollte für sie sorgen. Dass sie unter Leute kommt." (Sommer 86)

Als eines der Hauptmotive wird deswegen von den pflegenden Söhnen genannt, **„stationäre Einrichtungen zu vermeiden"**. Diese werden als „Abschiebung" aufgefasst (Schneider). Herr Vogel beispielsweise hat bei der stationären Pflege der Mutter schlechte Erfahrungen gemacht, die er nun seinem Vater ersparen möchte:

> „Ja, weil ich wusst, dass jeder gerne zuhause ist. Und des ist des gewohnte Umfeld und ich hätt's auch bei meiner Mutter gemacht, .. wenn's nicht so schlimm gewesen wär. Bis es gar nimmer geht, dann guckt man mit dem Heim. Ich hab gesehen, wie's in einem Heim zugeht. [...] Ja, ich will jetzt nit sagen, dass des Heim schlecht war, des nit, aber des ist einfach nichts Familiäres. Da ist man einfach anonym und .. des ist für die Leute bestimmt nicht einfach, nicht mehr in der Umgebung zu sein, die sie jahrelang gewohnt waren." (Vogel 8-13)

Familiäre Geborgenheit wird als Gegenentwurf zu Heimen dargestellt und bevorzugt. Teilweise soll die Intimsphäre der Eltern vor Fremden durch die häusliche Pflege geschützt werden.

> „Ich wollt das auch nicht haben, dass das jemand anderes macht weil . unbedingt also das reicht, was jetzt die anderen machen das reicht also den Rest will ich schon machen. .. Weil das .. ( ), die intimen Sachen da, das will ich schon selber machen, weil das braucht mir ja kein Fremder machen so ist meine Einstellung halt." (Bergmann 2-3)

Das **„Primat der häuslichen Versorgung"** wird auch daran deutlich, dass bei Abwägungen der Söhne notfalls das Wohlergehen in der vertrauten Umgebung als wichtiger eingestuft wird als die Sicherheit, wie hier beispielsweise bei Herrn Löffler, der es in Kauf nimmt, die demente Mutter in ihrem Häuschen nicht jederzeit unter Kontrolle zu haben, solange es ihr dabei gut geht:

> „Und jetzt haben wir gesagt also . solang sie jetzt nicht was weiß ich nackt in der Gegend rumspringt ist mir das grad egal ja, also man muss halt [...] Sie fühlt sich wohl und sie wohnt in ihrer vertrauten Umgebung." (Löffler 2-4)

Das Sprichwort „einen alten Baum verpflanzt man nicht" scheint dabei Denken und Handeln der Söhne zu beeinflussen. So befürchtet Herr Roth, dass der Verlust der gewohnten Umgebung und damit verbunden auch der langjährigen Kontakte unweigerlich zu einem schnelleren Tode führen würde.

Die **traditionellen Normen und Werte der Elterngeneration** „Pflege gehört in die Familie“ äußern sich in (manchmal unausgesprochenen) Wünschen, aber auch in Druck und Forderungen.

> „Also die Forderung war immer wieder da, also sicher der Wunsch .. war da. Auch also .. das war nicht ausgesprochen, aber ich habe irgendwie gespürt, dass sie gerne zu uns ziehen würde.“ (Pohl 33)

Auch wenn sich die Söhne von manchen Werten emanzipiert haben und diese skeptisch betrachten, bleibt das internalisierte Tabu bestehen, gegen sie zu verstoßen.

- „Meine Mutter kommt an und für sich aus einer Generation, für die es ganz selbstverständlich ist, dass die Kinder dann dafür da sind. Ja. Also, da war oder waren einfach Tabus da. Auch für mich. Irgendwie. Dass man nicht damit sagte, also die ist jetzt ein Pflegefall, ich kann es nicht, ich bin beruflich, berufstätig, und jetzt muss ein Pflegeheim her, sondern, ich hab dann auch alle Möglichkeiten gesucht, das hier irgendwie möglich zu machen.“ (Sommer 9)
- „Und die Personen, die Generation, die, wie auch immer, ihre eigenen Eltern erst einmal gepflegt haben bis zum Tod und dann den Generationsvertrag sehr stark gelebt und in sich verinnerlicht haben, d.h. quasi ich habe Kinder, die versorgen mich bis zum Tod. Und das ist natürlich auch nimmer ganz so, stimmt ja auch nimmer so ganz.“ (Pohl 4)

Die Pflege zu übernehmen bedeutet damit auch, den Vorstellungen der Eltern zu entsprechen und ihnen das gewünschte Altern zu ermöglichen. Aber auch **eigene ethische Lebenseinstellungen und Grundsätze** tragen dazu bei, die Pflege der Eltern zu übernehmen. Herr Löffler betont im Vorfeld des Gespräches, wie wichtig ihm ein gewisser „Anstand“ sei. Dies wird von ihm wie folgt konkretisiert:

> „Letztlich muss man vor sich selber auch bestehen ja, .. und wie manch einer sich da durch laviert ja, . das kann ich nicht ja. Also deswegen .. versucht man halt einigermaßen gradlinig da sich zu bewegen“. (Löffler 56)

Zu dieser Lebenshaltung gehört es, bestimmten Grundlinien und Prinzipien zu folgen, die auch die Sorge für und um die alten Eltern beinhalten.

> „Also das hat sich einfach da ergeben, dass es ... für mich zur Ethik gehört. Das ist einfach die Grundeinstellung zum Leben für mich. Und .. grad weil ich auch einen sozialen Beruf habe, war das auch für mich dann, hat sich einfach Stück für Stück ergeben und dann sag ich auch Mensch, ich kann doch jetzt den Men-

schen nicht einfach hängen lassen und habe natürlich dann mein Leben ein bisschen drum herum organisiert." (Lehnert 37)

Einige pflegende Söhnen stellen sich immer wieder selbst die Frage, was sie sich selbst als alter und pflegebedürftiger Menschen wünschen und erhoffen würden.

- „Und es sind natürlich irgendwo . auch /eh/ Fakten, wo man selber dann gesagt hat, man wollte es selber nicht und . insofern wollten wir das dann der Mutter auch nicht .. das zumuten." (Klein 25)
- „Ja, und ich selber würd's halt au so wollen, weiß nit ((lacht kurz)). Ja." (Vogel 15)
- „Und wahrscheinlich ist des auch mit ein Grund, warum ich des alles mach. Weil ich dann immer denk in der Situation, wenn ich des jetzt selber wär." (Vogel 71)

Der vorgenommene imaginäre Rollentausch im Sinne der „Goldenen Regel" („Was du nicht willst, das man dir tut...") und die Identifikation mit den Wünschen der Eltern kann so als Wegweiser bei der Entscheidungsfindung dienen. Ein Gefühl der Gerechtigkeit (Strand 30-33) sowie die Orientierung an familiären Werten wie Solidarität und Zusammenhalt (Vogel 56) prägen dabei die ethisch-moralische Einstellung. Die Übernahme der Pflege erweist sich oftmals als eine **Gewissensentscheidung** – spätere (Selbst-)Vorwürfe sollen vermieden werden.

„Wenn man dann mal allein ist oder wenn die Mutter dann mal nicht mehr da ist, dann würd' man sich da vielleicht auch Vorwürfe machen und eh dass man sie nicht mehr unterstützt hat oder gepflegt hat eben ja." (Peters 78)

Eng verbunden mit der Bedeutung des „Gewissens" ist der Gedanke, nun „etwas zurückgeben", etwas „wettmachen" zu können (vgl. Austauschtheorie).

- „Ich könnt des gar nit wettmachen, was die mir alles Gutes getan hat. Und des hab ich beim Vater auch." (Vogel 28-30)
- „Es ist etwas, dass ich etwas zurückgeben kann. Ich sage immer für mich es ist so wichtig, meine Mutter, die ich jetzt pflege – mein Vater auch, aber meine Mutter jetzt, weil ich die ja jetzt pflegen muss .., sie hat mir so viel gegeben im Leben. Für mein Leben als Kind und alles und es wird mal Zeit, dass ich was zurückgebe." (Lehnert 25)

- „Also, weil ich der Meinung bin, eh, die Mutter hat einen auch gepflegt und irgendwas kann man zurückgeben oder sollte man zurückgeben." (Schneider 6-7)

Die „Vorauszahlung" der Mutter kann nun beglichen werden (Herrmann), die Söhne schätzen die Chance, durch die Pflege ihrer **Dankbarkeit** Ausdruck verleihen zu können.

> Herr Roth: „Für mich ist es natürlich auch so, dass ich ihr etwas zurückgeben möchte ..."
>
> I: „Also hat es schon auch mit Dankbarkeit zu tun'"
>
> Herr Roth: „Ja, das hat es schon zu tun. Obwohl es auch selbstverständlich ist".[83] (59-61)

Besonders deutlich wird diese tiefe Verbundenheit und Dankbarkeit auch in der folgenden Passage von Herrn Schneider:

> „Also meine Mutter war für mich das ein und alles. Und, ich war immer sehr dankbar, was sie für mich getan hat. Wir kommen nicht gerade aus superreichen Verhältnissen und meine Mutter hat nur gedarbt in ihrem Leben, um uns Kindern wirklich Ausbildung, Studium und .. wir sind alle gut ausgebildet, wir haben alle einen guten Beruf. Und sie hat immer zurückgesteckt, ihr ganzes Leben lang. Und deswegen bin ich ihr ewig dankbar und deswegen, also, wenn mir nichts passiert, dann könnte ich mir nie vorstellen, dass ich sie in ein Heim stecken könnte [...]." (Schneider 45)

Bestätigt wird dieses Ergebnis durch eine Studie von Campbell und Carroll (2007), die 58 pflegende Söhne interviewten. Diese Söhne betonen besonders auffällig die Motive „*fairness*", „*reciprocity*" und „*obligation*". Den Autoren zufolge übernehmen Söhne die Pflege mit dem Gedanken eines „quid pro quo" – während Frauen eher „von Haus aus" pflegen würden (ebd.: 503).

Auffällig ist bei näherer Betrachtung der Interviews auch, dass Begriffe wie „Liebe" oder „Zuneigung" kaum fallen[84], sich aber in Äußerungen wie der vorherigen deutlich erkennen lassen. Man kann auch hier entweder die Scheu vermuten, tiefe Gefühle im Interview zu verbalisieren oder auf die dargestellte Selbstverständlichkeit verweisen: Warum sollte man über etwas sprechen, was offensichtlich ist?

[83] Man beachte auch hier den direkten Verweis auf die „Selbstverständlichkeit"!

[84] Eine Erkenntnis, die sich auch bei Buijssen (1997) findet.

Bestimmte Motive werden von den Söhnen sehr kritisch betrachtet, so z.B. das Gefühl der Verpflichtung durch Herrn Roth, der Wert darauf legt, aus einem „inneren Bedürfnis“ heraus zu pflegen. Schon im Vorfeld sei zu erwägen, ob der Angehörige der Pflege selbst positive Seiten abgewinnen könne:

> „Also ich sehe das nicht als eine Pflicht, Verpflichtung an. Sondern es ist ein inneres Bedürfnis, würd ich so sagen. Das ist keine Verpflichtung. Ich mach da einen Unterschied. Verpflichtung, weil ich halt der Sohn bin, jetzt muss ich halt jetzt, weil's sonst kein andrer macht. Nee, da würd ich ihm also schon raten, das reiflich zu überlegen, ob er das wirklich gerne tut, das ist wichtig. Und nicht nur aus einem emotionalen Verpflichtungsbedürfnis heraus. Machst du es gerne, glaubst du auch, dass es Positives für dich beinhaltet.“(Roth 67)

Auch Herr Sommer erteilt möglichen pflegenden Söhnen einen Ratschlag, der sich auf seine Erfahrungen in der Vor- und Übergangsphase bezieht:

> „Aber generell, sich damit auseinanderzusetzen, langfristig sich damit auseinanderzusetzen. Versuchen, sich vorzustellen, was ist, wenn.“ (Sommer 86)

Es wird deutlich, dass mit einigem zeitlichen Abstand die Notwendigkeit erkannt wird, eine überlegte, reflektierte und bewusste Entscheidung treffen zu können.

Welche Aufgaben die Entscheidung zur Pflege mit sich bringt und welche Tätigkeiten dabei von den Söhnen wie ausgeführt werden, soll im nächsten Kapitel thematisiert werden.

6.2 Aufgaben und Tätigkeiten im Kontext der Pflege

Kapitel 2.2.5 benannte bereits vielfältige Aufgaben, die pflegende Angehörige generell im Rahmen ihrer Sorge um und für die zu pflegende Person übernehmen. Im Folgenden soll nun betrachtet werden, ob diese Aussagen auch auf pflegende Söhne zutreffen.

Im Gegensatz zum vorhergehenden Aspekt „*Motivation*“ werden konkrete Tätigkeiten pflegender Söhne sowie pflegender Töchter ausgesprochen häufig in wissenschaftlichen Arbeiten analysiert. Dabei können die Ergebnisse als äußerst heterogen bewertet werden.

6.2.1 Aufgaben allgemein

Kramer und Kipnis (1995) kommen in einem Review des vorliegenden Forschungsstandes, der ihrer Erhebung von 413 pflegenden Angehörigen („Nicht-Ehegatten") vorangeht, zu dem Schluss:

> „Study after study documents that women provide significantly more assistance than men."

Ihnen zufolge übernehmen Frauen nicht nur mehr Aufgaben in der Pflege (340), sie leisten auch die intensivere Pflege was die Schwere der Tätigkeiten betrifft (345). Tatsächlich erkennen die meisten Studien Hinweise darauf, dass Frauen mehr in körpernahe und praktische Pflegetätigkeiten involviert sind. So auch Montgomery (1992):

> "There is also a significant difference between sons and daughters in their caregiving activities and experience. The greater prevalence of daughters versus sons was initially documented by researchers using availability samples of dyads consisting of impaired elders and their primary caregivers. Almost uniformly, these studies have shown that greater numbers of daughters than sons assist their parents with a wide range of tasks and that daughters' predominance is especially strong with respect to direct personal assistance to their impaired parents." (67)

Eine Übersicht soll unterschiedliche Forschungsergebnisse gegenüberstellen:

Tabelle 11: Forschungsergebnisse zu den Tätigkeiten pflegender Söhne

Autor/Jahr	Aussage zu Pflegetätigkeiten
Horowitz 1985	Töchter helfen eher bei praktischen *„hands-on" Aufgaben* (Transport, Haushalt, Nahrungszubereitung, Körperpflege). Keine signifikanten Geschlechtsunterschiede bei geschlechtsneutralen oder eher männlichen Tätigkeiten (finanzielle und bürokratische Management-Angelegenheiten). Frauen leisten mehr Alltagsaufgaben *(„day-to-day-caregiving-tasks"),* Männer helfen eher „intermittierend".
Stone, Cafferata & Sangl 1987	Töchter übernehmen häufiger als Söhne Unterstützung im Bereich Körperpflege und Hygiene, kein Unterschied bei Einkauf und Transport.
Young & Kahana 1989	Männer übenehmen eher finanzielle Unterstützung und handwerkliche Arbeiten.
Barusch & Spaid 1989	Männer und Frauen leisten die gleiche Anzahl an unterschiedlichen Pflegeaufgaben.

Stoller 1990	Männer helfen eher „sporadisch" und „intermittierend". Männer helfen weniger bei der Nahrungszubereitung, beim Einkaufen und beim Wäschewaschen. Aber: Männer helfen genauso häufig bei Hausarbeiten und bei finanziellen Angelegenheiten. Frauen übernehmen die Pflege, wenn die funktionale Bedürftigkeit der Eltern zunimmt.
Chang & White-Means 1991	Ehefrauen und Töchter helfen mehr bei der Essenzubereitung als Ehemänner und Söhne.
Dwyer & Coward 1991	Söhne übernehmen weniger Routineaufgaben und sind weniger involviert, wenn die Bedürftigkeit des Elternteils zunimmt. Es ist 3,22 x wahrscheinlicher, dass Töchter ADL-Unterstützung übernehmen und 2,56 x so wahrscheinlich bei den IADLs.
Montgomery 1992	Töchter helfen eher bei Haushaltsaufgaben (besonders Nahrung und Wäsche waschen), ebenso wie bei *„personal care tasks"*, die praktische und tägliche Unterstützung erfordern. Söhne übernehmen mehr Reparatur- und Instandhaltungsarbeiten. Wenig Unterschiede in Bankangelegenheiten, Finanzmanagement oder intermittierenden Aufgaben.
Lee, Dwyer & Coward 1993	Söhne helfen weniger bei den Angelegenheiten des täglichen Lebens, aber häufiger bei instrumentellen Angelegenheiten.
Tennstedt, Crawford & McKinley 1993	Keine Gender-Unterschiede in der Durchführung der Hausarbeit.
Fredriksen 1996	Frauen helfen mehr bei Hausarbeitstätigkeiten.
Harris 1998	Söhne widmen sich der Pflege genauso emotional und aktiv wie pflegende Töchter.
Campbell & Martin-Matthews 2000	Söhne, die mit ihren pflegebedürftigen Eltern im gleichen Haus wohnen, übernehmen häufiger „nicht-traditionelle Aufgaben" (Baden, Anziehen, Essen).

Offensichtlich zeigen die meisten Studien – wobei es erkennbare Ausnahmen gibt – , dass Frauen stärker in die Pflege involviert sind und dabei nicht nur mehr „*Activities of Daily Living*" (ADLs) sondern auch „*Instrumental Activities of Daily Living*" (IADLs) übernehmen.

Campbell und Martin-Matthews (2000) folgern, dass Töchter eher *die „traditional female care"* ausüben (häusliche Unterstützung und Körperpflege). Wenn Söhne pflegen, dann tendieren sie dazu, Aufgaben auszuüben, die mit ihren traditionellen oder normativen Männer-Rollen übereinstimmen: häusliche Reparatur- und Wartungs-/Instandhaltungsarbeiten, finanzielle und organisatorische Unterstützung *(„traditional male care")*.

Aufschlussreich ist die Untersuchung von Matthews und Heidorn (1998), die sich die Frage stellten, wie Brüder in Geschwisterkonstellationen ohne Schwestern auf die Bedürfnisse der Eltern reagieren. Sie interviewten 49 „schwesternlose“ Brüderpaare, deren Eltern älter als 73 Jahre sind und fanden zahlreiche „Beiträge“ der Brüder:

- Telefonischer und persönlicher Kontakt, gemeinsame Ferien, wöchentliche Essen, Gottesdienste, Freizeit (Angeln, Golf...), Verfügbarkeit in Krisen- und Übergangssituationen, Hausarbeiten: Fenster befestigen, Abflussrinnen säubern, Schnee schaufeln, Licht und Lampen, Klempner- und Malerarbeiten, Transport und Besorgungen, Management von Geldangelegenheiten, finanzielle Ratschläge (Rechnungen...), instrumentelle Unterstützung.
- Die Söhne neigten dazu, ihre Aufgaben herunterzuspielen und zu bagatellisieren, sie sprachen von „kleineren“ Reparaturen“ und „ein bisschen Hilfe“.
- Typische „Frauenaufgaben“ wie kochen, putzen oder die praktische Pflege werden delegiert.

Anhand dieser Untersuchung wird deutlich, dass sich die Position der Söhne und die Bewertung ihrer Leistung deutlich verbessert, wenn „männliche“ Aufgaben von den ForscherInnen erfragt werden (vgl. Kaye & Applegate 1990b). Die sich wiederholende Feststellung signifikanter Gender-Unterschiede kann ein Forschungsartefakt sein, da die Interviewten meist durch die Orientierung an den ADLs und IADLs nur nach „typisch weiblichen“ Aufgaben gefragt werden (baden, anziehen, waschen, Wäsche, kochen, Hausarbeit), Aufgaben, die immer noch meist von Frauen durchgeführt werden. Darüber hinaus über-betonen publizierte Artikel meist gefundene Unterschiede und vernachlässigen Ergebnisse, in denen keine (signifikante) Gender-Differenz feststellbar ist.

> „Furthermore, published articles tend to emphasize statistically significant gender differences, ignoring findings of no difference.“ (Miller & Cafasso 1992: 498)

Wenn Miller und Cafasso als Ergebnis ihres Reviews (ebd.: 505) feststellen, dass weibliche pflegende Angehörige zwar mehr Körperpflege und Hausarbeit übernehmen, – aber in sehr geringem Maße (498),

> „Female caregivers were more likely to carry out personal care and household tasks, but the size of this **effect was very small**.“ (Hervorhebung durch die Verfasserin)

dann findet sich dieses Ergebnis 1995 bei Kramer & Kipnis (aber auch an anderen Stellen) wie folgt wieder:

> „Findings **generally suggest** that female caregivers are more likely to carry out personal care (e.g. feeding, dressing, bathing) and household chores than male caregivers." (Hervorhebung durch die Verfasserin)

– mit einem expliziten Verweis auf Miller und Cafasso. Die geringe Größe des Unterschiedes ist nicht mehr ersichtlich.

In einer weiteren Übersicht soll nun dargestellt werden, welche Aufgaben tatsächlich von den interviewten Söhnen übernommen werden. Dabei muss berücksichtigt werden, dass vermutlich nicht jeder Sohn jede Tätigkeit erwähnt, die er wirklich ausübt, oft erscheinen die Aktivitäten als so selbstverständlich, dass sie als nicht bemerkenswert eingestuft werden. Auch der dargestellte Trend zur „Minimierung" der eigenen Leistung findet sich hier wieder, wenn Herr Hermann feststellt, er erledige halt, „des was so läuft" (20 f.). Trotzdem werden die „Fundstellen" der verschiedenen Beschäftigungen gekennzeichnet, um darzustellen, wo welcher Sohn Schwerpunkte setzt und um die Nachvollziehbarkeit zu gewährleisten.

Tabelle 12: Pflegetätigkeiten der interviewten pflegenden Söhne

Einkaufen „Botengänge" und Besorgungen	Herrmann, Lampe 7, Pohl 9-11, Klein 23, Vogel 32, Peters 26-28, Strand 3
Haushaltstätigkeiten Geschirr spülen Lüften Wäsche (trocknen) Betten machen	Lehnert 5, Pohl 5, Herrmann 20-21, Vogel 32
Nahrung - Zubereiten, kochen, richten - Mundgerechtes Vorbereiten - Bringen/reichen - Zubereiten kleiner Mahlzeiten, Bestellung von Essen auf Rädern	Sommer 28, Lehnert 13, Peters 24, Vogel 32 Herrmann 20 f., Lampe 7,
Waschen, Hygiene, „Körperpflege" - Eincremen, massieren („große Toilette") - Fußpflege - Mobilisieren, Lagern, Bewegen	Sommer 25, Lehnert, Peters, Bergmann Roth 17, Vogel Vogel 32 Schneider 16-17

Versorgung bei Inkontinenz - Leeren des Katheders	Herrmann, Roth, Peters Vogel
An- und Ausziehen - Korsett anlegen - Kompressionsstrümpfe	 Sommer 25 Sommer, Vogel 32
Versorgung mit **Medikamenten**	Vogel 32
„**Kontroll**gänge", „Checken", Besuche bzw. Anrufe bei größerer Entfernung	Sommer 28, Herrmann, Löffler, Peters 21-24
„Management" der finanziellen und formellen Angelegenheiten - Abrechnungen - „Haushaltsrahmen setzen" - Einteilung der finanziellen Ressource - Übernahme von Vollmachten - Korrespondenz - Versicherungen - Beantragung von Pflegestufen - Stellung von anderen Anträgen - Rechtliche Betreuung	Sommer 40, Herrmann 31, Löffler 4-7, Lehnert, Vogel 7, 103
„Management" der Organisation der Pflege - Beauftragung von Diensten - Koordination, Absprachen treffen - Management von Arztbesuchen - Kontrolle und Steuerung - Ansprechpartner sein	Löffler 13 Klein 29 Pohl 9-11 Lehnert 13, 16 Strand
Soziales/emotionale Unterstützung: - Abwechslungsreiche Erlebnisse durch Unternehmungen und Ausflüge - „Psychologische Unterstützung" - Verhindern von Isolation und „Versauern" - Ermöglichung von Kontakten, Aufrechterhaltung des Soziallebens	 Lehnert 33, Strand 3, 10-11 Strand 3 Sommer Roth 17
Transport	Bergmann 20

6.2.2 Emotionale Unterstützung

Bezüglich der **emotionalen Unterstützung** ist sich die Literatur uneinig, ob dies nun als „*typisch weibliche*" oder als „*gender-neutrale*" Aufgabe zu betrachten sei. Während Houser, Berkman und Bardsley (1985) (nur als ein Beispiel zu nennen) betonen, dass Töchter mehr emotionale Unterstützung als Söhne leisten, erkennt bereits Horowitz (1985) dass die emotionale Unterstützung in Form von Rat, Gesprächen, Unterhaltungen, wenn die Eltern deprimiert oder aufgewühlt sind, durch Söhne und Töchter gleich häufig geschieht (90 %). Auch Kaye und Applegate (1990a) finden eine große Bandbreite von Pflegeaufgaben, die von „die Hand halten“ bis hin zu größeren Reparaturarbeiten reicht. Sie stellen fest:

> „In contrast to the stereotype that male caregiving is primarily instrumental in nature, these men's responses suggests that, overall, the tasks associated with social support were those they performed most frequently, most completently, and with the greatest degree of satisfaction“.

Ein Zitat von Herrn Lehnert soll verdeutlichen, wie wichtig es auch ihm ist, durch Aktivitäten zum Wohlbefinden seiner Mutter beizutragen, ihr Kontakte und freudige Erlebnisse zu ermöglichen.

> „[...] dass sie auch ein bisschen was erleben konnte. D.h.:, dass wir was unternommen haben, dass ich sie mitgenommen habe irgendwohin, dass also ... ich habe gemerkt, vielmehr, sie war allein daheim und das habe ich .. also ja, es war mir wichtig, dass sie da nicht versauert.“ (33)

Emotionale Unterstützung zu leisten ist folglich für die hier interviewten Söhne ein wichtiger Bestandteil ihrer Tätigkeiten.

6.2.3 Körperpflege

Bereits in Kapitel 5.7 wurde darauf hingewiesen, dass acht der vierzehn Interviewten **Körperpflege** übernehmen (bzw. zumindest teilweise übernommen haben). Überraschend offen, – wenn auch manchmal nach den richtigen Worten suchend und vorsichtig – berichten die Söhne über ihre Konfrontation mit Aspekten der Körperpflege und Inkontinenz, die oftmals mit Scham und Tabus besetzt sind.

- „Wenn sie dann selber gekocht hat, dann stand halt auch das Zeug rum und und her und durch ihre Inkontinenz war's halt auch in der Wohnung entsprechend ja.“ (Löffler 2)
- „Wie soll man sagen ‚nicht mehr so ganz geklappt hat mit dem . ‚aufs Klo Gehen'.“ (Klein 25)

Der sich sonst stark gebende Herr Herrmann zeigt bei diesem existentiellen menschlichen Thema Nachdenklichkeit. Er empfindet die Inkontinenz seiner

Mutter und die damit verbundene Angewiesenheit und Hilflosigkeit als harten Angriff auf ihre Würde (25-27) und Belastung für beide Seiten.

> „In der Zwischezeit isch's halt eso, total inkontinent. Des sind so die Freuden und Leiden eines Pflegenden dann. Dann ist immer die Frage, wer von uns beide ist eigentlich mehr g'straft, dadamit. Im Sinne von, kannsch's ertrage, kannsch's nit ertrage. Nimmsch's hin, nimmsch's nit hin. Isch sie's, bin ich'." (Herrmann 9)

Die Inkontinenz wird als „bittere Erfahrung" (ebd.: 22-23) erlebt, die bei persönlicher Betroffenheit nahe geht, die emotional bis auf die Haut geht:

> „Ich denk, da kann man, wenn man Pfleger ist, irgendwann .. so ne Duschhaut kriegen, wo's runterläuft wie Wasser. Ich bin noch lang nicht soweit." (Herrmann 22-23)

Zwar weisen die Söhne eher darauf hin, die Momente der Inkontinenz als körperlich anstrengend und belastend zu erleben, in ihren Schilderungen wird jedoch latent auch die psychische Anspannung deutlich.

> „Denn es ist manchmal einfach so Durchfall und alles, dann .. denn es kommt .., ich will es natürlich schon von vorneherein sehr vermeiden, ich achte sehr, dass es hygienisch ist, auch vom Essen her, dass sie da nicht irgendwelche Dinge bekommt, die sie vielleicht nicht verträgt, oder durcheinander und so, dass es nicht zu viel Durchfall gibt. Eh, sie hat nicht so oft, aber das sind dann doch .. große Belastungsmomente, die dann schwierig sind. Von der Bewegung her und alles das ..." (Lehnert 21) (vgl. auch Peters 41-44)

Drei der Söhne zeigen ihre Ablehnung jeglicher körpernaher Pflegetätigkeiten. Herr Lampe erklärt, dies aus Gründen von Ekel und Abscheu nicht tun zu wollen, der umschreibende Euphemismus „unter dem Arm und sonst irgendwas" lässt sein Unbehagen sichtbar werden.

> „Von der von der Psyche und vom Aufwand her nein ((brummelt)) da wär ich nicht in der Lage gewesen das zu machen .. [...] Ich hätte meine Frau /eh/ meine Mutter nicht können eh so ( ) anfassen. [...]Das hätte ich nicht können also ( ) sie da hinzulegen und das alles sie waschen unterm Arm und sonst irgendwas das wär nicht gegangen. ... Das geb ich offen und ehrlich zu das wär . das wär mir zuwider gewesen .. ( ) wir hätten ihr können die Fingernägel schneiden oder sie irgendwie kämmen, aber sonst das hätte ich nicht können." (Lampe 78-85)

Herr Best bezeichnet sich selbst als „nicht der Typ" für die körperlichen Dinge, die für ihn das „richtig Schwierige" einer Pflegesituation sind.

> „Also das richtig Schwierige wird ja, wenn es an körperliche Dinge geht und .. da muss ich im Prinzip jetzt oder werde ich im Prinzip auch nicht allzu viel können,

> aber wenn es da mehr werden würde dann .. muss ich einfach auch mehr Hilfe dann dann .. anfordern. Das ist .. sagen wir mal so mit baden oder waschen oder so. Zum einen bin ich da der Typ nicht dafür zum anderen ist es auch denke ich ist es auch besser, wenn das dann Leute machen, die das irgendwie professionell dann tun ja." (Best 13-14)

Er löst dieses Problem, indem er für die Pflege professionelle Dienste beauftragt, die seiner Meinung nach genau durch ihre Professionalität und Ausbildung für diese Aufgaben prädestiniert sind. Auch Herr Pohl (12-15) delegiert Aufgaben der Körperpflege an Dienste sowie an seine Frau und Schwägerin, er beschreibt sich aufgrund einer gewissen „Hemmschwelle" der Mutter-Sohn-Problematik „zurückgehalten" zu haben.

Söhne, die weniger direkte Unbehaglichkeit verspüren, zeigen oftmals eine sehr große Achtsamkeit auf die Gefühle des Elternteils. Sie beobachten genau, inwiefern es der Mutter (hier meist der gegengeschlechtliche Elternteil) gelingt, mit der ungewohnten und schambesetzten Situation umzugehen (Sommer 25). Herr Schneider bemerkt die Scheu seiner Mutter, sich vom eigenen Sohn intim berühren zu lassen und reagiert darauf, indem er einen Pflegedienst beauftragt.

> „Und das war am Anfang ein bisschen schwierig, weil ich wollte sie erst ganz pflegen, aber dann war da das Schamgefühl meiner Mutter, ne, als Sohn, Mann, wie auch immer, Körperpflege, Intimbereich und so .. und dann haben wir geguckt. Wir hatten erst einen Pflegedienst aus XX [...]" (Schneider 9)

An einer späteren Stelle verdeutlicht er die Verlegenheit seiner Mutter, aber auch die Entwicklung hin zu einem selbstverständlichen Umgang.

> „Am Anfang war das ein bisschen schwierig. Ja, sie war dann genant und so und .. sie hat dann immer weggeguckt. So nach dem Motto: Wenn ich den Kopf in den Sand stecke, dann sieht mich keiner ((lacht)). Aber mittlerweile ist das selbstverständlich geworden. „Guck mal was da ist und guck mal was ich da hab" und so". (Scheider 54-57)

Auch Herrn Roths Schilderungen bestätigen eine große Sensibilität der Söhne für Hemmungen. Die Entscheidung, Körperpflege zu übernehmen oder nicht, wird davon abhängig gemacht, wie wohl sich die Mutter damit fühlt.

> „Also wenn ich da, muss ich dazu sagen, wenn ich gespürt hätte, dass meine Mutter da jetzt irgendwelche Hemmungen hat, dann hätte ich das nicht gemacht, dann hätte ich den Pflegedienst also weiter laufen lassen. Nur hat sie von Anfang an, hat sie das voll angenommen, akzeptiert. Muss ich sagen, über-

> haupt keine Probleme. Was mich selbst ein bisschen überrascht hat. [...] Hätte sie da jetzt Hemmungen gehabt oder Widerstand, hätte ich das zurückgenommen. Aber von daher muss ich sagen, für mich war das auch gar kein Problem, für meinen Bruder auch nicht." (Roth 50)

Einige Autoren (u.a. Senf 1995, Montgomery & Kamo 1989) argumentieren, dass die (Körper-)Pflege älterer Mütter durch ihre Söhne als partielle Verletzung des Inzest-Tabus wahrgenommen werden kann. Eine mildere Interpretation dieser Logik geht davon aus, dass Formen des intimen, körperlichen Kontaktes zwischen Söhnen und Müttern als kulturell unangebracht gelten und Pflege durch die Töchter deswegen von den Müttern bevorzugt wird. Die hier gefundenen Aussagen deuten auf die Möglichkeit hin, dass manche Söhne Abstand von der Körperpflege nehmen, um die Gefühle und Scham der Mutter nicht zu verletzen – was von der Außenwelt und in Studien unter Umständen als „sich drücken" aufgefasst wird.

Sind sowohl Sohn als auch Elternteil dazu bereit, so ist die Übernahme der Körperpflege durch eine erhebliche Pragmatik gekennzeichnet, wie einige Beispiele verdeutlichen können:

- „Wenn die kamen, der Pflegedienst, dann schnell schnell schnell, ob sie konnte oder nicht [Stuhlgang] und dann waren sie weg, **dann musste ich's ja doch machen!**" (Roth 12)
- „Ich meine sie ist inkontinent ... und **wenn die Pampers voll ist, dann ist sie halt voll** und dann kann man sie da nicht drin liegen lassen." (Schneider 15)
- „Also auch eh vom <u>Ekel</u> her oder so das ist weil ich bin ja eh Handwerker und so und mach ja eh viel Drecksachen oder so jetzt und was das anbelangt **da ist man nicht so.**" (Bergmann 5)

6.2.4 Grad an Involviertheit

Bezüglich des zeitlichen Grades an **Involviertheit** in die Pflege lassen sich in der Literatur zwei unterschiedliche Auffassungen feststellen. Häufig wird die generelle Auffassung vertreten: Frauen pflegen auch zeitlich mehr. Nur wenige Autoren (Fredriksen 1996, Chang & White-Means 1991) stellen keine Gender-Unterschiede im Pflegeaufwand fest.

Horowitz (1985) bezeichnet zwar sowohl Söhne als auch Töchter als „*intensively involved*", führt aber im weiteren aus, dass

> "sons devoted considerably less of their time to the care of older parents than did daughters. Thus, when sons did take on the role of primary caregiver, they tended to have a more limited time and task commitment to their parent than did daughters, and these limits are most often drawn in the areas of concrete assistance."

Stone, Cafferata und Sangl (1987: 24) gehen davon aus, dass 75 % der pflegenden Töchter und 71 % der Söhne täglich für ihre Eltern da sind. Arber und Ginn (1995) kommen zu der Erkenntnis, dass von den pflegenden Angehörigen, die im gleichen Haushalt wie die zu Pflegenden leben, 60 % der Frauen und fast 50 % der Männer mehr als 35 Stunden/Woche leisten. Für Deutschland berichten Schupp und Künemund (2004), dass der zeitliche Umfang an einem durchschnittlichen Wochentag bei pflegenden Männern 2,5 Stunden, bei pflegenden Frauen 3 Stunden beträgt. Dies führt sie zu der Aussage, dass „Männer damit zwar weniger häufig und in geringerem Umfang [pflegen, sie], beteiligen sich aber zu einem nicht unerheblichen Anteil ebenfalls aktiv an der Betreuung Hilfs- und Pflegebedürftiger." Es sei betont darauf hingewiesen, dass die herausgehobene Differenz eine halbe Stunde/Tag beträgt!

Für die hier Interviewten lassen sich leider aus mehreren Gründen keine genauen Angaben zum Grad der zeitlichen Involviertheit tätigen. Zum einen wurde nicht explizit danach gefragt, so dass sich nicht in allen Gesprächen Hinweise darauf finden. Insbesondere bei Söhnen, die nicht mit dem pflegebedürftigen Elternteil im gleichen Haus leben, erwies sich die Frage nach einem gewöhnlichen Tagesablauf als nicht weiterführend. Es zeigte sich außerdem, dass nicht nur die übernommenen Aufgaben, sondern auch deren Ausmaß und zeitliche Dauer eher „heruntergespielt" werden:

- „Gell das ist eigentlich nicht so arg zeitaufwändig wenn man's Zeit berechnet, . so vielleicht den Tag eine Stunde eineinhalb, länger ist es nicht, so jetzt auf . auf den Ding verteilt, auf die die von fünf bis . bis am Morgen um-m-m halb sieben ( ) höchstens zwei Stunden also Au-Aufwand aber mehr nicht mit Sicherheit" (Bergmann 18) – der schon allein während der Anwesenheit der Interviewerin seinen Vater eine ¾-Stunde lang versorgt.
- „Ich steh jetzt halt höchstens zweimal [nachts] auf." (Schneider 16, 17)

Trotzdem erweist es sich als sinnvoll, vorhandene Daten in einer Übersicht zusammenzustellen:

Tabelle 13: Zeitliche Eingebundenheit der interviewten Söhne in die Pflege

Klein	Lehnert	Strand	Bergmann
31-38 Stunden/Woche	„Also wirklich voll, sagen wir mal so 24 Stunden nach Bedarf"	2 halbe Tagesausflüge/Woche plus einige Stunden Organisation	10,5-14 Stunden/Woche (reine Körperpflege, weiteres nicht gezählt)

Roth	Vogel	Herrmann	Peters	Schneider
24 Stunden (abzüglich der Nachtruhe)	24 Stunden (abzüglich 2 Arbeitstage), tw. auch nachts	21 Stunden/Woche plus „Anfahrt"	Rund um die Uhr (abzüglich Halbtagsbeschäftigung), nachts im gleichen Zimmer zur Kontrolle	„Ich bin den ganzen Tag beschäftigt plus nachts zweimal aufstehen!"

Es wird deutlich, dass die hier geleistete Hilfe keinesfalls ausschließlich „*sporadisch*" oder „*intermittierend*" ist, sondern dass eine große Zahl der pflegenden Söhne vielfältige Aufgaben der unterschiedlichsten Art teilweise rund um die Uhr, teilweise auch nachts übernimmt. Diese Aufgaben bestimmen oftmals den Tagesablauf der Söhne und sind durch Routine und Wiederholung gekennzeichnet:

> „Und am anderen Tag hat es sich wiederholt." (Sommer 28)

Das folgende Kapitel wird in den Blick nehmen, wie es den pflegenden Söhnen gelingt, die Aufgaben im Kontext der Pflege zu leisten und auf welche – familiäre und professionelle – Unterstützung sie sich dabei stützen können.

6.3 Professionelle und familiäre Unterstützung (Support)

Zunächst sei auf die betreffenden Stellen in dieser Arbeit verwiesen, in der bereits vorbereitende Bemerkungen zu der Art und Bedeutung von Unterstützung für pflegende Angehörige zu finden sind. Kapitel 2.5 erläuterte die rechtlichen Rahmenbedingungen des SGB XI mit den damit verbundenen Leistungen. Im folgenden Kapitel (2.6) wurden darüber hinaus die geringe Nutzung sowie mögliche Gründe dafür dargestellt. Kapitel 3.1.1 lieferte mit der Social Support- und Netzwerkforschung einen theoretischen Bezugsrahmen für die Analyse sozialer Unterstützung. Es wurde gezeigt, dass diese hilfreich zur Stressreduktion, Prävention und somit Gesunderhaltung ist. Als relevant wurde die Bedeutung subjektiv empfundener Unterstützung hervorgehoben. Pflegende Angehörige, die denken, sie hätten weniger Unterstützung, fühlen sich belasteter als Angehörige, die sich als eingebettet in ein funktionierendes Netzwerk empfinden.

Die quantitative Analyse der Kurzfragebögen (Kapitel 5.7) wies darauf hin, dass nur zwei der Söhne komplett ohne professionelle Hilfe pflegen. Familiäre und informelle Unterstützung wurde als weniger ausgeprägt dargestellt. Allerdings erfahren konkrete Unterstützungsangebote eine breite Akzeptanz, während Beratungs- und Unterstützungsangebote nicht genutzt werden.

Der vierte Bericht zur Lage der älteren Generation (BMFSFJ 2002: 203) besagt, dass die Inanspruchnahme unterstützender Angebote und Dienstleistungen geschlechtsabhängig sei. Es wird im Folgenden spannend sein, dies – zunächst anhand der Literaturlage, dann in Form der Interviews – genauer zu betrachten.

Aufgrund der abermals sehr widersprüchlichen und teilweise diametral entgegengesetzten Befunde soll auch hier eine Tabelle der Übersicht dienen:

Tabelle 14: Forschungsergebnisse im Überblick: Unterstützung Formell und familiär

Frauen erhalten WENIGER Unterstützung als Männer.	**Männer erhalten weniger/gleich viel Unterstützung**
Formell/professionell	
Lambrecht & Bracker: Professionelle Leistungen scheinbar von Männern mehr in Anspruch genommen.	Horowitz 1985: Kein Unterschied in der Anzahl genutzter formeller Dienste.
Senf: Männer erhalten mehr Unterstützung durch formelle Dienste.	Miller & Mukherjee 1999: Männer akzeptieren seltener kommunale/staatl. Angb.
Europäische Studie zur Verbesserung der Lebens- und Arbeitsbedingungen 1993: „Männlichen Pflegepersonen fällt es leichter, verschiedene Aufgaben professionellen (oder anderen, nicht familiären) Helfern zu übertragen; Frauen zeigen geringere Bereitschaft dazu.“	Stommel, Collins, Given & Given 1999: Männliche pflegende Angehörige sind mehr über die Meinung anderer besorgt, bevorzugen eher Familien-Unabhängigkeit in der Pflege, weisen staatliche Angebote eher zurück und sind weniger zuversichtlich, was deren Sinn/Qualität betrifft.
Blinkert & Klie 1999: Bei gleichem Pfle-	Kaye & Applegate 1993: Männer denken

geaufwand ist die beruflich erbrachte Hilfe bei einer männlichen Hauptpflegeperson fast doppelt so hoch wie bei einer weiblichen	eher, sie sollten Pflege ohne Hilfe managen können, empfinden z.B. die Teilnahme an Gruppenangeboten als *„loss of control“, „ultimate failure“.*
Jansen 1999: Pflegenden Männern fällt es leichter, professionelle Pflege als ergänzende Hilfe anzunehmen.	
Fuchs 1999c: Weibliche Pflegepersonen pflegen häufiger ohne professionelle Unterstützung.	
Sanders & McFarland 2002: Söhne betonen, sie wären nicht in der Lage zu pflegen, gäbe es nicht die Vielzahl an Diensten und Angeboten.	
Montgomery 1992: Männer nutzen mehr formale Unterstützung.	
Senf 1995: „Ohne Hilfe geht nichts“: Männern gelingt es leichter, Hilfen von außen heranzuholen, diese anzunehmen und zu organisieren.	
Frauen erhalten WENIGER Unterstützung als Männer.	**Männer erhalten weniger/gleich viel Unterstützung**
Informell/familiär	
Horowitz 1985: Pflegende Söhne erhalten mehr (emotionale und konkrete) Unterstützung von ihren Ehefrauen.	Horowitz 1985: Ansonsten keine Unterschiede in der informellen Unterstützung durch Freunde und Familie
Zarit, Todd, Zarit 1986: Pflegende Ehefrauen nutzen ihre Netzwerke weniger, da sie der Überzeugung sind, sie sollten ihre Pflegeaufgaben ohne Hilfe bewältigen können.	Neufeld & Harrison 1998: Viele Männer zögerten, um Hilfe zu bitten, weil sie sich verpflichtet fühlten, diesen Gefallen zu erwidern und sich dazu aufgrund der Pflege-Erfordernisse nicht in der Lage sahen. Freiwillig angebotene Hilfe bevorzugt.
Montgomery 1992: Frauen haben weniger Unterstützung bei ihren Anstrengungen. Die Rolle des Schwiegersohnes entspricht nicht der der (helfenden) Schwiegertochter.	Sanders & McFarland 2002: Mehrzahl der Söhne berichtet, KEINE Unterstützung von anderen weiblichen Verwandten zu erhalten, diese würden sie zwar emotional unterstützen, hätten aber klare Grenzen bezüglich praktischer Pflegetätigkeit gezogen. Frauen (Ehefrau, Schwestern…) bieten subtile Hilfe bei Entscheidungen, betonen aber, dass die Entscheidung letztlich beim Sohn liege, springen in Notsituationen ein.

Stoller 1990: Männer fühlen sich weniger wohl in der Pflegerolle und suchen /erhalten deswegen mehr externe formelle und informelle Hilfe.	Kaye & Applegate 1990a: Die knappe Mehrheit berichtet, Hilfe von Verwandten „seldom" oder „rarely" zu erfahren, 23 % „very often", 24 % „moderate". Viele erhalten gar keine Hilfe. Hilfequellen: Ehefrauen, Söhne und Töchter (Söhne öfter als Töchter).
	Fuchs 1999c: Frauen werden häufiger durch nichtprofessionelle Helferinnen und Helfer unterstützt.

Einige Autoren differenzieren die Nutzung von Unterstützungsangeboten je nach Phase im Pflegeprozess. So geht Fuchs (1999a) davon aus, dass Männer insbesondere zu Beginn der Pflege auf andere angewiesen seien, da ihnen „pflegerisches Wissen" fehle. Andere Autoren allerdings sind der Überzeugung, dass Söhne gerade zu Beginn darauf verzichten, sich Unterstützung zu holen (Coe und Neufeld 1999). Vermutete Gründe sind Stolz, Uninformiertheit und Schutz der familiären Privatsphäre. Thompson (2000) demonstriert, dass die Söhne später einlenken und formelle Dienste hinzuziehen. Sobald sie erst einmal den Wert der Angebote erkannt hätten, haben sie kein weiteres Problem damit, diese zu nutzen.

Beide tabellarisch dargestellten Argumentationslinien führen – auffällig ähnliche – Hypothesen zur Erklärung der Unterstützungssituation an. Stoller (1990) vermutet, dass das Umfeld von Männern nicht erwartet zu pflegen, weswegen pflegende Männer eher auffallen und bemerkt werden. Als Folge werden sie auch mehr unterstützt, als dies bei Frauen der Fall wäre. Kramper und Kipnis (1995) gehen davon aus, dass die Umwelt von pflegenden Männern generell annimmt, diese benötigten mehr Unterstützung als pflegende Frauen und diese darum auch zu geben bereit ist. Darüberhinaus verfügen Männer über mehr Einkommen als Frauen und seien deswegen in der Lage, sich mehr Unterstützung einzukaufen.

Auf der anderen Seite stellen Kaye und Applegate (1990a) acht Gründe dar, die ihrer Meinung nach ausschlaggebend für das eher zögerliche Verhalten von Männern sind, Hilfe in Anspruch zu nehmen[85]:

[85] Teilweise mit Fokus auf Nutzung von Angehörigengruppen, allerdings in vielen Punkten übertragbar.

1. Men's inability to leave the care-recipient alone
2. Men's lack of familiarity with certain services and programs
3. Men's fear of appearing as if or admitting they can't handle the situation
4. Men's reluctance to share personal feelings
5. The lack of other men using or participating in a particular service or program
6. Inconvenient hours, meeting times, or locations of certain programs
7. Men's lack of identification with other caregivers
8. The lack of clear-cut, concrete benefits to be derived from particular services
9. Ongoing pressure to be strong and independent.

Hinweise auf weitere spezielle Barrieren für Männer finden sich in der Literatur:

- Negative, diskriminierende Erfahrungen, traditionelle Werte und Normen, niedriges Einkommen (Kaye 2005)
- Fehlendes Wissen um Angebote; Annahme, ein Angebot sei nicht wichtig (Cox 1999)
- Männer sind sich signifikant weniger als Frauen darüber bewusst, was es für Angebote gibt (Strain & Blandford 1999)
- (Insbesondere bei Demenz) Scham und Anstrengung, die Krankheit zu verbergen (Aneshensel, Pearlin, Mullan, Zarit & Whitlach 1995)

Die Analyse der vorliegenden Forschungsergebnisse zeigt nicht nur die sehr gegensätzlichen Auffassungen und Standpunkte, oftmals ist mit Darstellung der Erkenntnisse eine implizite Wertung verbunden: Wird darauf hingewiesen, dass Männer mehr Unterstützung erhalten als Frauen, so beinhaltet dies oftmals den Gedanken „... Männern gelingt es eben einfacher, die Arbeit abzuschieben“. Wird betont, Männer erhalten Unterstützung durch ihre Ehefrauen, so erweckt dies den Anschein, „die Arbeit bleibt ja doch bei den Frauen hängen“.

Hier sind Umdeutungen und Neurahmungen nötig, wie Senf (1995) sie in seiner Studie vorschlägt: Er lobt den männlichen „Umgang mit Reserven“, da diese oftmals bewusster als Frauen darauf achten, welche Aufgaben sie sich selber zutrauen, wo sie ihre Grenzen sehen und welche Alternativen es gibt. Ihr „gezieltes Einkaufen von konkreten Hilfen“ zeige, dass sie wissen, was sie wollen und dies systematisch einholen. Seiner Meinung nach müssten eher die pflegenden Frauen dazu gebracht werden, einen vorliegenden Unterstützungsbedarf konkret und rechtzeitig einzugestehen.

Als wichtig erscheint es ebenfalls, genau darauf zu achten, welche Angebote tatsächlich genutzt werden, da eine große Inanspruchnahme von

Haushaltshilfen nicht gleichzeitig eine Wahrnehmung von Beratungs- und Gesprächsangeboten bedeutet.

Snyder & Keffe (1985) fragten männliche und weibliche pflegende Angehörige, welche Unterstützungsangebote ihnen am meisten helfen würden. Es zeigte sich eine „Gender-Linie“: Männer wollten konkrete Hilfe im Haushalt, Unterstützung bei der körperlichen Pflege, Hilfe bei Fahrten und Transport, Frauen fragten dagegen nach emotionaler Beratung und Angehörigengruppen. Von Sanders und McFarland (2002) wird berichtet, dass trotz relativ großer Unterstützung viele Söhne das Angebot als nicht ihren Bedürfnissen entsprechend bewerten. Sie wünschen sich, vor der Krankheit über Dienste informiert gewesen zu sein. Nach Kaye und Applegate (1990a) dagegen bevorzugen ihre Interviewten jene Angebote, die dauerhaft zur Aufrechterhaltung der Pflege beitragen mehr als die Angebote, die kurzfristige Pausen ermöglichen. Sie formulieren das Bedürfnis nach *„in-home support services*“ (*„homemaker services, visiting nurses, home health aides, friendly visitiors”*) zur Verbesserung der häuslichen Situation.

6.3.1 Einstellung zur Inanspruchnahme von Unterstützung

Interessanterweise finden sich die beiden tabellarisch dargestellten Argumentationsrichtungen auch in der Analyse der Interviews. Insbesondere die im Abschluss des Gespräches formulierten Ratschläge an potenzielle pflegende Söhne spiegeln die eigene Einstellung im Umgang mit Hilfen wider.

So rät Herr Klein, sich nicht zu scheuen, Hilfe anzunehmen um keinen unnötigen Zeit- und Energieverlust zu riskieren. Die Annahme professioneller Tipps (und auch kommunaler/staatlicher Hilfen) sei von großer Bedeutung.

> „Man soll sich hier nicht scheuen, Anträge auszufüllen . ehm Hilfe anzunehmen und, wenn's . dick auf dick kommt auch zur Gemeinde zum Sozialamt da sollte man sich also auf keinen Fall scheuen.“ (Klein 119)

Auch Herr Pohl rät dazu, „Hilfen einzubinden“ und „Ressourcen anzuzapfen“ (41). Die Pflege dürfe nicht auf Lasten der eigenen Gesundheit und Lebensqualität gehen und um dies zu vermeiden, sei die Einbindung professioneller Dienste nicht nur legitim, sondern auch höchst vernünftig. Wie bereits deutlich wurde ist auch Herr Best der Überzeugung (40), für die körperliche Pflege sei ein ausgebildeter Pfleger am besten geeignet. Selbst Herr Roth – einer der beiden einzigen Söhne, die aktuell ohne jegliche Form der professionellen Unterstützung zurecht kommen – empfiehlt insbesondere für die Anfangszeit die Zuhilfenahme eines Pflegedienstes, um eigene Überlastung zu vermeiden und sich an die Situation zu gewöhnen.

> „Dann muss er es versuchen, auch einen Pflegedienst erst mal an, man schaut sich alles an, was auf einen zukommt. Techniken und so weiter, das muss man ja auch erst mal alles lernen. Das würd ich ihm empfehlen. Nicht alles jetzt auf einmal machen zu wollen. Zum Beispiel dieser überlastete Sohn, von dem ich Ihnen erzählt hab, der hat gar keinen Pflegedienst gehabt. Der versucht, das alles alleine zu machen. [...] Das würd ich nicht empfehlen. Also wirklich, dass man einen Pflegedienst oder Beratungsangebote nutzt." (Roth 67)

Die dargestellten Aussagen bestärken die Annahme, dass pflegende Söhne bewusst und gezielt Unterstützungsmöglichkeiten nutzen, um die eigene Belastung zu verringern, dass sie ihre Grenzen erkennen und Hilfen annehmen können.

Allerdings finden sich ebenfalls Hinweise in den Interviews, die die gegenteilige Meinung untermauern. So lebt Herr Herrmann nach der Einstellung „Hilf dir selbst, dann hilft dir Gott" (28-29). Er erklärt über sein Berufsleben sowie seine ehrenamtliche Tätigkeit:

> „wenn ich dort hab mei Ruh ha welle und wenn's hätt schnell geh welle und solle, dann hab ich's selber g'macht. Und wenn ich bei andere hab frage müsse und bettle, dann isch mir des ziemlich schnell uff den Wecker gange." (ebd.)

Die Haltung, „es lieber selber zu machen", um nicht um Hilfe „betteln" zu müssen, weil manche Unterstützung eher als weitere Belastung empfunden wird (ebd.: 31), findet sich auch in seiner Ausübung der Pflege wieder.

Die Ausführungen von Herrn Peters zeigen dagegen eine merkwürdige Ambivalenz. Einerseits wünscht er sich Vertretung bzw. Entlastung bei Abwesenheit („dass da halt jemand da ist", 34-35), andererseits wirkt er merkwürdig passiv und zögerlich, Hilfe in Anspruch zu nehmen:

- Eine ehrenamtliche Sterbebegleiterin bietet ihre Besuche an, er verschiebt die Annahme jedoch.
- Sein Bruder „fädelte eine Nachbarschaftshilfe ein", seitdem diese kündigen musste, ist „das dann irgendwie wieder eingeschlafen" (ebd.).

Er erkennt selbst, sich gegen Hilfe „zu sträuben" (ebd.: 49-50) und begründet dies zum einen damit, die vorhandene Haushaltshilfe nicht „überfordern" zu wollen, zum anderen mit seiner finanzieller Eingeschränktheit. Es scheint ihm schwer zu fallen, direkt um Unterstützung zu bitten und seinen Bedarf zuzugeben. Die Notwendigkeit, Dinge in die Hand zu nehmen und zu organisieren wirkt in seinem Falle beinahe lähmend. Zugehende Angebote könnten hier evtl. eher angenommen werden.

Des Weiteren sind Schuldgefühle erkennbar, wenn Söhne überlegen, das Pflegesetting zu erweitern. Auch die Überlegung, was die Außenwelt davon hält, spielt dabei eine Rolle. Herr Pohl erklärt, nicht den Anschein erwecken zu wollen, „sich zurückzuziehen“ (46).

Bei anderen Söhnen finden sich Hinweise darauf, dass schlechte Erfahrungen mit professionellen Diensten eine weitere Inanspruchnahme verhindern.[86] Obwohl Herr Strand zu denjenigen pflegenden Söhnen gehört, die eine professionelle Rund-um-Betreuung durch Pflegekräfte organisieren und managen, zeigen seine Aussagen das Bestreben, „die Dinge in der Hand zu behalten“ und sein Misstrauen gegenüber formellen Diensten.

Nach diesen generellen Aussagen zur Einstellung pflegender Söhne richtet sich der Blick nun auf die tatsächlich erfahrene Unterstützung, zunächst durch professionelle Anbieter, anschließend durch die Familie.

6.3.2 Professionelle Unterstützung

Auf Seiten der professionellen Anbieter werden Pflegedienste/Sozialstationen, Kurzzeitpflege und stationäre Einrichtungen von den interviewten Angehörigen angesprochen.

a. Pflegedienste/Sozialstationen

Zuerst ist festzustellen, dass Sozialstationen und Pflegedienste die am meisten genutzten Unterstützungsangebote für die hier interviewten pflegenden Söhne darstellen. Sie betrachten diese Dienste als unerlässlich für die Aufrechterhaltung der häuslichen Pflege (Pohl 46, Best 10) und erklären, es sei „gut, dass es sie gibt“ (Vogel 44). Im direkten Anschluss folgt allerdings ein

---

[86] Hohe Kosten „ehrenamtlicher“ Helfer (Schneider 25), mangelnde Passung auf Bedürfnisse des Essens auf Rädern (Lehnert 21), mangelnde Kompetenz und Nützlichkeit von Beratungsstellen (Verweisen nur weiter, nur an teure Dienste, Strand 55).

großes „Aber"[87]. Einige Söhne entscheiden sich gegen Pflegedienste, um den Elternteil zu schützen (s.o. Bergmann) bzw. um keine „Fremden" im Haus zu haben:

> „Das wär nicht gegangen. Das wär mit meiner Mutter nicht gegangen. ... Die /eh/ wir haben auch überlegt wir konnten das am Anfang ja noch selber machen . und dann eh Leute im Haus haben ambulanter Pflegedienst eh das wär mit meiner Mutter das wär mit meiner Mutter so nicht gegangen das hätte sie auch nicht gewollt". (Lampe 63-65)

Die übrigen oftmals sehr intensiven Berichte über die Pflegedienste sind von Unzufriedenheit und Beschwerden geprägt. Auch wenn die Söhne versuchen, sich in die Lage der professionell Pflegenden hineinzuversetzen und deren Situation zu verstehen, so sind sie doch immer wieder erschüttert, über…

- Die unterschiedliche Qualifikationen und Kompetenzen der vielen verschiedenen Pflegerinnen (Herrmann 15, Roth 11-12)
- Die mangelnde Verlässlichkeit: „Manchmal kamen sie eine Stunde später." (ebd., auch: Sommer 28)
- Den strikten Zeitplan und daraus folgenden Zeitdruck: „Schnell schnell schnell" (Roth 11).
- Die fehlende Ausrichtung an den Bedürfnissen der zu Pflegenden: „Ob sie konnte oder nicht." (ebd.).
- Unachtsamkeit und Organisationsprobleme: Pflegedienst schickt männlichen Pfleger zu Frau Schneider, obwohl eine weibliche Kraft vereinbart war: Entsetzen und Abwehr sind die Folge (Schneider 9).
- Unverantwortlichkeit: Durch fehlendes Frühstück bei Diabetikerin fast Koma verursacht (Sommer 28).
- Inflexibilität (Schneider 85)

Herr Schneider (84) berichtet wahre „Horrorgeschichten" über seine „extremen Situationen mit dem Sozialdienst". Unzuverlässigkeit, fehlende Fähigkeit zur Informationsweitergabe, Unverantwortlichkeit, fehlende Hygiene und Unsauberkeit, fehlende Verantwortungsübernahme, große Anzahl unterschiedlicher Pfleger mit unterschiedlichen Arbeitsweisen sind nur einige der hier zu nennenden Schlagworte, die als Stressoren auf das Belastungserleben des pflegenden Sohnes einwirken. Auch Herr Sommer erlebte mit seinem ersten Pflegedienst ähnlich erschreckende Momente. Er stellt

[87] – das der in Kapitel 2.6.5 dargestellten „Zufriedenheit mit der Versorgung" (Jansen 1999) widerspricht, die dort gefundenen kritischen Äußerungen jedoch bestätigt.

fest, dass „die Sozialstation so strukturiert [ist], dass sie also gar keine andere Lösung gefunden haben, da etwas zu verändern" (28). Durch seine Eigeninitiative findet er einen neuen Pflegedienst, der in allen Punkten überzeugt. Auch dieses positive Beispiel soll hier Erwähnung finden:

> „Und die kamen und haben sich das angeschaut und plötzlich gab's überhaupt gar kein Problem mehr, ne. Die kommen pünktlich immer zur gleichen Zeit. Meine Mutter sitzt jetzt um acht Uhr schon am Frühstückstisch, immer verlässlich. Und das läuft jetzt gut. Seit anderthalb Jahren." (Sommer 28)

Bei anderen pflegenden Söhnen, die ohne Probleme mit ihren Pflegediensten kooperieren, zeigt sich eine gewisse Frustration darüber, dass die Anwesenheit des Pflegedienstes nur einen geringen Teil des Tages abdeckt:

> „Der Tag hat 24 Stunden ja und die Pflegekräfte, die kommen zum Beispiel am Tag 3 bis 4 Stunden und der Rest vom Tag ist dann schon frei." (Pohl 46)

Nach außen wirke die Unterstützung durch ambulante Dienste oft, als sei der pflegende Sohn damit vollkommen entlastet – während in seinem Empfinden der „lange Tag" nach ihrem Aufbruch erst beginnt.

> „Aber wenn ich dann als hör, wenn die Leute mich fragen, ‚ja wie machst du des', dann sag ich au, die Sozialstation kommt dann' – ‚ah ja, toll'. Das hört sich an, als wär die den ganzen Tag da. Die Sozialstation, die kommt zwanzig Minuten. Und der Tag ist noch lang." (Vogel 44)

b. Kurzzeitpflege

Nur von zwei Söhnen wurde bisher die Möglichkeit der Kurzzeitpflege in Anspruch genommen. Im Falle Herrn Sommers wird dies auch von der Mutter gut angenommen, die Auszeit ermöglicht dem Ehepaar einen gemeinsamen, unbeschwerten Urlaub (bzw. eine unbelastete Kur) mit der Chance, die zukünftige Weiterentwicklung der häuslichen Pflege zu reflektieren.

> „[...] damit wir einfach mal ein bisschen Urlaub machen können oder jetzt gehen wir mal in ein Sanatorium für drei Wochen, um einfach mal unbelastet sein zu können, wie es dann daheim weitergeht." (Sommer 20).

Allerdings ist für diese Pause von der Pflege im Vorfeld eine aufwändige Planung und Organisation notwendig, die viel Energie kostet und in Frage stellt, ob der Aufwand durch die Regeneration aufgewogen wird.

> „Und das ist oft so aufwändig, wenn wir jetzt drei Wochen ins Sanatorium gehen, dass ich schon gesagt hätte, bleiben wir doch daheim. Ist doch hier auch

> schön. Mit Antragstellung, mit im Vorfeld des Packen, sie muss ja dann auch tausend Sachen mitnehmen, sie hinbringen und alles, .. da bleibt schon einiges an Energien auf der Strecke." (Sommer 40)

Bei Herrn Schneider (19) findet sich eine ausführliche Beschreibung seiner Probleme mit der Kurzzeitpflege, die von der Organisation des Transportes, über fehlende Genehmigungen und Kostenzusagen bis zu geringer Übernahme der (hohen) Kosten reichen. Er betrachtet die Kurzzeitpflege als einzige Möglichkeit auf seinen Urlaub von der Vollzeitpflege, der ihm laut „Gesetzgeber zusteht". Dabei auftretende Hindernisse und Beschwernisse erhöhen seine Frustration und das Gefühl mangelnder Anerkennung.

c. Stationäre Alternativen

In einigen Pflegesituationen werden stationäre Alternativen von den zu pflegenden Elternteilen so strikt abgelehnt, dass sogar die Diskussion darüber unmöglich erscheint[88].

> I: „Haben Sie schon einmal mit ihrer Mutter darüber gesprochen, was es für Möglichkeiten geben könnte'"
> Herr Sommer: „Jaja. Jaja. Durchaus. ((lacht)) Nur keine Reaktion bekommen. Und dann lässt man's lieber. [...] wenn ich mit ihr, ich sag mal, nen Heimplatz oder so mal ansprechen würde, wär für sie dann gleich damit verloren, dass dann alles zusammenbricht. Also, Familie ist dann in Auflösung." (19-20)

Die Vorstellung eines Heimumzuges ist auf Seiten der Eltern mit Angst und Schrecken verbunden und widerspricht ihren lebenslang hochgehaltenen Werten des Familien- bzw. Generationenzusammenhaltes. Bei Familie Pohl (7) gipfelt die Ablehnung stationärer Einrichtungen darin, dass die pflegebedürftige Mutter den vereinbarten Umzug am „Tag X" boykottiert.

In vielen Fällen wird die negative Einstellung gegenüber Heimen auch vom Sohn geteilt. Es wurde bereits deutlich, dass Gefühle der Dankbarkeit und auch der Gedanke, „es für sich selber nicht zu wollen" es unvorstellbar machen, die Mutter „in ein Heim zu stecken" (Schneider 45), was als Abschiebung verstanden wird. Dies soll dem Elternteil „erspart werden" (Peters 3). Ebenfalls wurde bereits darauf hingewiesen, dass manche Söhne eher ein gewisses Risiko zuhause auf sich nehmen, wenn sie dadurch Wohlbefinden

---

[88] Vgl. den Einfluss der Einstellung zu stationären Einrichtungen auf die Entscheidung zur Pflege (6.1.3), sowie auf die Bedürfnisse (6.10).

und Zufriedenheit bei den zu Pflegenden erreichen. Auffällig ist die Tatsache, dass viele Söhne eine Übersiedelung des Elternteils in ein Heim automatisch mit dessen baldigem Versterben in Verbindung bringen. Durch die Übernahme häuslicher Pflege gelinge es ihnen, diesen Tod hinaus zu zögen.

> „Aber wir wollten es der Mutter nicht zumuten. Das sind also im . nach heutigem Stand sind es /eh/ Zimmer mit Zweibettbelegung, .. die Leute die sterben . oder es sterben sehr viele Leute in so einem Heim, . mit so einem Krankheitsbild die Leute können relativ alt werden." (Klein 25)

Die Zuwendung in der häuslichen Umgebung erscheint als wichtige Überlebensbedingung, die es zu gewährleisten gilt.

> „Ich kenne sie psychologisch halt gut genug und wenn sie nicht diese Zuwendung bekäme, die sie jetzt hat, dann würde sie ganz schnell [...] Also wenn sie aus der Umgebung mal rausgerissen wird, dann wird es wahrscheinlich nicht mehr lange gehen. (Strand 61)

Trotz aller Bedenken bleibt das Heim der gedankliche letzte Ausweg in den Köpfen der Söhne, eine Notlösung für den Fall, dass es psychisch und physisch nicht mehr anders geht, – dann auch notfalls gegen den Willen der Eltern.

> „Sie blockt ab. Ich werde eines Tages kommen müssen mit der Erklärung, ‚Mutter ich kann nicht mehr. So geht's nicht weiter. Ich hab jetzt einen Platz für dich und da musst du hin, ich kann's nicht mehr machen, ich kann nicht mehr, ich kann deine Pflege nicht mehr absichern.'" (Sommer 44).

Schlechte Erfahrungen (hauptsächlich, wenn der bereits verstorbene Ehepartner des zu Pflegenden stationär untergebracht wurde, z.B. Vogel 15) prägen die Einstellung der pflegenden Söhne und ihren Willen, eine häusliche Alternative möglichst lange aufrechtzuerhalten. Auch wenn die Heime als „eigentlich gut" beschrieben werden, so fallen doch einige Punkte negativ auf.[89] Die beiden Söhne, die beruflich auf unterschiedliche Art und Wei-

[89] Anonymität statt Familiarität, Fremdheit statt Gewohnheit (Vogel 11-13), Komfortabilität, Beschäftigung ersetzt nicht „das vertraute Sofa zu Hause und die eigenen Wände" (Löffler 74), Überforderung, Einsparungsmaßnahmen, Zeitdruck, geringer Betreuungsschlüssel, Pflege „nach Uhr" als „industrielle Abfertigung": unmenschlich (Lehnert 25), Medikamentalisierung und Ruhigstellung: „menschenunwürdig" (Schneider 73).

se Kontakt zu stationären Einrichtungen haben bzw. hatten[90], sehen diese Beurteilung kritisch.

> „es [ist] so, dass da über Heime auch ein viel zu schlechtes Image in der Öffentlichkeit weiter getragen wird und das finde ich nicht in Ordnung. Und damit machen sie natürlich den Schritt zu tun .. eh, also ist die Schwelle sehr hoch. Und das ist dann für die Personen, also die Betroffenen, dann so, dass sie den Schritt in ein Pflegeheim zu gehen oder in eine häusliche stationäre Einrichtung macht es natürlich schwieriger." (Pohl 43)

Das schlechte Image stationärer Einrichtungen in der Öffentlichkeit erhöht die Angst, Furcht und Abwehrhaltung älterer Menschen. Für pflegende Angehörige erschwert dies die Entscheidung, ein Heim als Alternative überhaupt in Betracht zu ziehen. Schuld daran wird der Berichterstattung der Medien gegeben, die nur über negative Auffälligkeiten berichten und damit falsche Vorstellungen in den Köpfen der Betroffenen wecken

> „Wenn es nicht, so ein Horror wäre, wenn die Heime nicht so mit Horror besetzt wären. Da kommt dieser Herr Fussek[91], den können wir auch schon nicht mehr hören. Er hat ja in vielen Dingen Recht, das ist es ja. Er hat ja Recht. Aber dann kommt halt heraus, dass es neunzig Prozent der Einrichtungen gar nicht betrifft. Nur von diesen neunzig Prozent hört man nichts. Und meine Mutter kriegt natürlich auch von den zehn Prozent mit. Und sagt, nein da geh ich nicht hin, sagt sie für sich." (Sommer 65)

Herr Sommer (66-68, 70) wünscht sich eine bessere gesellschaftliche Anerkennung von Heimen, damit diese zu einer „echten Alternative" werden können. Dazu fordert er allerdings auch eine tatsächliche qualitative Verbesserung, die ein selbstbestimmtes Leben im Alter ermöglicht und eine Öffentlichkeitsarbeit, die dies publiziert und verbreitet, so dass er selbst für sein eigenes Altern einen Heimumzug in Betracht ziehen könnte.

6.3.3 Familiäre Unterstützung

Bereits im Kontext der „Entscheidung zur Pflege" wurde angedeutet, dass traditionelle Werte und Normen sowohl auf Seiten der Söhne als auch der

---

[90] Herr Pohl als Sozialarbeiter, Herr Sommer als ehemaliger Sonderpädagoge, dessen Sohn Leiter einer Pflegeeinrichtung ist.

[91] Sommer bezieht sich an dieser Stelle auf Fussek (2007) sowie dessen Fernsehauftritte.

Eltern die Einstellungen und Haltungen beeinflussen. Diese sind insbesondere durch ein starkes Familienbewusstsein geprägt. Internalisierte und gelebte Familiennormen sind:

- Wir nehmen uns Zeit füreinander („Wir sind ja keine Familie bei denen das so hop hop hoppla hop oder so geht" (Löffler 31)
- Wir verbringen gerne gemeinsame Zeit, das macht uns glücklich und zufrieden (ebd.).
- Für ein gutes Familienverhältnis muss man etwas tun (ebd.).
- Wir sind eine „Einheit", sind alle aufeinander angewiesen und halten zusammen (Best 38).
- Wenn alle Familienmitglieder mithelfen, werden Schwierigkeiten zu „Kleinigkeiten" (Best 42)

Wenn die Realität auch oft anders aussieht, so ist doch der Wunsch nach einer Familie vorhanden, in der jeder für jeden ganz selbstverständlich einsteht.

> „Ein Zusammengehörigkeitsgefühl, das wie selbstverständlich ist. Früher war ja auch die Familienverbände, wo man unter einem Dach war und so. Da wurde über sowas gar nit groß rumdiskutiert, das war irgendwie wie selbstverständlich. Und das ist des, was ich mein, des hätt ich gern zurück, sowas in unserer Gesellschaft insgesamt." (Vogel 56)

Diese Selbstverständlichkeit enger Familienbeziehungen beschreibt beispielsweise Herr Bergmann (48), bei dem der elterliche Familienbetrieb einen wichtigen Verbindungspunkt aller Mitglieder darstellt: „Familiär halt".

Nach diesem Blick auf die gedanklichen Vorstellungen soll nun genauer betrachtet werden, wie die Unterstützung durch (falls vorhandene) Ehepartner, Kinder und Geschwister tatsächlich aussieht.

a. Ehepartnerinnen

Wie bereits dargestellt, findet sich in der Literatur häufig die Auffassung, dass wenn Töchter nicht verfügbar sind und Söhne gezwungenermaßen die Verantwortung übernehmen müssen, es im Endeffekt deren Ehefrauen sind, die die Pflege tatsächlich leisten. So stellen Lambrecht und Bracker (1992: 94) fest – man beachte die Wortwahl:

> „Selbst wenn Söhnen diese familiäre Verantwortung der Pflege der Mutter wichtig ist, können sie sie immer noch auf ihre Ehefrau **abwälzen**, statt diese Arbeit selbst übernehmen zu müssen.“ (Hervorhebung durch die Verfasserin).

Es erweist sich als unmöglich, aus den subjektiven Aussagen der interviewten Söhne herauszulesen, wie die reale Unterstützung aussieht, wie viel die Frauen tatsächlich leisten, in manchen Fällen sogar, wer denn nun als „Hauptpflegeperson“ zu bezeichnen sei – wolle man diese Unterscheidung hier einführen. Dafür wäre es von Nöten, auch die Sicht der Frauen zu erfassen, die eine ganz andere Realität wiederspiegeln mag (vgl. das Interview mit Herrn und Frau Lampe). Dies kann aber auch nicht Sinn dieser Auswertung sein, die nach dem individuellen Erleben der Söhne fragt und die bereits darauf hingewiesen hat, dass es die gefühlte Unterstützung ist, die ausschlaggebend für das Belastungsempfinden ist.

Acht der pflegenden Söhne sind verheiratet, einer geschieden. Sie berichten über unterschiedliche Arten und Ausmaß von Hilfen, die sie von den Ehefrauen erfahren.

Nach dem Motto „Was den einen trifft, trifft auch den anderen“ (Löffler 83) wird Pflege in drei Fällen eindeutig als Gemeinschaftsaufgabe der Eheleute betrachtet. Dabei werden die Aufgaben einerseits je nach zeitlicher Verfügbarkeit geteilt (Best 10), andererseits finden sich Aspekte einer gender-spezifischen Aufgabenübernahme.

- Herr Pohls Frau übernimmt die Körperpflege, wenn sich dies als notwendig erweist (12-13) sowie die Verantwortung, wenn der Sohn dies nicht mehr kann (33).
- Auch in den von Familie Klein übernommenen Diensten für die Demenz-WG zeigt sich eine klassische Rollenaufteilung: Frau Klein hilft beim Kochen, bei der persönlichen Betreuung, bei Angeboten wie Singen, Gymnastik, Spaziergängen. Herr Klein dagegen: „Wenn man's dann als Mann, ich bin jetzt Handwerker, dann können natürlich auch mal so Arbeiten anfallen, dass man sagt hier, da müsst mal was repariert werden oder auch etwas um die Leute kümmern.“ (Klein 41)

Herr Klein ist der Überzeugung, dass seine Frau „die Hauptlast“ trage (69), ihm selbst als der „leibliche Sohn“ ginge die dementielle Erkrankung seiner Mutter „fast mehr an die Nieren“: Der größere emotionale Abstand der Schwiegertochter erleichtere ihr den Umgang mit der zu Pflegenden. Der gegenseitige Austausch über die Krankheit und Pflegesituation hilft ihm sehr. Auch für Herrn Pohl (29) tragen Gespräche mit der Ehefrau dazu bei,

„Unmut“ und andere negative Gefühle im Kontext der Pflege abzubauen. Emotionaler Beistand ist neben konkreten praktischen Tätigkeiten ein wichtiger Unterstützungsfaktor für die pflegenden Söhne.

Äußerungen von Herrn Lampe (12) zum Pflegegeld („Ich weiß aber nicht mehr, wie viel das gewesen ist, weil meine Frau macht die Sachen“) sowie die emotional heftigen Aussagen seiner zum Interview hinzugestoßenen Ehefrau („Ein Sohn kann das doch gar nicht alleine, es sind letztendlich doch die Schwiegertöchter, die die Pflege machen“, Postskript) erwecken den Anschein, dass die Aufgabenteilung in diesem speziellen Fall auf Kosten der Schwiegertochter ging.

Genau dies versucht Herr Sommer bewusst zu vermeiden. Er will ganz gezielt seine Frau davor beschützen, in Abhängigkeit zur Schwiegermutter zu geraten und setzt sich damit auch in Auseinandersetzungen gegen sie durch (25). Dabei berücksichtigt er das oftmals und speziell schwierige Verhältnis von Schwiegertöchtern und Schwiegermüttern und setzt sich zum Ziel, Ungerechtigkeit, Verletzung und Vereinnahmung zu verhindern.

> Herr Sommer: „Und ich weiß und hab auch die Erfahrung gemacht, dass Schwiegertöchter es oft nicht so leicht haben. Meine Mutter auch nicht verletzend eigentlich war, doch verletzend schon, einfach durch das stille Verhalten. Meine Frau konnte ihr nie alles Recht machen. Also wenn meine Frau irgendwo geputzt hat mal bei ihr, hat sie nachgeputzt. Ob da was war oder nicht, das war egal. ... Ja, es stimmt, dass ich meine Frau vor meiner Mutter in Schutz nehme. Dass die nicht sie .. ausnutzen ist nicht der richtige Ausdruck, aber es wäre letztlich der ..“
> I: „vereinnahmen'“
> Herr Sommer : „Vereinnahmen. Ja. Vereinnahmen.“ (82-84)

Der Schutz der Ehefrau vor den Erfahrungen einer „typischen pflegenden Schwiegertochter“ (seiner Meinung nach Abhängigkeit, Burnout, Verzicht auf das eigene Leben…) hat für ihn höchste Priorität. Er ist für ihn ein wichtiger Grund, die Verantwortung der Pflege vollkommen alleine zu schultern, da er davon ausgeht, sich selbst „eher“ gegen Vereinnahmungen abgrenzen und wehren zu können, als sie es könnte (75). Seiner Familie sollen Belastungen erspart werden. Einem möglichen pflegenden Sohn rät Herr Sommer, sich

> „zu überlegen, was er auch selber machen kann. Nicht, dass dann herauskommt, die Frau macht das schon. Er kann nicht für die Frau entscheiden.“ (86)

Auch andere pflegende Söhne übernehmen die Aufgaben der Pflege weitgehend alleine[92]. Die oftmals langjährige und zeitintensive Pflege stellt Beziehungen auf eine harte Probe, die nicht immer bestanden wird.

- Herr Herrmanns Ehefrau zeigt wenig Verständnis für seine enge Beziehung zur Mutter und seine zeitliche Eingebundenheit, sie kränkt ihn, indem sie ihn als „Muttersöhnle" (47) bezeichnet und ihm damit Abhängigkeit und Uneigenständigkeit vorwirft. Konkurrenzdenken und Eifersucht sind hier mögliche Gründe, die allerdings nur vermutet werden können.
- Die Ehe der Lampes stand nach Aussage der Ehefrau „Spitz auf Knopf" aufgrund der belastenden dementiellen Verhaltensänderungen ihrer Schwiegermutter und der Tatsache, „dass der Sohn immer zur Mutter gehalten" habe.
- Herr Strands langjährige Beziehung scheitert, „wo sie gemerkt hat, so, ich bin also zu sehr absorbiert davon". Die damalige Freundin „hat sich dann von mir immer mehr abgesetzt." (Strand 48-49)
- Besonders Herr Schneider zeigt sich frustriert darüber, welchen Verlauf seine Ehe während der Pflege nahm. Zunächst zeigte sich seine Frau als „abwehrend und abweisend und sagte: ‚Mach das selber'" (7). Nach einiger Zeit ging die Ehefrau schließlich, „weil sie das nicht, diese Pflegerei nicht mehr ertragen hat. Das war der Tropfen, der das Fass zum Überlaufen gebracht hat" (29). Zu „70%" habe die Pflege Schuld am Scheitern der Ehe (67), seine Frau habe die Eingeschränktheit, ständige Rücksichtnahme und „das Elend" nicht mehr ertragen (v.a. im Hinblick auf die kleine Tochter, die sie in die Ehe mitbrachte).

Aus einer sehr reflektierten Perspektive heraus beschreibt Herr Lehnert die Konflikte, die in seiner Ehe aufgrund der Pflegesituation auftraten und auftreten.

> „Also es gab da schon sehr große Dispute und große Auseinandersetzungen. Auch das Anpassen, welchen Stellenwert hat sie [die Ehefrau] auch und auch natürlich ein bisschen noch der Kampf zwischen kann man sagen, zwischen Schwiegermutter, damals war es noch keine Schwiegermutter aber zumindest eh, ein ernstes Verhältnis. [...] Aber es gab genügend größere Konflikte immer wieder, dass man richtig .. dann auch vermitteln musste und ich auch meinen Standpunkt klar machen musste, sowohl zu meiner Frau als auch zu meiner Mutter. Ich war da immer das Zwischenglied da .. ja, beide wollten letztendlich den Sohn und den Mann bzw. Partner. Und es ist auch ganz klar, und das weiß ich ja auch .., also da habe ich auch drauf geachtet, dass dadurch nicht die Beziehung, die Partnerschaft kaputt gehen konnte. Ohne sie jetzt ganz zurückzustellen, das war nicht der Fall, also ich habe versucht, dass die Dinge so einigermaßen im Lot sind." (Lehnert 40-41)

[92] Vgl. Lehnert, Herrmann, Schneider.

Machtkämpfe zwischen Ehefrau und Schwiegermutter um den Sohn und Partner erfordern dessen Vermittlung. Als Bindeglied ist er für die richtige Balance zuständig ohne sich zerreißen zu lassen. Auseinandersetzungen sind notwendig, bis sich die Situation mit der Zeit klärt (ebd.). Im Gegensatz zu diesen beschwerlichen Kämpfen formuliert Herr Klein (74) salopp: „Also ich muss sagen, wir, also meine Frau und ich, wir haben da wenig Probleme miteinander gehabt" – auch das gibt es!

b. Kinder und Enkelkinder

Kinder der Söhne (und auch Enkelkinder) „gehören zum familiären Netzwerk" dazu (Sommer 52). Hier gilt es ebenso, das Gleichgewicht zwischen Familie und Pflege zu halten. Die Söhne finden sich vielmals in einer **Sandwich-Position**, die bisher meist nur für Frauen beschrieben wurde. Herr Sommer beispielsweise wohnt nicht nur mit seiner Mutter, seiner Ehefrau sondern auch mit Sohn, Schwiegertochter und Enkelin in unterschiedlichen Haushalten unter einem Dach. Aufgrund der Berufstätigkeit von Sohn und Schwiegertochter übernimmt er neben der Pflege einen großen Teil der Betreuung und Erziehung der Enkelin. Er erlebt eine „Ausrichtung nach beiden Seiten" (21)[93], die für ihn bedeutet:

> „Aber vier Generationen heißt, es ist öfter auch die fünfjährige Urenkelin da, was natürlich auch gleich ein Hinweis darauf ist, dass ich nicht nur pflegender Sohn bin, sondern auch betreuender Großvater ((lacht)) und auch da, ja, ordentlich beteiligt bin und auch sehr praktisch dann beteiligt bin. Was ich auch möchte." (Sommer 11)

Die demografische Veränderung stellt er am Beispiel seiner eigenen Familie fest:

> „Jetzt sind die Kinder, die für ihre Eltern sorgen […] selber alt. Und wir sind fast so ne Sandwichgeneration." (ebd.: 44)

Speziell bei Herrn Löffler findet sich das Bild des männlichen **Familienoberhauptes**, der allen Familienmitgliedern gerecht werden will und versucht, von jung bis alt alle gleichzeitig „vom Kopf her präsent zu haben" (Löffler 29). Einerseits ist dies gewollt und wird auch genossen, andererseits

[93] So klingelt während des Interviews das Telefon. Es ist die Kindergartenleiterin, die einen Termin vereinbaren möchte, was er gerne übernimmt und managt (Sommer 20).

immer häufiger auch als anstrengend erlebt, so dass er froh ist, „aufs Sofa zu liegen und die Füße hochzulegen (ebd.: 31), wenn stressige Familienbesuche vorüber sind.

Für pflegende Söhne mit jüngeren Kindern erfordert die Sorge für die Eltern einen schwierigen Spagat. Sie haben das Gefühl, die eigenen Kinder zu vernachlässigen: Zeit, die in die zu Pflegenden investiert wird, wird den Kindern „abgezogen". Dies provoziert Eifersuchtsverhalten und Streitereien auf Seiten der Kinder, Zerrissenheit und Schuldgefühle auf Seiten der Eltern.

> „Eben unsere Kinder das ist natürlich ja die . sind mit Sicherheit vernachlässigt worden und fühlten sich mit Sicherheit auch vernachlässigt ja. . Was natürlich klar ist wenn täglich noch mal drei Stunden für . in dem Fall jetzt die Oma oder die Mutter, /eh/ abgezogen worden sind das ist natürlich klar das äh ( ) ein Eifersuchtsverhalten da." (Klein 74)

Auch spontane Unternehmungen mit den Kindern sind nicht mehr möglich, gemeinsame Aktionen der Kernfamilie treten „dann schon mal in den Hintergrund" (Pohl 29). Die Ergebnisse werden von Sanders und McFarland (2002: 69) bestätigt. Auch 16 ihrer 18 interviewten pflegenden Söhne haben Kinder und fühlen, dass diese große Opfer bringen müssen. Verbitterung, Ärger und Gewissensbisse sind die Folge bei den pflegenden Söhnen.

Wie bereits weiter oben beschrieben, sieht Herr Lehnert (27) die „Integration dieser ganzen Arbeiten und auch der Pflege" als eine seiner wichtigsten Aufgaben. Er will für alle gleich da sein und sowohl Pflege als auch Erziehung „richtig" machen. Hervorzuheben ist seine Dankbarkeit, als Hausmann, pflegender Sohn und erziehender Vater die Chance zu haben, „das einfach zu erleben". Diese Möglichkeit, die im Vollzeitberufsleben nicht realisierbar gewesen wäre, ermöglicht ihm neuartige Erfahrungen.

Ältere Kinder der Söhne werden entweder bei passenden Aufgaben zur Erleichterung aller in die Pflege involviert (Best 10, 42; Herrmann) oder vor Belastungen beschützt (Sommer, s.o.). Dabei sei die Pflegeleistung durch Enkelkinder „bisher nicht durch typische gesellschaftliche Normen und Erwartungen gekennzeichnet" (BMFSFJ 2002: 200), ihre Rolle im familiären Pflegeprozess sei „offensichtlich weder innerfamiliär noch gesellschaftlich genau definiert" (Dräger 1998).

Darüber hinaus ist darauf hinzuweisen, dass trotz (oder gerade wegen?)

guter Beziehungen zu den eigenen Kindern einige Söhne es strikt ablehnen, einmal selbst zuhause gepflegt zu werden.

> I: „Also Sie werden nicht ihren Sohn'"
> Herr Sommer: „Nein Nein"
> I: „oder ihre Schwiegertochter'"
> Herr Sommer: „Nein Nein"
> I: „das steht für sie jetzt schon fest'"
> Herr Sommer: „das ist ganz klar." (Sommer 52-59, vgl. auch Herrmann 95-99)

Was sie sich selbst abverlangen, sollen die Kinder nicht erleben. Dies kann als Zeichen einer hohen Beanspruchung gedeutet werden (vgl. Kapitel 6.4) und ist bisher nur für pflegende Frauen beschrieben:

> „Auffallend ist, dass bis zu zwei Drittel der Frauen, die einen oder mehrere alte Menschen gepflegt haben, dies nicht von ihren Kindern erwarten, sondern ausdrücklich betonen, dass sie ihren Kindern auf keinen Fall zumuten möchten, sie zu Hause bei sich zu pflegen." (Hedtke-Becker 1999: 25)

c. Geschwister

Wie bereits in Tabelle 14 dargestellt, berichten nach Sanders und McFarland (2002) die Mehrzahl ihrer interviewten pflegenden Söhne, sie würden KEINE Unterstützung von anderen weiblichen Verwandten erhalten, diese würden sie zwar emotional unterstützen, hätten aber klare Grenzen bezüglich praktischer Pflegetätigkeit gezogen. Harris (1998: 347) kann zeigen, dass manche Geschwister durch die Krankheit der Eltern näher zusammengebracht werden, sie besuchen sich häufiger und greifen öfter zum Telefon. Allerdings komme es auch vor, dass in der Pflegesituation alte Rivalitäten neu aufbrechen, zumeist dann, wenn ein Geschwisterteil die Verantwortung verweigert. So gelinge es manchen Geschwisterpaaren, alte Probleme zugunsten der Eltern beiseite zu legen, andere könnten dies nicht. Selten allerdings werde die Beziehung in keiner Weise berührt.

In den vorliegenden Interviews findet sich die Einbeziehung der Geschwister in die Pflege als beeinflusst von räumlicher Nähe, Beziehungsstatus und Erbvereinbarungen (wie bereits in Kapitel 6.1.2 gesehen).

Bei einigen Geschwisterpaaren finden sich klare Aufgabenteilungen – oftmals bei denjenigen pflegenden Söhnen, die die Sorgetätigkeit nicht komplett selbst übernehmen, sondern Delegation bevorzugen. Diese Aufgaben sind zumeist durch die räumliche Entfernung vom Elternteil determiniert und werden ausgehandelt (wer weiter entfernt wohnt übernimmt eher formelle Aufgaben wie Antragstellung etc., z.B. Pohl 27). Unter Brüderpaaren verläuft dies mitunter sehr sachlich:

> „Wir machen das jetzt auch so, auch gegenüber dem Bruder, also dass wir sagen okay, wenn sie bei uns isst, dann wird auch sage ich mal geldmäßig zum Beispiel wird halt das sie an Essen verwertet, ich meine das berechnen wir dann auch, weil wir schon wesentlich mehr machen wie er und das auch einfach auch da .. eh, dass man da nicht sagt hier wird einer ausgenutzt oder so, sondern es wird da auch klar getrennt, dass man sagt okay, für den Teil was er macht ehm, kriegt er dann genauso was wie auf der anderen Seite." (Best 32)

Klare „Aufwandsentschädigungen" (ebd.) nach festgelegten Regelungen lassen keinen Unmut darüber aufkommen, wer mehr oder weniger Unterstützung leistet. Dies trägt zu einer positiven Geschwisterbeziehung bei.

Praktizierte Arbeitsteilungen mit Schwestern erfolgen nach einem Gender-Muster, wenn Bruder und Schwester gleichviel zur Pflege beitragen.

> „Wenn mei- wenn meine Mutti irgendwas sagt wegen irgendwas dann sagt meine Schwester ja das das mit der Überweisung mach das mit dem (Vorname Herr Löffler) ja, oder ich sag dann die Wäsche macht dann . Gott sei Dank ja, ((leiser werdend)) /eh/ meine Schwester oder so ja, . und dann weiß man das macht sie und das macht der andere und so ja, . so Bereiche halt ja, .. aber da . manche Dinge ergeben sich halt auch ja oder werden ergänzend wahrgenommen." (Löffler 59-62)

Es zeigt sich hier eine große Dankbarkeit über die klassische Aufgabenverteilung und die klaren Zuständigkeitsregelungen, die es ermöglichen, dass verschiedene Bereiche sich passend ergänzen.

Außergewöhnlich ist dabei die Auffassung der Aufgabenverteilung zwischen Herrn Bergmann und seiner Schwester. Wie bereits gesehen übernimmt er ganz selbstverständlich die Körperpflege, die er im Handwerker-Sinne als praktische Arbeit auffasst. In anderen Bereichen folgt auch er einer Gender-Teilung

> „Weil so eh Beten oder oder oder so tu ich nicht so mit ihm, das kann eben die Frau besser. Und meine Schwester kann das auch. Aber ich kann halt ein wenig anpacken und kann ihn halt mal . rumfahren und und und halt so." (Bergmann 20)

und sieht sich für alle Aufgaben zuständig, die zupackende „hands-on"-

Arbeit erfordert, während seine Schwester die eher weiblichen Tätigkeiten des „Betens“ im Sinne von emotionaler, spiritueller Unterstützung, Gespräche etc. übernimmt.

Auch über größere Entfernung kann eine brüderliche Arbeitsteilung gelingen, wie von Herrn Roth beschrieben, dessen Bruder mehrmals im Jahr die „Urlaubsvertretung“ übernimmt und sich mittlerweile so gut „eingearbeitet“ hat, dass Herr Roth beruhigt seine Auszeit genießen kann. In anderen Fällen erfolgt die kurzzeitige Entlastung weniger problemfrei. Die Geschwister der Familie Vogel „kämpfen“ um ihren Urlaub:

- I: „Und die Möglichkeit, einmal in Urlaub zu fahren und Ihre Geschwister springen für -“
  Herr Vogel: „Nee. Die Möglichkeit ist nicht gegeben. .. Nee. ((Kopfschütteln)). ... Soviel Urlaub hat nicht jeder. Jeder kämpft um seinen Urlaub eigentlich. .. Das ist. Nee.“ (36)
- „Ich kann ja zum Beispiel nicht sagen, ich geh ne Woche in Urlaub. Ich muss ja schon drum kämpfen, wenn ich mal ein Tag oder zwei weg wollte, dann muss ich meine Geschwister ja einspannen und gucken, wie ich sowas regle. Des ist des was mich stört. (ebd.)

Schon ein Tag Pause von der Pflege ist mit einem enormen Regelungsaufwand verbunden und abhängig vom guten Willen seiner Schwestern.

Analog zu den oben zitierten Ergebnissen von Harris (1998) verschlechtert sich besonders in den Fällen die geschwisterliche Beziehung, in denen die Verantwortung allein bei einem Geschwisterteil liegt. Die mangelnde Unterstützung des entfernt wohnenden Bruders verursacht Ärger, Wut und Zorn und wird als weitere Belastung empfunden.

> „Ich hab noch einen Bruder, der ein paar Jahre jünger ist, der ... sich da völlig raushält. Der sich nicht daran beteiligt. Also auch nicht nachfragt, gar nichts. Alle, ja einmal im Jahr vielleicht, alle anderthalb Jahre, immer dann, wenn ich wieder mal Druck mache, vorbeischaut. [...] Also er ist nicht daran beteiligt. Aus diesem Grunde habe ich es aufgegeben, mich damit auseinanderzusetzen, das wäre für mich noch eine zusätzliche Belastung.“(Sommer 23)

Freiheit und Unabhängigkeit des sich nicht verantwortlich, nicht verpflichtet fühlenden Bruders und dessen Möglichkeiten, sich ungebunden durch die Pflege alle Wünsche erfüllen zu können, wecken Neid und Missgunst.

> „Ich will es mal, obwohl ich's nicht immer vergleichen darf, an meinem Bruder festmachen. Der ist zur Zeit in Amerika ((lacht ausatmend)). Ja. Nach eineinhalb

> Jahren war er mal für ne knappe Woche da, aber der packt seine Sachen, macht die Tür zu und ist weg."(Sommer 40)

Es erweist sich als auffällig, dass die Frustrationen über die fehlende Unterstützung oftmals nicht zwischen den Brüdern thematisiert werden. Offene Auseinandersetzungen und klärende Gespräche werden vermieden. Erwartungen und Enttäuschungen über deren fehlende Erfüllung werden nicht kommuniziert.

> „wir haben uns immer vorgestellt, wenn er mal in Pension ist, hat er mehr Zeit und kann mich ein bisschen mehr entlasten, [...] aber das waren so Erwartungen, die sich meinerseits nicht so erfüllt haben /eh/ wobei ich das . eben auch nicht jetzt ihn direkt ansprech und sag also du kommst jetzt morgen ich hab da was vor oder so, /eh/ das ist nicht so meine Art." (Peters 88-95)

Auch im privaten Bereich scheint es schwer zu fallen, Wünsche auszusprechen und Unterstützung „einzufordern". Dies geht zu Lasten des pflegenden Sohnes.

> „Wobei es ja auch nicht so ist also er sträubt sich da nicht dagegen äh aber es muss halt die der Anstoß sollt von mir kommen und /eh/ ich tu mich da vielleicht ein bisschen schwer . ich ich denk mir halt er [...] es müsst von ihm auch ich forder's nicht so ein ja. Und meine Ärztin meint, ich müsst's mehr einfordern ja. Aber das ist nicht so mein Fall." (Peters 103-105)

Sporadische, ungeplante Unterstützung wird als wertlos angesehen. In diesen Fällen wird lieber ganz auf die unangekündigte Hilfe verzichtet.

> Herr Bergmann: „Weil das hat keinen Wert dann kommt sie mal und dann kommt sie mal gar nicht und dann das dann hat keinen Wert ..."
> I: „Würden Sie sich da mehr Unterstützung wünschen'"
> Herr Bergmann: „Ich mein, wenn einer das nicht will, dann soll er's bleiben lassen. Eigentlich nicht." (21-24)

Besonders im Falle Bergmann zeigt sich, wie unterschwellige Geschwisterrivalitäten und gefühlte Benachteiligungen (auch im Kontext des Erbes) sich in der Pflegesituation verschärfen (64-68, Postskript).

Berichte über die Entwicklung des Geschwisterverhältnisses im Laufe der Pflege nehmen im Gespräch mit Herrn Klein einen großen Raum ein. Es kommt zu „Meinungsverschiedenheiten", da die weiter entfernt lebenden Geschwister das Ausmaß der Pflegebedürftigkeit als weniger gravierend einschätzen und deswegen auch weniger Aufwand einplanen als Herr Klein und seine Familie vor Ort (12). Monatliche Krisentreffen der Geschwister zur Besprechung des Zustandes der Mutter und der Planung der weiteren Pflege arten in regelrechte „Katastrophen" aus, da die Geschwister versuchen, ihren Beitrag zur Versorgung der Mutter möglichst gering zu halten, was für Herrn Klein eine automatische Ausdehnung seines Aufgabenbereiches bedeutet (25).

> „Ich will mal so sagen .. vor dieser . Situation mit der Mutter war das Verhältnis natürlich besser." (Klein 25)

Die Streitigkeiten und Diskussionen „hinterlassen Spuren", „die Situation ist nicht mehr die, .die sie war. bevor die Mutter krank geworden ist" (Klein 63). Die nervenaufreibende Auseinandersetzungen werden als weitere Belastung empfunden und Konflikte in der Folge vermieden.

> „Ja ja das waren also schon lautstarke lau- sehr das waren dann stellenweise schon sehr lautstarke ehm Diskussionen, die dann teil- teilweise auch ausgeartet haben, wenn der eine oder andere dann gesagt hat also das hör ich mir jetzt so nicht an, ist dann natürlich auch hat die Örtlichkeit verlassen, und eh [...] Diskussionen die mich eigentlich wahnsinnig aufgeregt haben .. wo ich dann gesagt hab Schluss Aus Amen ich will das so nicht und so mach ich's nicht und .. das war eigentlich eine sehr ( ) nervenaufreibende Sache." (Klein 67)

Als bedeutungsvolles Gegenbeispiel kann Herr Pohl zitiert werden, dessen Beziehung zu den Brüdern durch die Pflege intensiviert wird. Die Möglichkeit, im Austausch Unmut und Ärger abzubauen, sich auszusprechen und nicht alleine zu fühlen, lässt die Geschwister sich als gegenseitige Stütze erleben und verstärkt somit die Bindung.

> „Ja ... also sicherlich durch Gespräche mit meiner Frau und meinen Geschwistern und so, haben wir uns da schon ausgetauscht oder an Unmut oder wie auch immer, so haben wir dann schon in der Richtung da so abbauen können, also über Gespräche. Also das fand ich auch dann von der Seite her wahnsinnig schön, so mit meinen beiden Brüdern, dass man da auch drüber reden und wir haben auch .. ich habe nie das Gefühl gehabt eh, dass man da so alleine steht und dass man da jetzt alles alleine quaken muss und dann haben wir uns da auch gegenseitig ganz gut stützen können." (Pohl 29)

Die Ergebnisse zum Thema Support und Unterstützung – das fällt auf – lassen sich nicht auf einen Punkt bringen. Die Söhne unterscheiden sich stark hinsichtlich ihrer Einstellung zur Inanspruchnahme von und Bitte um Hilfe sowie in der tatsächlich erfahrenen familiären und professionellen

Unterstützung. Ambivalenzen und Unterschiede zeigen jedoch deutlich, dass einfache Formeln wie „es ist die Ehefrau bzw. Schwester, die pflegt“ den individuell differenzierten Situationen nicht gerecht werden.

Nachdem nun bereits gezeigt wurde, welche Aufgaben pflegende Söhne übernehmen und welche Unterstützung sie dabei erfahren, werden im folgenden Kapitel Aspekte der Pflege aufgezeigt, die von ihnen als „herausfordernd“ erlebt werden.

6.4 Herausforderungen

Auch für die Betrachtung der Herausforderungen sei zunächst rekapituliert, welche vorbereitenden Erkenntnisse in dieser Arbeit bereits vorliegen. In Kapitel 2.6.1 wurde auf ein Ergebnis der Studie MuG III hingewiesen, nach dem 42 % der pflegenden Angehörigen stark, 24 % sogar sehr stark belastet seien. Schneekloth und Wahl (2008) benannten das Geschlecht pflegender Angehöriger als „keinen signifikanten Prädiktor“ für das Belastungserleben. Auf theoretischer Ebene erläuterte Kapitel 3.1.1 die wissenschaftliche Perspektive der Belastung, vorgestellt wurde das Schema von Gutzmann und Zank (2005). Diese betrachten die subjektive Deutung der Situation als entscheidenden Faktor und weisen auf das Geschlecht pflegender Angehöriger als beeinflussende „Kontextvariable“ hin. Aufgrund dieser gegenteiligen Auffassungen wird es im Folgenden nötig sein in den Blick zu nehmen, was pflegende Söhne als schwierig und herausfordernd empfinden. In Kapitel 3.2.2 wurde der Belastungsdiskurs kritisch diskutiert und erwähnt, dass eine unüberschaubar große Menge an Studien bereits auf psychische, physische, zeitliche und soziale Belastungen hingewiesen hat. Warum also hier ein weiteres Mal?

Herausfordernde Erfahrungen unterschiedlichster Art prägen das tägliche Erleben der interviewten pflegender Söhne. Von 716 in MAXqda erfolgten Codierungen sind insgesamt 147 der Überkategorie „Herausforderungen“ zuzuordnen (zum Vergleich: die Kategorie „Unterstützung durch Familie“ des letzten Kapitels brachte es auf 70 Codierungen). Ein Thema, das für die Söhne im Gespräch von so großer Bedeutung ist, muss auch in der Analyse Beachtung finden. Der Fokus soll dabei allerdings nicht auf den negativ konnotierten „Belastungen“ liegen, sondern Herausforderungen beschreiben, die auf konstruktive und kompetente Weise bewältigt werden können (Kapitel 6.5).[94]

Ein von Carpenter und Miller (2005) durchgeführter Literaturreview zu den psychologischen Belastungen pflegender Angehöriger führte zutage, dass frühe Studien auf größere Belastungen der Frauen hinweisen, aktuellere Studien dagegen einen gleichen Belastungslevel von Männern und Frauen anerkennen. Die eigene Analyse vorliegender Untersuchungen bestätigt die Tendenz, Frauen als generell belasteter zu erkennen, sieht allerdings weniger zeitliche Veränderungen. Auch hier soll die Kontroverse tabellarisch dargestellt werden:

---

[94] Vgl. Kapitel 3.2.8

Tabelle 15: Forschungsergebnisse: Belastungen I
Studien, die pflegende Frauen als belasteter erkennen

	Studien, die besagen, dass **pflegende Frauen belasteter**[95] sind:
Horowitz 1985	Töchter erleben mehr Belastung als Söhne, auch wenn beide das gleiche Maß an Pflege erbringen. Pflegende Männer haben „less subjective burden or strain", Frauen sind in ihrer Freizeit eingeschränkter. Söhne antworten häufiger spontan mit „no problems" (34 % Söhne vs. 11 % Töchter), berichten weniger davon, „Dinge aufgeben zu müssen" (32 % vs. 60 %) und glauben weniger, andere familiäre Verpflichtungen zu vernachlässigen (9 % vs. 31 %). Söhne halten ihre Freizeit für weniger beeinträchtigt (22 % vs. 56 %), ihren emotionalen Status für weniger verschlechtert (31 % vs. 59 %) oder ihre Zukunftspläne für negativ beeinträchtigt (16 % vs. 43 %)
Pruchno & Resch 1989	Pflegende Ehemänner haben niedrigere Depressionslevel als pflegende Frauen.
Cafferata & Stone 1989	Pflegende Männer haben weniger Rollenkonflikte.
Barusch & Spaid 1989	Pflegende Männer haben eine höhere Lebenszufriedenheit.
Miller & Montgomery 1990	Frauen sind in ihrem Sozialleben eingeschränkter.
Chang & White-Means 1991	Frauen berichten von größerer emotionaler und körperlicher Belastung. Männliche pflegende Angehörige sind gesünder, aktiver im Berufsleben, erleben weniger finanziellen und psychischen Stress.
Miller & Cafasso 1992	Auch Männer, die stark in die Pflege eingebunden sind, berichten nicht signifikant viel über Belastung und Stress.

---

[95] Es erweist sich als ein Problem, dass in der Literatur oftmals nicht unterscheidbar ist, wann von pflegenden Söhnen und wann von pflegenden Ehepartnern gesprochen wird, eine Vermischung, die falsche Eindrücke erwecken kann. Zarit, Todd und Zarit (1982, 1986) finden beispielsweise heraus, dass EHEfrauen von einem größeren Belastungsgefühl berichten. Sie scheinen sich schwieriger von Aufgaben der Pflege zu lösen. In einer zwei Jahre später folgenden Follow-up-Studie war dieser Unterschied jedoch nicht mehr zu erkennen. Diese Aussagen werden in anderen Studien oft mit Ergebnissen zu Söhnen und Töchtern vermischt (vgl. Kaye & Applegate 1990: 292 – „Zarit (1982), who interviewed 31 male and 33 female caregivers, found that women reported a greater sense of burden and greater psychological stress than did men.") – und als größere Belastung pflegender FRAUEN an sich dargestellt, obwohl der Einfluss der ehelichen Beziehung nicht irrelevant auf das Belastungserleben ist! Die vorliegende Arbeit versucht, beide Gruppen zu trennen und zu kennzeichnen, stößt aber an Grenzen der Vorgängerarbeiten.

Montgomery 1992	Töchter sind belasteter als Söhne.
Starrels et al. 1997	Frauen erleben stärkeren chronischen Pflegestress.
Young & Kahana 1989; Williamson & Schulz 1990; Kramer & Kipnis 1995; Fredriksen 1996	Frauen berichten von mehr generellen Belastungen.
Yee & Schulz 2000	Frauen berichten in allen untersuchten Studien häufiger von psychiatrischen Symptomen, sind in allen Phasen des Pflegeprozesses gefährdeter für psychische Krankheit. Frauen berichten häufiger von höheren Depressions- und Angstleveln und allgemeineren psychiatrischen Symptomen sowie von niedriger Lebensqualität.

Tabelle 16: Forschungsergebnisse: Belastungen II
Studien, die besagen, dass pflegende Männer belasteter/gleich belastet sind

	Studien, die besagen, dass **pflegende Männer belasteter** oder zumindest gleich belastet sind:
Fitting et al. 1986	Keine allgemeinen Geschlechtsunterschiede in der Belastung pflegender Ehepartner.
Montgomery & Kamo 1989; Coward & Dwyer 1990	Söhne zeigen den gleichen Level von Stress und Belastungen wie Töchter.
Mui 1995	Männer zeigen den gleichen Level an emotionaler Belastung.
Starrels, Ingersoll-Dayton, Dowler & Neal1997	Männer haben größere Schwierigkeiten, Beruf und Pflege zu kombinieren.
Adler, Patterson & Grant 2005	Größerer Level physiologischer Störungen bei Männern

Nachdem deutlich wurde, dass pflegende Frauen und pflegende Töchter in den meisten vorliegenden Studien als belasteter dargestellt werden, stellt sich die Frage, welche Erklärungen die betreffenden Autoren zur Interpretation dieser Unterschiede anführen.

Zum einen verweisen die Hypothesen der ForscherInnen auf Annahmen bezüglich Aufwand, Aufgaben und Unterstützung, die wie bereits dargestellt kritisch hinterfragt werden müssen:

- Da Töchter mehr Zeit mit der Pflege verbringen und mehr direkte praktische Unterstützung leisten, sind sie eher negativ von den Belastungen der Pflege beeinträchtigt (Brody 1986).
- Frauen sind belasteter, weil sie öfter die Rolle der Hauptpflegeperson übernehmen, weil sie mehr Unterstützung leisten (auch: praktischere, alltäglichere), mit einem größeren zeitlichen Aufwand, mit mehr Aufgaben. Männer berichten weniger über Gesundheitsprobleme, weil sie eher eine WAHL haben, die Pflege zu übernehmen (Yee & Schulz 2000).
- Ältere männliche pflegende Angehörige erhalten mehr Unterstützung, Männer sind weniger „in the middle" und deswegen weniger belastet (Horowitz 1985).
- Töchter warten länger, bis sie sich Hilfe holen, dann haben sie einen höheren Belastungslevel erreicht (Mui 1995).
- Frauen haben stärkere Bindungen und emotionalere Beziehungen zur zu pflegenden Person. Sie sind besorgter und reagieren emotionaler (Kramper & Kipnis 1995).

Miller und Cafasso (1992) stellen einige Vermutungen auf, die einen Schritt weitergehen und z.T. Aspekte der Sozialisation, Genderrollen und Umwelterwartungen thematisieren:

- Wird von Frauen erwartet, dass sie weniger Stress verspüren, weil sie besser auf die Pflege-Rolle vorbereitet wurden?
- Haben Frauen höhere Erwartungen an sich selbst, an die Qualität ihrer Pflege?
- Können Frauen weniger Abstand halten, weil sie sensibler für die Beziehungsaspekte der Pflege sind?
- Fällt es Frauen leichter, ihre Gefühle zu offenbaren und somit ihre Belastungen wahrheitsgemäß zu berichten?
- Haben ältere Männer mehr Resilienz, weil sie durch den Verlust der Arbeits-Rolle mehr Interesse an häuslichen Aufgaben und Einbeziehung in die Pflege haben?

Neben der bisher schon mehrmals genannten männlichen Tendenz, die Herausforderungen der Pflege nach außen als „eher gering" darzustellen (Kaye & Applegate 1990b), nehmen einige Autoren an, Männern falle es schwerer als Frauen, Belastungen und Stress zuzugeben. Dies erwecke den Anschein von Inkompetenz und Schwäche, was zu vermeiden sei.

> „Men simply do not express stress in the same way or to the same degree as do women. As a result of gender specific socialization patterns, men tend to place a higher value on the *appearance* of competence." (Horowitz 1992: 145)

Äußerungen in Interviews und Fragebögen müssen daraufhin kritisch betrachtet werden. Weitere Studien verweisen auf eine andere Herangehensweise von Männern an die Pflege, diese sei z.B. eher *„stoic-intellectual"*

(Davies, Priddy, Tinklenberg 1986). Männer neigen dazu, so Femiano & Coonerty-Femiano (2005), die eigenen physischen, emotionalen und psychologischen Bedürfnisse zu ignorieren. Sie seien dazu sozialisiert, sich auf sich selbst zu verlassen, zuversichtlich und zuverlässig zu sein, sich nicht zu beschweren, Schmerz und Stress zu ertragen. Dies könne zu einem geringeren berichteten Belastungsempfinden führen, allerdings resultiere die Ignoranz physiologischer Beschwerden schlussendlich oftmals in ernster Funktionsbeeinträchtigung. Kapitel 6.5 wird später noch expliziter auf Strategien und Bewältigungsmöglichkeiten eingehen, die evtl. dazu beitragen, vor Belastungen zu schützen.

Für Ehemänner und Ehefrauen fanden Calasanti & King (2007) heraus, dass deren Stressquellen identisch sind. Es folgt eine Zusammenstellung der Stressoren für pflegende Söhne, die eine Übersicht bietet.[96]

- **Isolation:** Einsamkeit, Sinnesdeprivation, Rückzug von Freunden, erzwungene Reduktion von (Vereins-)Tätigkeiten, zu viel zu tun/zu wenig Zeit, *fehlende Unterstützung*, örtliche Gebundenheit, Pflegebedürftige allein lassen müssen
- **Trauer und Verlust** um die zu pflegende Person, des persönlichen Freiraums, der persönlichen Freiheit, von Jobmöglichkeiten, von Autonomie, Alltags- und Lebensgewohnheiten, Zukunftsperspektive. Behinderte Eigenverwirklichung, **Verzicht**
- **Körperliche Belastung/eigene gesundheitliche Probleme:** durch schwere Pflegearbeit, Schlafdefizit, Zwang zur Umstellung des gewohnten Schlafrhythmus, Müdigkeit, Erschöpfung, Schweißausbrüche, Fressattacken, Lethargie, Gewichtsverlust, hoher Blutdruck, Atemprobleme, psychosomatische Störungen
- **Krankheit der zu Pflegenden:** Von der zu pflegenden Person nicht mehr erkannt werden, Fortschreiten der Krankheit, Demenz, **Körperpflege**: Gefühl der Inkompetenz, nicht mit sich selbst zufrieden sein, *Schamgrenze*. Schwieriger/ungewohnter Umgang mit Hilfsmitteln
- **Verhalten der zu Pflegenden**: *Ablehnung fremder Helfer durch zu Pflegende*, Ablehnung von Aktivierung durch zu Pflegende, Non-Compliance, Verwirrung, Agitation, Konflikt zwischen guter Pflege und Autonomie des zu Pflegenden, störende Eigenheiten der Pflegebedürftigen
- **Veränderung der Beziehung:** *Nun Rollen und Aufgaben übernehmen müssen, die die Eltern früher inne hatten*. Rollenumkehr.

[96] Auf die Aufzählung von Autoren wird auf Grund des allgemeinen Konsens und der großen Anzahl von Studien verzichtet. Für Deutschland sei auf Gieseke (2006) und Senf (1995) verwiesen. Kursiv gesetzt sind Stressquellen, die in der bisherigen Arbeit bereits ersichtlich wurden.

- Probleme im **Beruf**: Berufliche Stelle und Zukunft aufs Spiel setzen, Balanceakt, Doppelbelastung
- *Verschärfung **interpersoneller Probleme** in der Familie*
- Unklare **Finanzierungslage,** finanzielle Sorgen, Probleme mit Behörden, bauliche Probleme
- **Emotionen**: *Schamgefühl,* Ohnmacht, Kontrollverlust, *Ekel/Widerwillen*, Depression, *Schuldgefühle*
- **Bewusstsein der psychologischen Vulnerabilität** (im Hinblick auf eigene Krankheit und Altern)
- *Erlernen einer Vielzahl **neuer Aufgaben und Tätigkeiten**: Haushalt, Körperpflege...*
- *Organisation der Pflege, geringe Auswahl/Anzahl formeller Hilfen, problematische Organisation formeller Angebote, Kompetenzmängel bei Pflegenden, Gefährdung der Pflegebedürftigen, Schlechte Situation im Pflegeheim*
- fehlende Anerkennung
- **Zukunftssorgen**: Zukunft unklar/unerfreulich

Im Detail werden nun die für die interviewten Söhne relevanten Herausforderungen dargestellt.

6.4.1 Herausforderung: Gebundenheit & Isolation

„Going alone, doing it all yourself. The loneliness of being a care person. You're a one man band, you play all the instruments."
Howard Shapiro (Caregiver of the Year 1997) über das Schwierigste an der Pflege.[97]

Die „Einschränkung der persönlichen Lebensgestaltung" (Sommer 18) wird von den Söhnen als „eigentliche Hauptbelastung" dargestellt. Kurz gefasst äußert sie sich in:

- **Abhängigkeit** von der Pflege („nicht selbst entscheiden können", Sommer 44).
- **Gebundenheit an die Örtlichkeit:** Herr Löffler möchte „Bindung" sagen, nennt aber „An-Bindung" (33). „An Ausgehen war nicht zu denken" (Sommer 28). „Also längere Zeit weggehn kann ich fast nicht" (Peters 28, vgl. auch Lampe 121).
- **Fehlende Möglichkeiten der Freizeitgestaltung durch tägliche Routine der Pflegeaufgaben:** „Für uns hat es sozusagen keine .. so genannte sozusagen Freizeit gegeben" (Klein 10).

[97] Zitiert nach Femiano & Coonerty-Femiano (2005)

- **Fehlende Möglichkeiten der längerfristigen Planung von Unternehmungen:** „dass wir uns nie etwas vornehmen können" (Sommer 40).
- **Regelungen und Absprachen statt Flexibilität und Spontaneität**. Jede Aktion außerhalb des Hauses erfordert Organisation und ist mit Aufwand verbunden: „Und da kann man nicht immer sagen ‚Hoppla, jetzt da stehen alle bei Fuß, sondern das ist immer eine große Action, um das alles zu bewerkstelligen" (Lehnert 25).
- **Permanente Anforderung als Dauerzustand**: „Ich kann nicht jetzt die Türe hinter mir zumachen und sagen . ich mach jetzt ne Fahrt ins Blaue ((lacht))" (Peters 48).
- **Pflege als Gedanken und Gespräche dominierendes Thema**: „Hat sich schon auch sehr stark so das Ganze konzentriert auf die Mutter: Wie geht es ihr, hoffentlich passiert nichts da groß und so und eh, dass wir da ja immer mit den Gedanken sind" (Pohl 25).

Es können meist nur **Hobbys** beibehalten werden, die zeitlich und örtlich gut mit der Pflege vereinbar sind und sich somit häufig auf die eigene Häuslichkeit konzentrieren (Schach, Lesen, Musik – Vogel 12). Die Aufrechterhaltung von **sozialen Kontakten** gestaltet sich in der Folge schwierig. Freundschaften sind nun „eingeschränkt", Treffen nicht mehr spontan und weniger häufig (ebd.: 119). Sie werden als sehr wichtig bewertet, ihr Fehlen bedauert: „Mir fehlen die Kontakte nach außen" (Schneider 33-35, vgl. auch Sommer 40).

Die Gebundenheit wird als **Exklusion** empfunden und führt zu einem erhöhten Belastungslevel. Aktive Persönlichkeitsanteile können nicht mehr wie gewohnt ausgelebt werden, das Leben findet vor der eigenen Haustüre statt, während man an dass Hausinnere gebunden ist:

> „Ich bin sowieso von der Belastung ziemlich weit unten. Also Sie merken, ich komme hier nicht mehr raus, ich bin festgebunden, ich bin normalerweise ein sehr aktiver Mensch, ich bin im Verein, im Männergesangsverein, und da läuft ja auch immer was. [...] Aber alles andere, da läuft nichts mehr. Dann mit der Schule ... da läuft dann auch nichts mehr. Also ich bin .. ja, **ich bin weg vom Fenster**." (Schneider 21)

Als besonders schmerzhaft wird erlebt, dass eigene Wünsche für das Alter als Lebensabschnitt der freien Zeit und Erfüllung verschobener Pläne nicht realisiert werden können.

> „Ich hab einen Freund, der studiert jetzt an der Uni noch. Das wollte ich auch. Ich hatte mich sogar eingeschrieben an der PH. Und war so frustriert. Ich hab's nach einem Semester oder noch im ersten Semester aufgegeben, weil ich

> konnt's nicht leisten. Ich konnte es nicht machen ... Dann wär ich hier nicht mehr verlässlich gewesen. Also das musste ich aufgeben." (Sommer 38)

Erwünschte Vorstellungen für die nachberufliche Phase erweisen sich als nicht umsetzbar. Die Verringerung der Verwirklichungschancen von Tag zu Tag erzeugt Frustration und Traurigkeit, der Neid auf Geschwister und gleichaltrige Nicht-Pflegende wächst.

> „Jetzt nicht nur im Vergleich mit dem Bruder, sondern auch im Vergleich mit den anderen altersgleichen Menschen. Also das Bild vom Ruhestand, das man sich mal gemacht hat und das man dann vieles nachholen kann und was man da versäumt hat oder zurückgestellt hat in seinem Beruf, das ist passé." (Sommer 40)

Wenn die Söhne dann doch eine Auszeit haben, stehen sie unter ständigem Zeitdruck und permanenter psychischer Anspannung:

> „Ich kann nicht sehr lange weg. Das heißt: ich bin immer unter dem Druck, bald wieder nach Hause zu gehen und nach Hause zu kommen und ebenso mit Urlaub, wenn ich mal 14 Tage weg bin habe ich immer das Gefühl: Oje, oje, es wird höchste Zeit wieder heim zu kommen." (Lehnert 25)

Selbst bei Abwesenheit sind sie „immateriell zu Hause anwesend" (Strand 29) und kreisen mit ihren Gedanken um den Elternteil, „sitzen auf heißen Kohlen" (Schneider 33-35), fühlen sich verpflichtet, erreichbar zu sein, sorgen sich und befürchten das Chaos bei ihrer Heimkehr.

> „Also es passiert schon, dass passiert schon ab und zu, dass ich mal ne Woche weg bin, dann zittere und bibbere ich immer, dass alles richtig läuft und dass es hoffentlich auch okay läuft und dass es nicht zu viele Probleme gab und dass ich genug eingekauft habe und alles ..." (Strand 27).

Es fällt ihnen schwer, abzuschalten und loszulassen, so dass auch mögliche Auszeiten nicht regenerativ wirken können.

> „Ich bin halt nicht zuhause, aber in Gedanken bin ich schon da. Man geht nirgends so richtig befreit hin. Also des Abschalten ist weg. Wenn ich irgendwo hin geh, fühl ich mich schon gleich unter Zeitdruck irgendwo. Das ich denk, oh, du kannst nit so lang und denk da dran. Bei jedem Weinfest oder irgendwas. Des ist halt dieses .. dieses ... Manchmal mein ich, ich leb nicht mehr mein eigenes Leben." (Vogel 40)

Die sorgenvollen Gedanken sind nicht abstellbar, Anspannung und Unruhe schränken den Genuss der Freizeit ein und verhindern Entspannung.

„Was halt fehlt, ist des Weggehen. Das ist halt sehr eingeschränkt. Und halt immer dieses Gefühl des Zeitdrucks. Nicht lange wegzubleiben, selbst wenn man weg ist, denkt man, ‚oh, ich kann nit lang', und des plagt einen. Des ist einfach da, und des kann ich nit abstellen, des ist da. Des ist gekommen und des geht nimmer weg." (Vogel 112-117)

So wäre ein Ausgleich zur Pflege zwar in manchen Fällen theoretisch möglich, aber die psychische Gebundenheit verhindert es, diesen wahrzunehmen (Bergmann 19-20). Als Folge dieser Beobachtungen befürchten Söhne, ihr komplettes Leben an die Pflege zu verlieren.

„Ich will nicht an den Punkt kommen, dass wenn meine Mutter einmal, wenn sie tatsächlich vor mir stirbt, wo ich ja meine großen Zweifel habe ((lacht, aber immer noch sehr aufgebracht)), das ist ja mein Problem. Dass man dann auch fertig ist. Die haben dann alles, Entschuldigung, jetzt sprech ich vielleicht wirklich sehr brutal, die haben dann alles für sich so absorbiert und aufgefressen, dass nichts mehr übrig bleibt." (Sommer 68)[98]

Vor allem pflegende Single-Söhne ohne eigene Familie haben Sorgen, im Alter selbst einmal alleine zu sein und niemanden zu haben, der sich so um sie kümmert, wie sie es nun für den Elternteil tun. Die Einschränkung durch die Pflege verhindert zum einen die Suche nach einer passenden Partnerin und die Gründung einer eigenen Familie, – zum anderen (vgl. 6.3.3 a) wird sie als verantwortlich für das Scheitern von Beziehungen empfunden. Ein tiefes Gefühl des **Verlassen-Seins** dominiert:

„Oje, und dann heißt es immer: ‚Oh Gott, wer pflegt dich mal?' Und dann, das trifft mich dann hart. Weil, weil ich das Gefühl habe des Verlassen-Seins .. eh, wenn jemand pflegebedürftig wird, dann hauen viele ab. Siehe meine Ex." (Schneider 65)

Sie äußern den Wunsch nach einer besseren Ausgewogenheit und der Möglichkeit, Pflege und eigene Lebensfreiheit zu vereinen, den Traum von einer größeren Balance bei gleichbleibender Zuständigkeit.

„Des ist schon ein Zwiespalt. Ich würd des gern mit'nander vereinbaren. Nit ganz meine Freiheit aufgeben, denn man verliert wirklich ein Stück Freiheit. Aber ich will auch selber zuständig sein. Nur hätt ich gern .. ne bessere .. ein besseres .. /eh/ eine bessere Ausgewogenheit." (Vogel 48)

---

[98] Interessant ist die Tatsache, dass Herr Sommer Töchter und Schwiegertöchter für in diesem Kontext gefährdeter hält.

In der Realität der Pflegesituation ordnet Herr Vogel diese Vorstellung allerdings als Illusion ein und beschließt für sich:

> „Entweder man macht's und dann hat man's wirklich am Bändel. Sozusagen. Oder man macht's halt nit." (Vogel 50)

6.4.2 Herausforderung: Finanzen & Formalitäten

Auch finanziell gesehen ist die Pflege von Angehörigen in der Häuslichkeit eine Herausforderung. Der **finanzielle Rahmen** bestimmt die Möglichkeiten des Pflegesettings, über professionelle Unterstützungs- und Entlastungsangebote, auch über deren Qualität bis hin zur Erwägung von Vollzeitbetreuung.

> „Eine Rundumbetreuung zu organisieren, die ich sicher irgendwie hinkriegen würde, würde am Finanziellen scheitern, [...] wäre nicht machbar. Deshalb wird immer die Frage, ob sie zuhause bleiben kann in dieser Form damit zusammenhängen, ob ich einen Teil selbst garantieren kann. Das ist abhängig." (Sommer 32).

Pflege wird zur „Kostenfrage" (Herrmann 31), die wirtschaftliches Denken, „haushalten" und die Einteilung finanzieller Ressourcen (wenn vorhanden) über einen – unbestimmten – Zeitraum erfordert.

> „Wenn ich des jetzt rechne, seit einem Vierteljahr kostet Oma jetzt dreihundert Euro extra im Monat, also ohne des, was Pflegestufe I zahlt. Des sind einfach Dinge, ich muss, ich muss mit ihrem Geld klar komme." (ebd.).

Dabei wird die **Kommunikation mit den Pflegekassen** als „Kampf, ein ewiger Kampf" (Schneider 15, 17), als eine der größten Herausforderungen empfunden. Scheinbar unsinnige Ablehnungen von Ein- bzw. Höherstufungen, Widersprüche, aktuell fehlende Anerkennung des Betreuungsaufwandes von Demenzerkrankten, Orientierung am Zeitfenster des SGB XI, fehlende Berücksichtigung der geleisteten Pflegetätigkeiten, Langsamkeit und Bürokratie werden von den Söhnen im Laufe der Interviews immer wieder beschrieben. Als „Interessenvertreter" ihrer Eltern (Herrmann 43) ruft dies großen Unmut und Ärger hervor:

> „Und wenn de halt dann so des übliche G'schwätz hörsch do, dann kriegsch en Hass, dann kriegsch also wirklich en Hass" (ebd.: vgl. auch Schneider 84)

Insbesondere zu Beginn der Pflege (beispielsweise nach plötzlichem Krankenhausaufenthalt) ist ein großer **Organisationsaufwand** erforderlich, der oftmals überfordert und viel Kraft kostet.

Die Ratschläge der Interviewten an potentielle pflegende Söhne lassen eigene Erfahrungen deutlich werden. So rät Herr Klein (119-121) im Hinblick auf Ämter und Bürokratie, „sich nicht abspeisen zu lassen mit einem Antrag“ und dort Ansprüche auf Beratung geltend zu machen, damit man nicht „fünfmal zum Amt laufen laufen muss, bis nachher alles beinander ist“. Zeit, Kraft und Nerven, die wichtig für die Pflege sind, gingen hier schnell verloren.

Auch Herr Strand (55) rät nach seinen Erfahrungen zur Eile und zur schnellen Antragsstellung, aber auch zur ausreichenden Information über gesetzliche Grundlagen und Finanzierungsmöglichkeiten – unbekanntes Territorium zu Beginn der Pflege.

6.4.3 Herausforderung: Vereinbarung von Beruf und Pflege

Im Zuge der einleitenden Aussagen zur häuslichen Pflege wurde die Erwerbsbeteiligung pflegender Angehöriger bereits angesprochen (2.2.6). Dort referierte Ergebnisse der Studie MuG III zeigten, dass die Mehrheit der Hauptpflegepersonen im erwerbsfähigen Alter entweder zu Beginn der Pflege nicht erwerbstätig war (51 %) oder aber die eigene Erwerbstätigkeit im Zuge der Pflege eingeschränkt (11 %) bzw. aufgegeben (10 %) hat. 23 % aller pflegenden Angehörigen gehen einer eigenen Voll- oder Teilzeitbeschäftigung nach. In diesem Kontext wurde auf Vereinbarkeitsprobleme von Pflege und Beruf sowie auf negative Folgen der Berufsaufgabe hingewiesen (finanzielle Schwierigkeiten, mangelnde Alterssicherung, aber auch Verzicht auf berufliche Anerkennung, auf außerhäusliche soziale Kontakte, auf Selbstverwirklichung). Es stellt sich nun die Frage, wie sich dies im Leben der interviewten pflegenden Söhne äußert. Schon in Kapitel 5.5 wurde die berufliche Eingespanntheit der Söhne quantitativ dargestellt (7 von 14 arbeiten Vollzeit, 3 Teilzeit, jeweils 2 sind arbeitlos/ohne Arbeit und im Ruhestand) und damit das Vorurteil widerlegt, Arbeitslosigkeit sei ein verbreiteter Grund zur Übernahme der Pflege durch die Söhne.

In Amerika werteten Stone, Cafferata und Sangl (1987) die Daten des Informal Caregiver Surveys (ICS), eine Komponente des National Long-Term Care Survey (LTC) von 1982 aus. Sie fanden heraus, dass 44 % der Töchter und 55 % der Söhne erwerbstätig waren. 12 % der Töchter gaben ihren Beruf auf um zu pflegen, „compared with only 5 % of the sons" (ebd.: 620). Töchter entschieden sich häufiger als Söhne für eine der drei Alternativen: Reduzierung der Arbeitszeit, Neugestaltung der Arbeitszeit, unbezahlte berufliche „Auszeit".

Zahlreiche Studien weisen darauf hin, dass Söhne eher vollzeitbeschäftigt sind als Töchter (z.B. Dwyer & Coward 1991: 264, Lee, Dwyer, Coward 1993: 14) und dass Töchter mehr Belastungen in der Arbeitsrolle erleben. Sie werden häufiger bei der Arbeit unterbrochen und melden sich häufiger krank (Kramer & Kipnis 1995: 340). Frauen seien eher bereit, ihren Beruf komplett aufzugeben (Fredriksen 1996) und erleben stärkere Auswirkungen der Pflege auf das Berufsleben, weil sie eher die Hauptpflegepersonen sind (Yee & Schulz 2000).

Auch im deutschsprachigen Raum identifiziert Senf (1995: 54-58) den „Beruf" als ein zentrales Thema seiner Interviews. Er bemerkt auf Seiten der pflegenden Männer eine geringe Bereitschaft zur Berufsaufgabe, Probleme des Wiedereinstieges und belastende Probleme der Vereinbarkeit.

Die für die vorliegende Arbeit interviewten Söhne berichten ebenfalls, dass mit Eintritt der Pflege eine bewusstere und strategischere Planung und **Koordination** auch des Berufslebens erforderlich war:

> „Also [die Pflege] hat sich ausgewirkt faktisch nach beiden Seiten, sowohl beruflich, das ich da viel bewusster ran gehen musste, als auch dann natürlich im privaten Bereich, das war alles miteinander verwoben." (Sommer 7)

Die Vereinbarkeit eines Vollzeitberufes mit einer Vollzeitpflege erscheint als unmöglich.

> „Die Oma zu pflegen, wenn des jetzt [beruflich] so hergegange wär wie vorher, dann wär des nit möglich g'wese. Dann hätt ich zehn, elf Stunde am Tag g'schafft und dann d'Oma noch zwölf Stunden pflege, des wäre e Unding g'wese." (Herrmann 2)

Aus diesem Grund werden verschiedene Lösungsmöglichkeiten und Alternativen gewählt. In einigen Vollzeitarbeitsfällen wird eine Kürzung oder **Veränderung der Arbeitszeit NICHT in Betracht gezogen,** sondern das

Pflegesetting dementsprechend professionell gestaltet und Aufgaben delegiert[99]. Beispielsweise erkennt Herr Sommer (28) an einem gewissen Zeitpunkt die Notwendigkeit eines vorzeitigen Ruhestandes zur Übernahme aller nun anstehenden Pflegeaufgaben. Dies wird strikt abgelehnt.

> „Das war gar nicht zur Debatte gestanden, nicht nur weil ich ich die Arbeit selber gebraucht hätte, sondern weil es vom Aufgabenfeld undenkbar gewesen wäre." (ebd.)

Andere pflegende Söhne erleben durch **äußere Umstände** wie eigene Krankheit (Peters), Arbeitslosigkeit (Herrmann) oder Berentung (Lampe) eine Veränderung in ihrer beruflichen Situation, die parallel zum Eintritt der Pflegesituation geschieht. Es ist dieser Wandel der verfügbaren Zeit, der es ermöglicht, die Pflege zu übernehmen.
Eine dritte Gruppe der Söhne wiederum führt eine **Kürzung bzw. Umgestaltung** des Berufslebens durch, um für die Pflege frei zu sein.

> „Und eben, wo dann des mit meiner Mutter war, hab ich des umgestellt, was des Arbeiten angeht. Dann hab ich von ner Wochenarbeit dann erstmal gekürzt, und hab gesagt zwei Tage, zwei Mal zehn Stunden. Des ist schon ne Einschränkung." (Vogel 27-28, vgl. auch Herr Roth, der sein Leben in Berlin inkl. Beschäftigung aufgibt.)

Herr Lehnert (37) macht sich selbstständig, um flexibler zu sein als in einem Angestelltenverhältnis und verbindet Erziehungs-, Hausarbeits- und Pflegetätigkeiten. Auch Herr Bergmann zeigt die theoretische Bereitschaft, auf eine Teilzeitarbeit zu reduzieren, um weitere Pflegeaufgaben zu übernehmen.

> „Ich hätt sogar mehr, wenn's möglich wäre dass ich Teilzeit oder so .. hätt ich sogar mehr noch gemacht." (Bergmann 5)

Dies ist ihm jedoch in seiner Selbstständigkeit nicht möglich. Die dargestellte finanzielle Belastung (siehe 6.4.2) muss berücksichtigt werden, die eine **Angewiesenheit auf regelmäßige Einnahmen** beinhaltet um die Pflege überhaupt aufrechterhalten zu können.

> I: „Aber haben Sie sich schon überlegt, ob sie beruflich etwas zurückzuschrauben. Wäre das eine Überlegung'"
> Herr Schneider: „Also ich kann das nicht, finanziell nicht." (79-80)

---

[99] Vgl. Best, Pohl, Löffler, Klein.

Die so häufig vorliegende **Doppelbelastung** Pflege und Beruf ist anstrengend.

> „Ich habe ja noch einen Beruf, einen vollen Beruf. Manchmal wundere ich mich selber, wie ich das alles schaffe." (Schneider 43)

Die berichteten Reaktionen im Arbeitsleben können wie im Falle des Arbeitgebers von Herrn Klein sehr positiv und von Verständnis geprägt sein. Trotzdem wird ersichtlich, wie beeinträchtigt die berufliche Tätigkeit durch die Pflege ist.

> Herr Klein: „..also mein Chef wusste zum Beispiel [...] vom Krankheitsbild der Mutter und /eh/ [...] ich sag jetzt mal so, /eh/ ich will jetzt nicht sagen es ist erlaubt, /eh/ ich . hab da natürlich auch einiges [...] in die Wege geleitet während der Geschäftszeiten, ich denk /eh/ wissentlich der Geschäftsleitung, das ist ich denk, das ist geduldet ( ), wie will man's auch anders machen ja, . das muss ja irgendwer und irgendwann machen ja „
> I: „Also mit einer gewissen Kulanz, . ist Ihnen da begegnet worden'"
> Herr Klein: „Ja. Sagen wir's mal so ja. Genau ja. Auf jeden Fall, auf jeden Fall. Also ich denk da hätte es auch nie ein Nein gegeben ja. .. Oder wenn man da mal einen Termin gehabt hätte, dass man da gegangen ist während der Dienstzeit, das also da hat's auch nie ein Nein gegeben ja." (Klein 95-98)

Herr Schneider erfährt großes Verständnis von den Kollegen, hat aber Schwierigkeiten, diese Entlastung in Anspruch zu nehmen. Die bereits festgestellten Hemmungen in der Bitte um Unterstützung und Hilfe scheinen sich hier zu wiederholen.

> „Ja, das ist ein kleines Kollegium hier in XX. Und die sind für einen da und die haben gesagt, wenn mal was ist oder so, das ist kein Problem, da kannst du gehen. /Eh/, wenn mal zwischen-drin was sein sollte und /eh/, das hab ich aber noch nie in Anspruch genommen." (Schneider 65)

Nachteile im Berufsleben hängen mit der zeitlichen und örtlichen Gebundenheit zusammen. Bewerbungen sind nur im regionalen Umfeld möglich, berufliche Verbesserungen scheitern an der fehlenden Flexibilität und Mobilität, auch räumlich entfernte Stellen anzutreten.

> „Und habe natürlich dann mein Leben ein bisschen drum herum [um die Pflege] organisiert. Mit den entsprechenden Nachteilen, dass ich auch .. Jobs, die weit weg waren, wo ich hätte umziehen sollen, nicht angenommen habe. Das ist sicherlich also ein ganz wesentlicher Faktor. Ich hatte einen guten Job ... irgendwo in Norddeutschland bekommen oder hätte ihn bekommen, da hat man

mich da wo haben wollen, aber das habe ich dann doch nicht. Nicht, weil ich zu Hause bei der Mutter kleben wollte nach dem Motto: das Muttersöhnchen möchte nicht weg, sondern weil ich gesehen habe, mein Gott, vielleicht findet sich ja noch hier unten was. Oder: Jetzt machst du selbstständig weiter und guckst, was du drum herum noch probieren kannst." (Lehnert 37)

Ähnlich wie bereits in Bezug auf Ausgleich und Freizeit erwähnt (6.4.1) sind pflegende Söhne auch während der Arbeitszeit oftmals in Gedanken zuhause (Vogel 39-40) und in Sorge:

„Ja, ich sitze immer auf heißen Kohlen, ja und das ist stressig. Und /eh/, das ist egal, ob das jetzt in der Schule ist noch bei einer längeren Konferenz oder so, das ist immer kritisch ..." (Schneider 35)

Es stellt sich Frustration darüber ein, beruflich nicht mehr die volle Leistung bringen zu können, immer wieder an Grenzen zu geraten und Unverständnis und Kritik begegnen zu müssen:

„Und dann kommt noch die Schule dazu, Eltern die dann anrufen: ‚Ja, ich brauche ein Gespräch.' Und dann sage ich, ‚das geht jetzt grad nicht und so' .. ‚Ja, dann sollen Sie sich halt beurlauben lassen.' Ja, witzig, witzig." (Schneider 84)

6.4.4 Herausforderung: Krankheit & Demenz

Wie bereits in Kapitel 6.1 gesehen werden dementielle Veränderungen im Anfangsstadium kaum als Krankheit erkannt. Die Söhne[100] bemerken verwundert einen langsamen Verlust der Alltagskompetenz und die zunehmende „Überforderung" der erkrankten Eltern (Lampe 3). Sie haben das vage Gefühl, dass irgendetwas nicht stimmt und zeigen sich auch im Rückblick noch verwirrt und verunsichert über die Verhaltensweisen des Elternteils[101]. Die diagnostische Klärung ist zu diesem Zeitpunkt ein harter Schlag:

„Hat man das ja auch als Krankheitsbild noch gar nicht so .. gesehen, ( ) war das Neuland ja. .. Und später war das natürlich es ist natürlich schon schwierig das zu verdauen." (Klein 72)

[100] Vgl. Kapitel 5.6: Acht der gepflegten Angehörigen an Demenz erkrankt.

[101] Beispielsweise auch die irritierte Beschreibung von Herrn Lampe 10, wie seine Mutter den BH über die Bluse ziehen wollte.

Als **mit der Krankheit verbundene Herausforderungen** werden von den Söhnen genannt:

- Die Feststellung des permanenten Abbaus: „Im Verlauf dieser beiden Jahre hämmer halt festg'stellt, dass d'Oma mehr und mehr abbaut und abbaut und abbaut. Dement wird." (Herrmann 9)
- Die schubweisen Verschlechterungen
- Die Unumkehrbar- und Unheilbarkeit
- Der absehbare Verlauf
- Unterschiedliche Meinungen der Ärzte/Schwierigkeit der Diagnose

Auf persönlicher Ebene fühlen sie sich belastet durch die ständige Konfrontation mit der Krankheit. Die Zunahme der Informiertheit verbunden mit einer selektiven Wahrnehmung weckt die **Angst vor der eigenen Betroffenheit**.

> „Es ist natürlich insofern auch belastend, /eh/ wenn man das Krankheitsbild mal sieht, wir . kriegt über die Jahre natürlich auch viel Informationen, . von außen man liest, wir oder man kriegt über Arztbesuche viel mit, . man liest Artikel, man ist .. sehr ich will jetzt mal sagen wenn man einen Artikel liest, . /ehm/ . sensibel dem gegenüber, . [...] selber liest man den Artikel, und tut sich mal damit befassen, ob man nicht selber schon irgendwo . mit dieser Krankheit /eh/ . konfrontiert ist." (Klein 17)

Angesichts möglicher negativer Aussichten für das eigene Alter verspürt selbst der sonst sehr gelassene Herr Bergmann (18) eine „**halbe Depression**" und sinkende Energie.

In der Beziehung zum erkrankten Elternteil wird die **Einseitigkeit des Austausches** durch nicht zu erkennende Gegenreaktionen mit Bedauern festgestellt. Im ansonsten sehr sachlichen, sehr kontrollierten Interview mit Herrn Best ist das Thema „Demenz" am emotionalsten besetzt. Hier zeigt sich durch die Unerfahrenheit in der Kommunikation mit dementiell veränderten Personen eine Verunsicherung (Was ist richtig? Müsste man – anders – kommunizieren? Wie sieht das nach außen aus?). Das durch die Demenz induzierte repetitive Verhalten des Elternteils (Agitiertheit, Ruhelosigkeit, Wandern) wird als kraftraubende Herausforderung erlebt. Der wechselhafte gesundheitliche Zustand lässt die Söhne zwischen Hoffnung und Verzweiflung schwanken.

> „Oder wenn sie dann so unruhig so Phasen hat, wo sie sehr unruhig ist, ständig aufstehen will oder /eh/ sie hat dann auch so Phasen, wo sie dann sagt sie möchte heimgehen und sie fühlt sich gar nicht daheim, ist nicht daheim, möch-

te ständig heim ... das sind dann schon Herausforderungen, wenn das mal so einen halben Tag geht, dann nagt das schon das zehrt dann schon an den Kräften [...] aber das ist dann oft so, dass dann der nächste Tag wieder /eh/ das ist der alte Zustand wieder da ist, wie wenn es so weggeblasen wäre, . und da leb ich halt immer in der Hoffnung, dass das dann auch wieder weg ist . ein Tag oder zwei . und /eh/ dass es sich nicht so häufig wiederholt ne. [...]. Ja es wechselt von es kann auch von einer Stunde auf die andere Stunde wechseln. .. ja. .. Ja. . Also das ist schon eine Herausforderung." (Peters 44-48)

6.4.5 Herausforderung: Rollenwechsel

Die Schwierigkeit eines „Rollenwechsels" zwischen Elternteil und Kind, Pflegebedürftigen und Pflegenden wurde im Kontext der „filialen Reife" bereits in Kapitel 3.1.2 angesprochen. Wie herausfordernd diese Umkehr für pflegende Söhne ist, wird insbesondere von Sanders und McFarland (2002: 71) sowie Harris (1998: 347 f.) betont.

Bei sieben der 14 interviewten pflegenden Söhnen finden sich eindeutige Verweise auf die Herausforderung eines mit der Pflege verbundenen „Rollenwechsels". Die hierbei verwendeten Ausdrücke weisen auf eine unterschiedliche Abstufung hinsichtlich Art und Ausmaß dieser Veränderung hin:

- Herr Sommer sieht seine Mutter wieder zum Kind werden, dass er **„an Kindes Statt"** annimmt (42).
- Für Herr Vogel wechselt die Verantwortlichkeit, **„sich zu kümmern"**: „Und irgendwann merkt man des, des ist praktisch wie der Wechsel dann. Vorher haben die sich um mich gekümmert, dann gibt's ne Zeit, wo keiner sich um den anderen gekümmert hat, wo beide klar kommen und dann kommt dieser Wechsel und man merkt so, jetzt ist's auf einmal umgekehrt." (Vogel 54)
- Ähnlich Herr Peters zum **„versorgen"**: „Zusammengefasst könnt man so sagen, früher hat meine Mutter /eh/ mich versorgt, und jetzt fand halt ein Rollentausch statt, jetzt versorg ich sie." (Peters 37)
- Herr Herrmann dagegen erkennt einen **Wechsel in der „Erziehung"**: „Nun gut, wenn mer es so will, hän mer die Vorzeichen vertauscht. […] Früher hätt sie mi erzoge, jetzt erzieh ich se." (Herrmann 65-69)
- Ähnlich auch Herr Schneider (56-61), der zum **„Bestimmer und Erziehungsberechtigten"** wird.

Als besonders „furchtbar" wird diese Erfahrung von Herrn Strand geschrieben.

> „Das ist furchtbar. Psychologisch ist das furchtbar für mich, das belastet enorm. Also so .. ich weiß nicht, wenn du ein Verhältnis zu deinen Angehörigen so Mutter, Vater gehabt hast und die waren immer so .. vorne dran, also haben dich gefordert und es war eine Autorität und haben alles besser gewusst und wollten sich immer durchsetzen bei dir und so, und dann du sie auf dem Stand wie ein Baby erlebst und eh, jetzt ist irgendwie .. jetzt hast du sowieso immer Recht." (Strand 23)

Dabei charakterisiert Herr Strand seine Mutter als sehr dominant, ihr Verhalten in seiner Kindheit als doppeldeutig und schwankend zwischen überbesorgt und abweisend.

> „Nicht so gut, also .. es war immer schwankend. Die war immer so .. doppeldeutig ..., diese Borderline-Situation, ja, also wenn eine Mutter abweisend ist und total ihr Kind für alles, für ihr Leben verantwortlich macht auf der einen Seite und rumschreit und dann immer beschuldigt und auf der anderen Seite: Was, ich liebe ihn über alles und man ist über.. – protected." (Strand 37)

Forschungsergebnisse bestätigen diese Beobachtung und stimmen darin überein, dass positive Bindungsstile und Bindungstypen (vgl. Kapitel 3.1.9) in positiven emotionalen Reaktionen auf die Pflege resultieren. So untersucht Daire (2002) den Einfluss des elterlichen Bindungsverhaltens auf das Stresserleben pflegender Söhne eines dementiell erkrankten Elternteils und kommt zu der Erkenntnis, dass pflegende Söhne, die in der Kindheit mehr Bindung erfahren haben, der Pflegerolle weniger Stress zuschreiben. Söhne, die dagegen von weniger elterlicher Fürsorge in der Kindheit berichten (Wärme, Empathie, Nähe), erleben mehr Stress in der Rolle als Hauptpflegeperson. Cicirelli (1993) führt aus, dass pflegende Töchter weniger Belastung erleben, je stärker die Bindung zur pflegebedürftigen Person ist. Crispi, Schiaffino und Berman (1997) sehen größte Schwierigkeiten bei unsicher-gebundenen pflegenden Angehörigen – wie dies bei Herrn Strand zu vermuten ist.

Betonenswert reflektiert setzt sich Herr Lehnert mit seiner filialen Verantwortung auseinander, die er als Teil eines Lebenskreislaufes versteht:

> „Ich habe zwei Kinder in der Zwischenzeit ((lacht)) Also d.h.: die L., das kleine Kind, was .. was immer größer, erwachsen und selbstständig wird und ein großes Kind, meine Mutter, die immer kleiner wird und immer mehr versorgt werden muss. Sprich: Die eine entwächst den Windeln und die andere geht zu den Windeln. Das ist unser menschliches Sein kann man ja sagen, wir werden wieder so zu den Kindern mit allen möglichen Dingen, das ist unglaublich, was man da sehen kann. Das geht wie zu den Anfängen des Kleinkind-Daseins dermaßen zurück." (Lehnert 27)

Seine Überlegungen machen den Reifeprozess deutlich, der auf parentaler (Annehmen/Akzeptieren) und filialer Seite (Verantwortung/Fürsorge) notwendig ist und zeigen erkennbare Aspekte „fürsorglicher Autorität".

> „Vorher war es jemand ... ein Mensch, der mir noch Rat geben konnte und mich stützen konnte, auch emotional, kann man sagen und der gesagt hat: ‚Ach du, da findet sich was', oder so. [...] und hat mich emotional unterstützen können. Jetzt ist das natürlich ein ganz anderer Mensch, sie kann mir da gar nicht mehr helfen in der Richtung und ich bin, muss also praktisch sie jetzt in allen Bereichen nun stützen. Also d.h.: es hat sich völlig gewandelt und sicherlich .. also, ich habe natürlich die Autorität auch jetzt über sie. Das sage ich jetzt, über sie, weil ich einfach meine Rhythmen vorgeben muss, die sie früher noch selber hatte. Aber sie passt sich gut an, gute Anpassungsleistung hier von der zu Pflegenden." (Lehnert 35)

6.4.6 Herausforderung: Abhängigkeit & Unabhängigkeit

Als Folge dieses Rollenwechsels in der Autorität erleben die Söhne immer wieder einen Widerspruch zwischen dem Ziel, „nur das Beste für die/den zu Pflegende zu wollen" und deren Autonomie. Die Pflegenden fühlen sich genötigt, beständig „zu reden, anzuschieben, anzustoßen", aufzufordern (Herrmann 27), um das Wohlergehen des Elternteils sicherzustellen, was dessen Unabhängigkeit allerdings zu untergraben droht.

Als **Maßnahmen der Autonomiestärkung** wählen die Söhne beispielsweise Logopädie und übernehmen das Pflegeziel professioneller Dienste: „Aber ich sag, wichtig ist für mich, dass man eben das fördert, was eben jetzt noch da ist." (Roth 39). Aus gleichem Grunde wählt Herr Schneider (5) die Lage des Zimmers seiner Mutter so, dass deren Mobilität unterstützt wird.

Auch für Herrn Sommer ist die Unabhängigkeit seiner Mutter ein wesentliches Thema. Er allerdings kommt zu der Erkenntnis, dass ihre Autonomie vermutlich in einer vollstationären Einrichtung eher beibehalten werden könne als in der häuslichen Umgebung, in der sie vollkommen auf den Sohn angewiesen ist.

> „So kennt sie eigentlich schon Einrichtungen von innen und war dort auch eigentlich schon relativ selbstständig. Sie kann noch gehen mit Gehhilfe, also am Rollator. Da ist alles ebenerdig, da kann sie selber zum Kaffeetrinken gehen und

kann so ne kleine Runde drehen dort. Sie erlebt dort mehr Unabhängigkeit als zuhause, denn zuhause kommt sie nicht raus, es sei denn, ich .. hebe sie die paar Stufen bis zur Haustür runter und muss sie begleiten hier auf dem Weg. Sie kann also nicht alleine gehen, muss also immer unter Aufsicht dann sein. Oder im Rollstuhl dann. Also von daher erfährt sie eine sehr große Abhängigkeit von mir. Alles was, alle Verbindung nach außen läuft über mich. Und trotzdem ist sie der Meinung, sie hat hier ihren Ausblick, sie ist zufrieden damit auf ihrem Stuhl zu sitzen [...] An dem klammert sie. Da möchte sie keine Veränderung." (Sommer 20)

Für den Sohn ist die Abhängigkeit der Mutter schwer zu ertragen. Ihre Bevorzugung der familiären Umgebung unter Aufgabe der Selbstständigkeit ist für ihn nicht nachvollziehbar. Die vollkommene Übergabe der Entscheidungsgewalt an die nachfolgende Generation und die Bereitschaft, „sich zu überlassen. Entscheide Du!" (Sommer 42), wird negativ bewertet.

„Und ... ich denke sie hätte sich ein viel selbstständigeres Leben aufbauen können, als sich in diese Abhängigkeit zu begeben, die auf Dauer, langfristig nicht tragfähig ist." (Sommer 44)

Als weitere Schwierigkeiten werden von den Söhnen genannt:

- Fehlendes Interesse/fehlende Motivation der Pflegebedürftigen lässt Förderungsmaßnahmen scheitern (Roth 21: Logopädie)
- Erkennen des richtigen Zeitpunkts der Einmischung: Gravierende Einschnitte sind Führerschein (Strand 7 nach Unfall: „und da hab ich gesagt: So, jetzt ist Schluss") und Bankvollmacht („auch so ein Punkt halt, wo sie ihre Selbstständigkeit mehr oder weniger aufgeben musste") (ebd.).

An anderen Stellen zeigen sich mit Eintritt der Pflegebedürftigkeit Kämpfe um die Autorität und „das Kommando" (Herrmann 9). Ein Mittel dabei ist die „**Überredung**", einen Teil der Selbstständigkeit zugunsten von Komfort und Sicherheit aufzugeben.

„Und dann mussten wir sie zunächst mal über- richtig überreden, das Essen auf Rädern zu akzeptieren ja. Weil sie ja natürlich der Meinung war sie kann alles. Sie kann alles . braucht keine Hilfe. Aber das hat sie doch schnell gemerkt, dass es deutlich komfortabel ist ja, sich an den gedeckten Tisch zu sitzen, und vorher nichts großartig zu machen und so ja, und das hat sie akzeptiert." (Löffler 2)

Die Söhne erkennen, wie schwer es für den Elternteil sein muss, Einschränkungen und Schwächen zuzugeben, leiden aber durchaus unter den dadurch hervorgerufenen Launen:

„Und er war dann auch schwächer und direkt nach der Klinik war er auch ziemlich verwirrt, durcheinander und hat ziemlich bösartig reagiert. Er ist nicht so einfach. Ja, er ist es halt nicht gewohnt, das er überhaupt Einschränkungen hat, hat er noch nie vorher gehabt, und sich damit erst mal abzufinden und sich daran zu gewöhnen, des war schwer. Da hab ich dann ganz schön was abgekriegt."(Vogel 3)

Scheitern die Überredungsversuche, sehen sich manche Söhne dazu gezwungen, **Drohungen** (Schneider 37) auszusprechen. Auseinandersetzungen um tägliche Angelegenheiten (z.B. Essen, Trinken, saubere Kleidung) werden zu „Kämpfen" (Schneider 11), die empfundene „Sturheit" der Eltern (Non-Compliance: „Wenn sie nicht trinken will, will sie nicht trinken") führt an die Grenzen der Belastbarkeit.

Entgegen der oben dargestellten Bemühungen zur Aufrechterhaltung von Autonomie zeigt sich in einem Fall der hart umkämpften Autorität gar eine Erleichterung bei zunehmender Krankheit (hier auch: Immobilität) des Elternteils, da so die Alltagskonfrontationen abnehmen.

- „Und ich hab dacht, des isch e gute Malheur, aber jetzt kann ich mal wirtschafte, wie ich will." (Herrmann 6)
- „Hat a'gfange zu werke, hab ich gesagt, Oma, Finger weg. Küche isch für dich tabu. Und des hat sie e halb Johr lang nit akzeptiert. Dann hätts halt g'raspelt, jedes Mal. Wenn sie in der Küch was g'macht hätt, g'wirtschaftet hätt, ich brauch des nit und des isch mei Arbeit, da bleibsch du draußen. Des macht sie heut no. Sie geht halt her, Wirtschafterin, da wird halt neig'funkt, [...] Und in nem g'wisse Sinn wars mir grad Recht, wo sie dann hat nimmer könne, wo sie dann den ganzen Tag da neighockt isch ((deutet auf ihren Sessel)). .. [...] Haja, da hab ich gwisst, wenn sie do drinne hockt, dann isch se versorgt, dann fliegt sie nicht in der Gegend rum." (Herrmann 39-41)

Während Lambrecht und Bracker (1992) der Überzeugung sind, die Pflege durch die Söhne sei weniger aktivierend, sondern eher abhängigkeitsfördernd, entwickeln Matthews und Heidorn (1998, vgl. auch Matthews 2005) eine interessante Theorie: Söhne warten ihrer Meinung nach eher als Töchter darauf, um Hilfe gebeten zu werden und definieren die Eltern auch dann als *„self-sufficient“* (autark, unabhängig), wenn die Situation schon prekär ist. Ihr Handeln ist danach ausgerichtet, die Autonomie der Eltern wiederherzustellen und aufrechtzuerhalten, sobald diese bedroht ist. Die gleichberechtigte Eltern-Kind-Beziehung soll beibehalten werden. Dabei halten sie informelle Netzwerke und professionelle Dienste für eine angemessene Lösung. Schwestern dagegen neigen eher dazu, die Abhängigkeit der Eltern zu akzeptieren und mit einer Erhöhung der eigenen Hilfe zu reagieren. Diese Erkenntnisse sind eine mögliche Erklärung für die beschriebene Frustration, die die Söhne verspüren, wenn ihre Versuche der Unabhängigkeitswiederherstellung durch die Eltern abgelehnt werden.

6.4.7 Herausforderung: Beziehung Elternteil – Sohn

„It's like being on an emotional roller coaster, and in a 24-hour-period, you experience just about every emotion known to mankind“.[102]

Söhne, die die Beziehung zum Elternteil VOR Eintritt der Pflegebedürftigkeit als sehr eng beschreiben (Herrmann 82: „telepathische Verbindung“) geben meist an, die Beziehung zum Elternteil habe sich durch die Pflege NICHT verändert.

I: „Und hat sich /eh/ zwischen Ihnen noch was verändert als dann die Mutter hier im im Haus war‘“ Herr Lampe: **„Nö nö nö nö“** (52-54)	Herr Peters: „Das war immer ein sehr gutes Verhältnis, denk ich, ja, . ja. Sie hat ja immer für mich gesorgt .. haben immer unter einem Dach gewohnt .. ja. .. Und ja ein gutes Verhältnis, sehr gutes Verhältnis . soweit.“ I: „Und hat sich das verändert dann jetzt‘“ Herr Peters: **„Nö, nö** ( )“ (62-64)

Wie reflektiert dieses ablehnende „Nö nö“ zu betrachten ist, kann hier nicht beurteilt werden. Söhne, die die Beziehung zum Elternteil als eher „abgena-

[102] Pflegender Sohn, zitiert nach Harris (1998: 346).

belt“ und distanziert beschreiben[103], führen eher aus, dass frühere Konflikte zwischen Eltern und Sohn in der Pflege fortgeführt werden. Dies kann aber auch an einer überlegteren, offeneren Auseinandersetzung mit diesen Themen liegen.

So berichtet Herr Pohl von einem Verhältnis, dass „nicht schlecht“ war, bei dem es aber „immer auch Konflikte“ gab. Diese äußerten sich meist in Vorwürfen, das Elternteil nicht oft genug zu besuchen (Pohl 31). In der Pflege führte dies zu einer größeren „Zurückhaltung“, zum Ziehen einer „Trennlinie“ bezüglich der übernommenen Zuständigkeiten und daraufhin zu einer Fortsetzung der Ansprüche der Mutter.

Auch Herr Sommer zieht Grenzen, um die Beziehung im vorherigen Status Quo zu halten und nicht mehr zu geben, als es hinsichtlich seines Verhältnisses zur Mutter angemessen ist:

> „Ich hätte dann eine Entscheidung treffen müssen ohne Wenn und Aber ((lachen)), total für meine Mutter. Das wäre ein Verhältnis geworden, wie es eigentlich nie bestanden hat.“ (Sommer 35)

Im Laufe der langen Pflegejahre, so stellt er fest, habe sich in der Beziehung zur Mutter „das Emotionale […] sehr gelegt“ (42).

Die Söhne weisen auf Persönlichkeitsmerkmale ihrer Eltern hin, die die Pflege entweder erleichtern (a) oder erschweren (b).

a. Als die Pflege erleichternd werden heitere, liebevolle Eltern erlebt (Roth), die sich selbst zurück nehmen, weniger fordernd sind und die Söhne in ihrer Tätigkeit bestätigen und anerkennen.

> „Ich will auch gleich sagen, also ich habe eine Mutter, die sehr dankbar ist, nicht jemand, der nur fordert. Sondern eigentlich immer .. und deshalb, deswegen eigentlich habe ich nie Angst gehabt, sie zu pflegen. Sondern sie ist jemand, der ein bisschen zurücksteckt, wenn es sein muss und mir sonst immer auch das Gefühl gegeben hat .. ja, ich mache es recht.“ (Lehnert 33) (vgl. auch Bergmann 5, dessen Vater „leicht zu pflegen“ ist, da er „nicht schimpft“ und nicht böse wird.)

b. Die Pflege wird im Gegensatz dazu erschwert durch: Forderungen und einengendes Klammern, Ungerechtigkeit und Undankbarkeit, Egoismus und Selbstbezogenheit, Rücksichtslosigkeit, Sturheit und Widerstand gegen Veränderungen sowie fehlende Anerkennung und Mangel an Lob.

[103] Sommer 42: „Kümmern ja, aber nicht voll“, Pohl, Klein 80: „Öfters gesehen, aber nicht jede Woche“.

> „Die Mutter hätte [im Vergleich zum zu pflegenden Vater] zum Beispiel eher, die hat mich zum Beispiel auch mal gelobt. Oder da mal gesagt des und des und des isch jetzt gut so. [...] Nee, natürlich hätt man's gern auch mal. [...] Aber es würd einem natürlich auch mal gut tun. Aber des macht's zum Teil dann auch schwer, wenn was ungerecht dann ist. Wenn man dann noch einen abkriegt ((lacht kurz auf)), wo man völlig ungerecht empfindet. Des ist für mich dann auch nit immer leicht." (Vogel 63-69)

Sich in der Pflege äußernde Beziehungsprobleme und -konflikte lösen starke Gefühle aus, die für die Söhne schwer zu bewältigen sind.

Herr Lampe, der gerade eben noch mit einem abwiegelnden „nö nö" Beziehungsverschlechterungen zur Mutter verneinte, gesteht wenig später ein, dass der Tod der Mutter für alle eine Erleichterung sei:

> „Wenn sie auf dem Friedhof, ich sag's mal knallhart, wenn sie auf dem Friedhof liegen würde .. wär's einfacher." (Lampe 85)

Auch im Interview mit Herrn Sommer wird die Tiefe der Gefühlsbelastung erst im Laufe des Gesprächs deutlich. Seine Wut wird zunächst durch Humor und Lachen verdeckt, offenbart sich dann immer mehr, gipfelt schließlich in einem Eingeständnis:

> „Und ich hab schon manchmal auch ... ne Wut auf sie ((lacht)). Muss ich sagen. Nicht so .. ich würd mal sagen salopp, sie hat mir schon einiges eingebrockt. Ja oder brockt mir jetzt einiges ein. Da kommen schon manchmal auch Vergleiche mit dem Bruder, auch in Gesprächen mit ihr, da lass ich da schon mal was raus, da kommt ihre Reaktion ‚was kann ich dafür, dass ich so alt bin und eigentlich will ich des ja gar net' und da weiß ich genau, das trifft ja nur mich, gell. Und ich hätte heute nichts dagegen, wenn sie ((wirft Wasserglas um)) ist nur Wasser, wenn sie in ein Heim wechseln würde" (Sommer 44)

Die unterschwellige Aggression, die er normalerweise nicht artikulieren darf und auch sich selbst gegenüber kaum eingesteht, zeigt sich, als er sein Wasserglas bei dem erstmalig formulierten Gedanken daran umstößt, dass er einen Umzug der Mutter in ein Pflegeheim begrüßen würde. Rückblickend auf die eingangs aufgeführte Aufzählung (6.4) wird deutlich, dass sich fast alle dort aufgefundenen Herausforderungen im Leben der pflegenden Söhne wiederfinden. Dabei sind viele Belastungen psychischer Art.

Kapitel 6.5 wird nun in den Blick nehmen, wie es den Söhnen gelingt, mit dieser Vielzahl an Herausforderungen umzugehen und welche Strategien sie zur Bewältigung zur Verfügung haben.

6.5 Coping: Bewältigung der Herausforderungen

In Kapitel 3.1.1 wurde Coping nach Lazarus als „vorwiegend bewusste, nicht automatisierte Prozesse der Handhabung von externen/und oder internen Anforderungen, die von einem Individuum als die eigenen Ressourcen beanspruchend bzw. übersteigend erlebt werden" thematisiert. Im Sinne der beschriebenen Belastungsmodelle können Copingfaktoren als Ressourcen und Kompetenzen des Individuums betrachtet werden.

Gesellschaftliche Rollenerwartungen an Männer beeinflussen deren Umgang mit Belastungen und Herausforderungen. So beschreibt Kramer (2005: 5) dominierende Vorstellungen über "typisch männliches" Verhalten:

> "Men in our society are often expected to be in control, confident, more concerned with thinking than feeling, providers, rational, assertive, courageous, competitive, concerned with achieving goals and tasks, action oriented, and able to endure stress and bear pain."

Als Folge dieser Erwartungen unterscheiden sich die Antworten männlicher pflegender Angehöriger auf Stress von denen weiblicher. Männer

> "guard their feelings, remain silent, engage in solitary mourning or keep their grief „secret", feel anger and aggression, or become immersed in activity." (ebd.)

Calasanti & King (2007) fanden in ihrer Studie zu pflegenden Ehemännern heraus, dass deren Copingstrategien ihr männliches Selbstbild reflektieren, welches sie als stark, steuernd und kompetent begreift. Böhnisch befasst sich generell mit männlichen Bewältigungsformen. Er geht davon aus, dass Männer und Frauen durch die Sozialisation für die Bewältigung von Krisensituationen geschlechtstypisch gerüstet sind (erkennt dabei allerdings fließende Übergänge, Grenzen und Anteile). In Krisensituationen seien Männer und Frauen mit Hilflosigkeit konfrontiert (1999: 204), reagieren jedoch sehr unterschiedlich. Bei Männern herrsche das Prinzip der **Externalisierung** vor. Dieses sei

> „Durch ein Zusammenspiel von nach außen orientierten Wahrnehmungen und Handeln und einem Mangeln an Bindungen und Verbindungen zu sich selbst (Nichtbezogenheit) gekennzeichnet. [...] Externalisierung beinhaltet ein Verbot und eine Warnung vor dem Innen: ‚Wenn Du Dich mit Dir selbst beschäftigst, merkst Du, wie schlecht es Dir geht.'" (ebd.: 205)

_ oder wie es Schwanitz (2001: 100) in seiner „Besichtigung" der Spezies Mann populärwissenschaftlich auf den Punkt bringt:

> „Für den Mann ist sein Inneres eine gefährliche Zone. Er betritt sie nur ungern. Für ihn stellt sie ein Minenfeld dar. Und jeden Moment kann er auf eine Gefühlsmine treten, die seine männliche Identität zerfetzt. [...] Die Sphäre des Mannes ist die Außenwelt. Da fühlt er sich wohl."

Als weitere Mechanismen männlicher Bewältigung lassen sich Orientierung am Funktionieren-Müssen, Kontrolle, (Zweck-)Rationalität, Stummheit, Alleinsein, Körperferne, Ritualisierung, strategisches (symbolisches) Verhalten und Unabhängigkeitsstreben in der Literatur erkennen (vgl. Böhnisch und Winter 1993: 129 ff.; Böhnisch und Funk 2002: 114 ff.). Es stellt sich die Frage, wie sich Männer verhalten, wenn das „Außen" z.B. durch den Verlust der Berufssphäre in der Phase der Nachberuflichkeit verloren geht – bzw. wie wir bereits gesehen haben durch die Pflege stark reduziert wird? Einige Autoren vermuten, dass der Dualismus der Geschlechter im Alter weniger rigide ist und eine Annäherung stattfindet. Männer entdecken die Chance, ihr „Inneres" zu finden und Gefühle nicht mehr abspalten zu „müssen". Während einige Autoren in diesem Zusammenhang von einer durchgängigen Rollenumkehr sprechen, thematisieren andere eine „Geschlechterrollenreise" (vgl. Kasten 1996: 199). Wiederum in einer Tabelle sollen die Ergebnisse des Literaturreviews zu den Copingstrategien männlicher pflegender Angehöriger nachgezeichnet werden.

Tabelle 17: Forschungsergebnisse: Copingstrategien männlicher pflegender Angehöriger

Autor/Jahr	Copingstrategie	Kurzinformation
Harris 1998 Parson 1997	Problemlösungsansatz Bestimmung effektiver Wege	"rational feeling", „realistic" and „action-oriented", "problem-solving"
Kaye & Applegate 1995	"instrumental behavioral orientation"	
Kramer 1997	"emotion-focused strategies"	"wishful thinking, denial, suppressed feeling, self-blame, avoidance"
Harris 1998	Sich in die Arbeit stürzen	
Harris 1998, Senf	Sich der Ehefrau anvertrauen	

Harris 1998, Senf	Trost in der Religion finden	
Senf 1995, Parson 1997	Formalismus Tägliche Routine	Überorganisation: formal bis hin zum Perfektionismus, straffe Planung
Senf 1995	Definition der Pflege als Beruf	Vergleichbar mit Erwerbsarbeit
Senf 1995, Thompson 2005	Distanz (Verhalten und emotional)	Nicht als Flucht, sondern als Selbstschutz zu interpretieren.
Parsons 1997	Humor	
Senf 1995, Gieseke 2006 Carpenter & Miller 2005	„Im-Hier-und-Jetzt-Leben" „present-focused"	
Gieseke 1992	Fatalismus	
Gieseke 1992	Pragmatismus	
Senf 1995, Lambrecht & Bracker 1992, Buijssen 1997, Carpenter & Miller 2005	Abgrenzen und Grenzen setzten	z.B. Raum für eigene Hobbys im Haushalt, regelmäßige Zeitfenster für außerhäusliche Aktivitäten, definierte Belastungsgrenze, ab wann Pflegeheim genutzt werden soll. „recognizing one's limitations"
Gieseke 2006, Senf 1995	Einsatz professioneller Dienste	Senf 1995: dadurch Vermeidung der Grenzerfahrung?
Senf 1996	Verdrängung	Statt Auseinandersetzung. Eventuelles Versagen und Erreichen von Grenzen nicht zugeben.
Senf 1995	Wut als Ventil	Offeneres Hadern mit der Situation, Wut eher zu- und rauslassen.
Senf 1995	Gewalt[104]	Weitgehend tabuisiert. Es gibt Autoren, die davon ausgehen, dass pflegende Männer eher zu physischer Gewalt neigen. – nicht bestätigt.

[104] Das Thema „Gewalt gegen ältere und alte Menschen" ist zwar immer noch tabuisiert, leider aber nicht selten (vgl. Hirsch 2008). Görgen und Nägele (2005) identifizierten als Formen der Gewalt gegen ältere Menschen: psychische Misshandlung (66,4 %), körperliche Misshandlung (31,8 %), finanzielle Ausbeutung (22,4 %), Willenseinschränkung (20,6 %), aktive Vernachlässigung (8,4%). Einige Autoren gehen davon aus, dass pflegende Männer eher zu physischer Gewalt neigen. Dies ist allerdings nicht bestätigt. Görgen und Nägele ermitteln für alle Gewaltformen, dass der Partner zu 24,2 % der Täter ist, die Partnerin zu 11,3 %. Sowohl (Schwieger-)Söhne als auch (Schwieger-)Töchter sind in 22,6 % der Fälle gewalttätig gegen die pflegebedürftigen Angehörigen. Interessant ist der Perspektivenwechsel von Grond (2007), der zu Pflegende als Opfer UND als Täter von Gewalt in den Blick nimmt.

Calasanti & King 2007 (für Ehemänner)	Exerting force	auch: Manipulation, Fixierung, Einschüchterung, um Compliance zu erreichen (z.B. Duschen)
	Focusing on tasks	Konzentration auf die Aufgabe (dann erst Emotionen): „do what you have to do“
	Blocking emotions	Unterdrückung bzw. Kontrolle von Gefühlen wie Angst und Scham.
	Minimalizing disruption	Alltagsroutinen aufrechterhalten.
	Distracting attention	Sich ablenken, Hobbys, „get your mind off things“
	Self-Medicating	„Go get another beer“, Alkohol und Antidepressiva

Es wird deutlich, dass eine Vielzahl unterschiedlicher Bewältigungsmechanismen in der Literatur vorfindbar ist. Diese können zum einen als „typisch männlich“ bezeichnet werden (Instrumentalität, Formalismus, Problemlöseansatz), beinhalten aber auch gender-neutrale bzw. eher weibliche Strategien (Emotionen, Austausch, Religion). Neben allgemein positiv beurteilten Herangehensweisen finden sich auch weniger akzeptierte bzw. akzeptable Aspekte (Manipulation, Fixierung, Gewalt, Selbstmedikation). Einige der genannten Formen wurden auch in der vorliegenden Arbeit bereits erwähnt:

- Inanspruchnahme von Entlastungs- und Unterstützungsangeboten, z.B. bei der Grenzziehung bezüglich der Körperpflege
- Vermeidung von Auseinandersetzungen
- Austausch mit Ehefrau und Geschwistern

Im Folgenden sollen weitere Coping-Strategien genauer beleuchtet werden.

6.5.1 Annehmen und Akzeptieren

Bei den meisten pflegenden Söhnen findet sich im Verlaufe des Interviews als Reaktion auf schwierige Situationen eine sehr ähnliche Haltung, die die Ablehnung von Jammern, Klagen und Grübeln beinhaltet und darauf verweist, dass es anderen noch schlechter geht und man selbst es auch hätte noch schlimmer treffen können. Auch die **Akzeptanz** von Unveränderlichem und die Entwicklung von **Gelassenheit** sind hier zu berücksichtigen.

Herrmann 27	Löffler 69	Lampe 5
„S'isch halt so wie's isch."	„Manche Dinge sind wie sie sind und passieren wie sie passieren."	„Gott, so ist's halt, man nimmt's Leben mit."
Peters 113-115	Klein 74	Roth 3
„Das ist halt, wie's kommt."	„Aber gut, die Situation ist halt so und war so."	„Das muss man so annehmen, wie sie ist, wie es ist."

Pragmatisch wird bisher Unbekanntes erlernt und sich erarbeitet:

> „Man muss sich selber dann halt auch sagen, ja, ich lern des jetzt halt. Ich mach des jetzt halt. Ich hab's vorher nit gemacht und ich mach's jetzt halt." (Vogel 89)

6.5.2 Ausgleich

Wie bereits im Kapitel 6.4.1 gesehen erweist es sich für pflegende Söhne als schwierig, sich **Freiräume** neben der Pflege zu schaffen. Nichtsdestotrotz sind **Hobbys** (Wandern, Spaziergänge, Rad fahren, Singen, Fremdsprachen…) für sie ein wichtiger **Ausgleich**. Wenn Freizeit möglich ist, dann steht diese unter einem hohen Anspruch:

> „Dann versuch ich die .. schon so zu füllen, dass ich das andere, was sonst so stattfindet auch natürlich . möglichst kompensiere." (Löffler 49).

Rückzugsmöglichkeiten im häuslichen Rahmen (und wenn es nur der ruhige nächtliche Schlaf ist – vgl. Roth 72) erleichtern das Abschalten und tragen zur Entspannung bei. Trotzdem wird berichtet, dass diese notwendigen Pausen oft zu kurz kommen und nicht ausreichend sind.

- I: „Und den Ausgleich holen sie sich eben durch das Singen .. und`"
  Herr Schneider: „Nur durch das Singen." (43)
- „Aber trotz allem, ich sag mal so, ein Ausgleich für solches, soviel Ausgleich gibt's gar nicht." (Klein 76)

6.5.3 Gegenwartsbezug

Auch die hier interviewten Söhne zeigen eine große Orientierung am **„Hier und Jetzt".** Sprechen sie in den Interviews Probleme und Belastungen an, so folgt doch bald darauf ein „Aber", das verkündet, „im Augenblick ist es eigentlich kein Problem" (Sommer 15).

> „Gut, wenn dann jemand schon bettlägrig ist, dann muss man halt mittags, abends, morgens .. aber im Moment sieht es da noch ganz gut aus." (Best 43)

Dies wird besonders deutlich, wenn Herr Löffler von unterschiedlichen Verhaltensweisen im Vergleich zu seiner Schwester berichtet. Während diese plant, vorsorgt und in die Zukunft denkt, zeigt er sich lockerer, spontaner und flexibler mit einem größeren Mut zur Improvisation. Seine Weigerung, sich um Dinge zu sorgen, die in der Zukunft liegen und deren tatsächlicher Eintritt nicht vorhersehbar ist, steht im Kontrast zu der Haltung seiner Schwester und führt so zu Konflikten:

> „Also ich muss jetzt auch, Dinge die meine Mutter betreffen in zwei Wochen . die beschäftigen mich nicht ja, . ja, . da ist meine Schwester ist da eher dann jemand die dann . wissen will wenn jetzt in zwei Wochen jemand Geburtstag hat ja ob sie sie dann morgens holt und abends wie das dann ist, gucken wir mal. Ja, da kann ich ein wenig lockerer damit umgehen ja, .. oder vielleicht spontaner damit umgehen als . so so in den Situationen zu reagieren ne, schauen wir mal; was halt was dann ist. Bevor ich mir jetzt den Kopf drüber zerbrich und nachher kommt's doch anders. ... Und so ein gewisses Improvisieren ( ) ... das ist schon irgendwo angesagt oder es erleichtert auch." (Löffler 69)

Auf der anderen Seite wird psychische Belastung durch (sich manchmal von selbst erledigende) Sorgen mithilfe dieser Einstellung verringert. Herr Roth antwortet auf die Frage der Interviewerin nach seinen Gedanken für die Zukunft, dass er sich diese ganz bewusst nicht mache (53-54). Auch mögliche zukünftige Probleme malt er sich gezielt nicht im Vorfeld aus, sondern entscheidet sich für einen Pflegeansatz, der Probleme in der **Gegenwart** schrittweise angeht und versucht, diese Stück für Stück zu überwinden:

> „So was kann man sich jetzt natürlich ausmalen, dass sie jetzt also noch einmal einen Schlaganfall hat und gar keine Resonanz mehr und wirklich schwerstpflegebedürftig ist, Stufe III, das kann man sich natürlich alles vorstellen, aber ich stell mir das nicht vor. Das kann eintreten, ja. Aber ich bin dann ein Mensch, wirklich ein positiver Mensch, der sagt, okay, jetzt ist es passiert, jetzt schauen wir, schaffen wir's oder schaffen wir's nicht. So habe ich es ja auch gemacht, vor zweieinhalb Jahren. Ich bin ein Mensch, der sagt nicht von vorneherein, es geht nicht, sondern jetzt versuchen wir's. Und wenn es sich dann herausstellt, es überfordert mich wirklich, müssen wir drüber nachdenken." (Roth 76-77)

In diesem Zitat werden – verbunden mit einer großen Spur Optimismus – auch schon die beiden folgenden Copingstrategien „Probleme lösen" und „Grenzen ziehen" ersichtlich.

6.5.4 Problemlösungsansatz

Probleme werden von den Söhnen in vielen Fällen als Aufgaben betrachtet, die eine schnelle und effektive „**Lösung**" erfordern. Oftmals müssen spontan Wege gefunden werden, mit Herausforderungen umzugehen:

> „Ich muss sofort überlegen, wie krieg ich das gelöst für meine Mutter." (Sommer 40)

6.5.5 Grenzziehung

Ein Teil der Söhne nähert sich der Pflege zunächst mit dem Motto „Geht nicht, gibt's nicht", stellt sich den Anforderungen, probiert aus, testet und versucht dann, „in die Aufgaben hineinzuwachsen" (vgl. Roth 10).

> „Und die Anforderungen die da gestellt werden, denen muss man sich halt stellen . ne. .. Ich denk da wächst man schon .. man . ja. Man kann dann auch mehr leisten . wenn die Anforderungen größer werden." (Peters 78)

Sie entwickeln so ein Gefühl für die Aufgaben und entdecken, welche wie auf Dauer beizubehalten sind und auch dafür, wo neue „Lösungen" erforderlich sind (Sommer 28).

Ein anderer Teil wiederum hat von Beginn an feste Vorstellungen, wie Pflege zuhause möglich ist, welche Tätigkeiten übernommen werden können und wo Grenzen zu setzen sind. Körperpflege (Best 13-14) oder die Übernahme einer 24-Stunden-Versorgung (Bergmann, Pohl, Lampe) werden beispielweise als feststehende Limitierungen bezeichnet. Als weitere **Gründe für (angedachte) Grenzziehungen** werden angeführt:

- **Verschlechterung des Gesundheitszustandes mit Notwendigkeit weiterer Involviertheit:** „Ich hab bisher halt nein gesagt, in der Richtung, dass ich halt sage, mein Gott, das kann ich auch noch erledigen. […] Vielleicht, wenn es noch schlimmer wird, dass also der Versorgungszustand, dass sie dann noch mehr Pflege benötigt, dann würde ich mir das wahrscheinlich noch mal überlegen.“ (Lehnert 23)
- **Ausufernde Forderungen** des zu pflegenden Elternteils (Sommer 28: „Das versuch ich ihr auch manchmal so ein bisschen ins Bewusstsein zu rücken, wenn sie denkt, dass wir grenzenlos für sie da sind.“/Pohl 31: „Wir haben dann halt auch net so .. uns da reinreden lassen bzw. halt auch so ein Stück weit da zurück gehalten und zurück .. da auch eine Trennlinie gezogen.“)
- **Angst vor weiterer Verantwortung, Vermeidung von weiterem Gebundensein**
- **Eigenes Alter** („[…] das darf ich nicht ausbauen, das darf ich nicht selber tun, weil ich dann da nicht mehr rauskomme. Dafür bin ich zu alt, um die Verantwortung längerfristig zu übernehmen.“ Sommer 18)
- **Beeinträchtigung des Berufes** (Sommer 28, Best 38: „Also so weit würde ich es auch nicht kommen lassen.“)
- **Beeinträchtigung der eigenen psychischen und physischen Gesundheit** („Wenn man merkt, dass man gesundheitliche Probleme kriegt, dann muss man die Geschichte irgendwie anders lösen können“ Klein 117,)
- **Angst vor tödlichen Fehlern** (Vogel 111: „Vor allem, wenn ich dann Angst krieg, dass ich's selber nicht mehr, dass ich Fehler mach. Dass es Fehler sein können, die's Leben bedrohen. Dann ist fertig. Dann mach ich's nimmer. Dann hab ich Bammel.“)

Die Entwicklung des „Pflegebedarfs“ wird beobachtet und wenn er sich erhöht, so erklären die Söhne

> „muss ich die Grenze ziehen und […] kann mich darauf nicht mehr einlassen.“ (Sommer 86)

In seinem Ratschlag an mögliche pflegende Söhne kann Herr Lehnert diese Einstellung sehr eindringlich schildern. Es sei wichtig, dass man…

> „[den richtigen Zeitpunkt] erkennt und weiß: Jetzt geht es nicht mehr, jetzt ist es zu viel. Ich kann nicht fünfmal am Tag oder zehnmal die Windeln noch wech-

> seln plus das machen, noch das alles und solche Sachen. Also, da muss man dann einfach sagen: So, jetzt muss fremde Hilfe her und wenn es zu arg ist, ich meine, ich will sie jetzt gar nicht in ein Heim bringen oder so. Solange es noch geht, zuhause pflegen. Wenn es aber zuhause nicht mehr geht, also nicht mehr machbar ist, [...] dann kann man vielleicht das Umfeld drum herum verändern, dass es auch so wie einem Altenheim entspricht. Also d.h.: dass alles vereinfacht wird und mit ein bisschen Hilfe da .. und Abwechslung, dann ist auch gut." (Lehnert 48-50)

Er betont die Bedeutung des „richtigen Zeitpunkts" sowie eine realistische Einschätzung der Möglichkeiten und Erfordernisse der Pflege. Als weitere „Lösungen" werden von den Söhnen angedacht bzw. tatsächlich bereits ausgeführt: das Modell osteuropäischer Hilfen, Unterstützung im Haushalt, ambulante Pflegedienste, eine Demenz-WG sowie als letzte Möglichkeit die vollstationäre Unterbringung. Die sukzessive Erweiterung des Pflegesettings ermöglicht die Fortführung der häuslichen Pflege und mindert die Belastung.

6.5.6 Routine und Rituale

In der Beschreibung der Tagesabläufe durch die Söhne zeigt sich, dass diese häufig sehr genau strukturiert und geplant werden. Der „feste **Rhythmus**" (Roth 14) gibt sowohl der/dem zu Pflegenden als auch dem Sohn Halt und Sicherheit. Die **Formalisierung** von Abläufen (s. Tabelle) erleichtert es den Pflegebedürftigen, sich zu beteiligen und aktiv am Tagesgeschehen teilzuhaben:

> „Weil wir immer einen geregelten Tagesablauf machen, sie weiß, jetzt kommt das und dann kommt das. Auch mit Toilette. Sie weiß genau, erst kommt das, dann kommt das und da kann sie toll mitmachen. Und das ist glaub ich sehr sehr wichtig auch." (Roth 25)

Gemeinsame **Rituale** (oft verbunden mit Tee- oder Kaffeepausen und Mahlzeiten) gliedern den Tag und sind ebenfalls von großer Bedeutung für beide Beteiligten. Stress und Hektik können so vermieden werden, was als förderlich für die Gesundheit auf beiden Seiten empfunden wird.

Beispielhaft ein gewöhnlicher Tagesablauf im Hause Vogel	
07:00	Aufstehen, nachsehen, ob Mutter wach ist
07:30	Mutter wacht auf, Frühstück machen, gemeinsames Frühstück am Pflegebett
	Anschließend: „Nickerchen" der Mutter
10:00	„große Toilette" mit Baden, Waschen und Cremen
11:30	Kleines zweites Frühstück in der Küche bei Tee und Obst
	Anschließend: Mittagschlaf der Mutter
15:00	Gemeinsames Essen
16:00	Nachmittagstee (manchmal mit Gästen)
19:00	Kleines Abendessen
	Anschließend: „Kleine Toilette"
20:00	Schlafengehen der Mutter, Rückzugsmöglichkeit des Sohnes

6.5.7 Distanzierung

Die Söhne beschreiben ihre Versuche, Verstand und Emotion zu trennen. Ihre Bemühungen, auf diese Weise Probleme zu **rationalisieren** und Gefühle auszublenden, sind allerdings nicht immer erfolgreich:

> „Es gibt zwei Ebene, des eine isch der Verstand, mit dem kannsch vieles kompensiere, ob die Emotion da mitmacht, des isch e andere Frog." (Herrmann 43)

Vor allem bei der Körperpflege ist es für sie wichtig, auf **Distanz** gehen zu können. Sie schalten ab, versorgen den Körper des Elternteils und versuchen, dies vom Geist zu trennen.

> „Also da mach ich schon einen Unterschied zwischen dem Geistig-Seelischem, der Persönlichkeit und den Körper, den man dann noch pflegen muss. Und das kann ich ganz klar. Ich glaube, dass ist auch ganz wichtig. Gerade als Sohn. Wenn man seine Mutter pflegt. Das ist auch intim. Sehr intim. [...] Da muss man einfach, da muss man abschalten können. Da mach ich wirklich einen Unterschied, das ist ein Körper, ob das ein weiblicher oder männlicher ist, spielt dabei überhaupt keine Rolle, den man jetzt einfach pflegen muss, versorgen muss, sauber machen muss. Und dann die Persönlichkeit. Wenn man das nicht trennen kann, dann glaub ich, wird das schwierig." (Roth 45)

Die Fähigkeit „auf Distanz zu gehen" und „sich aus der Situation herauszunehmen" (ebd.: 70-72) erleichtert es, **Abstand** zur Situation zu finden und mit emotional anstrengenden Momenten umzugehen:

„Das ist wichtig, dass man sich immer wieder in die Distanz begibt. [...] Dabei möchte ich aber nicht sagen, dass man Wut oder Zorn, wenn er dann mal hochkommt und jeder erlebt das, dass man das versucht zu verdrängen. Das wäre falsch. Raus lassen, kurz ((macht ein hach-so-ein-Ärger-Geräusch)), und abschalten, ruhig und wieder neu. Im nächsten Moment auch wieder lachen." (Roth 70-72)[105]

6.5.8 „Ausbrüche" als Ventil

Wie bereits in diesem Zitat sowie in Kapitel 6.4.6 sichtbar sind die Söhne in der Pflege mit starken und heftigen Emotionen konfrontiert.

Sie empfinden „Wut" und „Zorn"[106]. Sie reagieren mit Unverständnis auf teilweise krankheitsbedingte Verhaltensweisen der Eltern (Warum läuft sie trotz Sturzgefahr immer ohne Stock[107]? Warum stellt sie immer wieder die gleichen Fragen?) und nehmen diese als persönliche Angriffe wahr. Dies weckt „Aggressionen"[108], es ist oftmals „Feuer unter dem Dach"[109], die Söhne zeigen sich „gereizt" und „nicht ansprechbar"[110].

Die Söhne sprechen offen über diese Gefühle, wenn auch wie im folgenden Falle mit einiger Vorsicht, sobald eine Eskalation zur Sprache kommt. Hier mag die Angst mitspielen, einen unkontrollierten, evtl. sogar gewalttätigen Eindruck zu erwecken.

Herr Klein: „die Mutter ist dann nach dem zehnten Mal herrennen . hat man halt irgendwie so ein . so eine /eh/. leichte Erregung ((schmunzelt, Interviewerin auch)) das haja das ist halt so"
I: „Natürlich, klar . ((lacht leise)) vornehm ausgedrückt"
Herr Klein: „Oder ja schon ein halber Tobsuchtsanfall ja." (89-91)

Auffällig ist an diesem Zitat (auch durch die große Zahl an Pausen, die das Ringen um das richtige Wort zeigen), wie behutsam und vorsichtig dieses heikle Thema angesprochen wird: die zunächst formulierte „normale Reak-

---

[105] Die Verdrängung negativer Emotionen und die Bemühung „immer ein guter Sohn sein" wird an dieser Stelle im Weiteren scharf kritisiert.
[106] Sommer 44
[107] Herrmann 41
[108] Lehnert 47
[109] Pohl 35
[110] Frau Lampe 118-119

tion Zorn“ (Klein 88) wird in einem ersten Schritt zu einer „leichten Erregung“ heruntergespielt. Erst als die Interviewerin durch ihr Schmunzeln und leises Lachen ihre Zustimmung ausdrückt, benennt der Interviewte seinen Tobsuchtanfall beim Namen (schränkt ihn jedoch ein: „ein halber“).

Generell lässt sich feststellen, dass die Söhne dazu bereit sind, ihre Wutgefühle zuzugeben und diesen auch Luft zu machen (vgl. oben: Tabelle Senf „Wut als Ventil“). Sie wollen vermeiden, dass negative Gefühle sich anstauen und die Gesamtstimmung vergiften. Herr Roth rät zu einem offenen Umgang:

> „Nicht in den Emotionen stecken bleiben, das mittragen. Dann wird es nämlich von Mal zu Mal schwieriger und dann können sich Hassgefühle entwickeln. Dass man auf die ganze Situation auf einmal, sagt, ich kann es nicht aushalten. Und ich kann das nicht mehr und dann davonläuft. Und dann kann es schwierig werden. Dann ist auch die Grundstimmung, die Situation, verfälscht sich immer mehr. Und dann wird es auch schwierig mal wieder in eine heitere zu kommen.“ (Roth 72)

In diesen Momenten „knallt“ (Herrmann 13) es auf unterschiedliche Weise. Oft äußert sich die Wut verbal in **Schimpftiraden**,

> „Ja ich schimpf dann mit ihre. Und sie steht da. [...] Je nach dem, wie ich uffg'legt bin, isch halt der Wurm drin: ‚Jetzt hab ich dir doch gestern g'sagt!' ((Händeklatschen)).“ (Herrmann 14-15)

manchmal allerdings auch in **Drohungen** mit stationären Einrichtungen, wobei die zugrunde liegende Ohnmacht und Hilflosigkeit angesichts der Flüssigkeit verweigernden Mutter deutlich erkennbar ist:

> „und da drohe ich halt mittlerweile immer, normalerweise mache ich das nicht. Aber ich weiß mir nicht mehr zu helfen: ‚Dann kommst du halt ins Krankenhaus.' ‚Droh du mir nur..du willst mich loshaben.' Da ist die emotionale Belastung extrem groß, ne und so.“ (Schneider 37)

Bei anderen Söhnen entlädt sich die Wut in **Ersatzhandlungen**, wie bei Herrn Bergmann, der den Spazierstock des Vaters zerschlägt um sich abzureagieren.

> „Er hat doch so einen Hakenstock gehabt, . so einen <u>Geh</u>stock, da bin ich ganz weil weil er zum dritten Mal die Hose nass gemacht hat da bin ich hab ich durchgedreht und hab ihm mal gesagt so Papa jetzt ((Geste)) hab aber nie ihn <u>nicht</u> geschlagen, ich hab also den Hakenstock auf den Boden gehauen oder (gegen das Bettding?) und dann ist er kaputt gegangen. Aber das sind so Sachen

dann wo da so Emotionen gell, aber mit der Zeit /eh/ es geht halt es ist halt so wie's ist un-n-n-d fertig." (Bergmann 15-18)"

Ein Teil der pflegenden Söhne akzeptiert heftige Gefühlsregungen als „normal" und natürlich, bei anderen stellt sich recht schnell ein plagendes schlechtes Gewissen ein, sobald der Wutausbruch beendet ist.

„Und wenn du dann zur Türe nus gosch, spätestens an der Stroßebahnhaltestelle sagsch dir dann, bisch du e Arschloch. Des kannsch dir doch spare." (Herrmann 56, auch: 14-16)

Die Aggression, die sich gegen das Elternteil richtete, wird hier als moralisch falsch und gleichzeitig sinnlos erkannt und deswegen bereut

„Also /eh/ /eh/ ich seh dann halt nachher dass es keinen Wert hat wenn man mal wütend ist. ... Oder irgendetwas halt /eh/ und vielmal ist's wenn man's im Nachhinein dann überlegt ist es .. n Blödsinn gewesen weil irgendetwas hat man man weiß, in was man für eine Situation ist und . was einen auf einen zukommt." (Bergmann 31) –

und dennoch wiederholt sich die Situation oftmals wieder. Außerdem klassifizieren die Söhne in einigen Fällen ihre heftigen Gefühle als „normale Reaktion" (Klein 89). Diese Selbst-Legitimation erspart ihnen Schuldgefühle und ermöglicht ihnen einen offenen Umgang mit ihren Emotionen.

6.5.9 Humor & Zynismus

Bei einigen pflegenden Söhnen finden sich im Laufe der Interviews immer wieder Momente, in denen sehr belastende, schwierige Situationen geschildert werden – denen unvermutet ein **Lachen** folgt:

„Und die Frage, die immer wieder kommt, wie geht es ihrer Mutter, da antworte ich immer, solange es mir gut geht, wunderbar ((lacht))." (Sommer 15)

Es lassen sich nur Vermutungen über den Grund dieses Lachens anstellen. Soll die Unsicherheit überspielt werden? Ist das Lachen eine Reaktion auf die Ironie der Situation und deswegen echt? Gelingt es durch die Umdeutung ins Humorvolle die Belastung gedanklich zu minimieren?

Bachmaier (2007) beschreibt Erkenntnisse der Gelotologie (Lachforschung). Humor sei ein Instrument, um zu sich selbst auf Distanz zu gehen, Gewohntes neu zu betrachten und Perspektiven zu wechseln. „Lachen macht stark" – es sei gesund, entspanne und könne kritische Situationen entschärfen. Ehrliches, spontanes Lachen wirke sich auf Psyche, Gedankenwelt und Körper aus, helfe gegen Schmerzen, stärke das Immunsystem und verringere durch die Ausschüttung von Endorphinen Stress – Gründe, die dazu beitragen, dass Lachen und Humor auch im therapeutischen Rahmen immer häufiger Einzug halten[111].

Oft werde Humor im Umgang mit dementiell erkrankten Menschen als „pietätlos oder unangebracht" bewertet, so Hirsch (2007). Vor allem hier könne Humor jedoch eine sinnvolle Intervention sein, die sich sowohl auf den pflegenden Angehörigen als auch die pflegebedürftige Person positiv auswirkt (Rösner 2007).

Herr Lampe nimmt beispielsweise die sexuellen Avancen der Mutter, die sich in einem Treffen von Demenzkranken ihren „neuen Ehemann" ausgesucht hat, mit Humor:

> „Ja er hat jetzt ihr einen Heiratsantrag gemacht, und er möchte sie den Geschwistern vorstellen und da hab ich – meine Frau hat das so weng[112] für ernst genommen, – [...] da hab ich gesagt, ‚da sollen sie halt mal kommen', (lacht herzhaft) was soll das ne, ‚die gucken wir uns mal an ne, haja die gucken wir uns an, ne' ((lacht)) und . meine Frau . hat sich das zu Herz- schon weng ernster genommen, ich hab da halt gelacht darüber, net." (Lampe 34-37)

Während die Ehefrau jedes Wort ernst nimmt, sich von der dementiell erkrankten Schwiegermutter häufig angegriffen und brüskiert fühlt, lacht ihr Ehemann darüber. Auch wenn dies so interpretiert werden kann, dass Probleme nicht ernst genommen bzw. Traurigkeit oder Unsicherheit überspielt werden sollen, so scheint es doch, als gelinge es dem pflegenden Sohn mit seinem Humor sich auf die Welt der Mutter einzulassen und diese Situation positiv zu bewältigen.

Insbesondere bei Herrn Herrmann finden sich Anzeichen dafür, dass sein Humor eine Wendung in Richtung Zynismus und Sarkasmus genommen hat. Diese bissige, teils absichtlich verletzende Haltung stellt moralisch/menschliche Werte grundsätzlich in Frage und macht sich dabei teilweise (bewusst oder unbewusst) darüber lustig. Zynismus kann hier

---

[111] An dieser Stelle sei auf die Internetpräsenz http://www.humorcare.ch/ der Schweizer Gesellschaft zur Förderung von Humor in Therapie, Pflege und Betreuung verwiesen.

[112] „Weng" = Dialekt für „ein wenig", „ein bisschen"

möglicherweise auch ein Zeichen von Resignation und Hilflosigkeit sein und eine Bewältigungsstrategie, mit der stark emotional besetzten Situationen (Pflegebedürftigkeit, Krankheit, Tod) begegnet wird. Er äußert sich in der Gestik[113], in der Wortwahl[114] und in der Beschreibung und Bewertung von Situationen, wie hier bezüglich des „Geschäftes" mit der Pflegebedürftigkeit:

> „Ich weiß was die Lohnkosten sind, und ich weiß was da jetzt Einnahmen sind oder sonst irgendwas und da denk ich mir das /eh/ über über über den pi mal Daumen rechnet da, /eh/ dann ist das so für den Caritas oder für die evangelische Kirche, ein ganz gutes Geschäft. Also da ((lacht)) da da die legen bestimmt nicht drauf. . Die legen bestimmt nicht drauf. . Ha das glaub ich ganz ganz klar. . Ja. Die legen nicht drauf. Keinen Pfennig. Oder keinen Cent heut." (Lampe 91)

6.5.10 Ausgleich im Beruf – Pflege als Beruf

Die Fortführung einer beruflichen Tätigkeit (unabhängig von deren Umfang) kann als Ausgleich von der Pflege fungieren. Sie kann der Ort sozialer (auch intergenerationeller) Kontakte und des (intellektuellen) Austauschs sein, eine Abwechslung bringende Erfahrung, die Lob und Anerkennung ermöglicht.

> „Mein Ausgleich .. ist ..., auch sogar beruflich ein bisschen, dass ich nämlich Sportlehrer bin und ich kann sozusagen dann mit meinen Lauftreffs dann(...) in den Wald gehen, aber dort erstens auch die Anregung anderer Leute zu haben, einen Kurs auch zu leiten, ... anderen Leute da ... eine guten Kurs zu bieten, dass die sich da wohl fühlen, dass sie gerne kommen und /eh/, ja, ich selber kann auch mich einbringen und kann auch mich bewegen, das ist eine ganz wichtige Geschichte. [...] und dann habe ich praktisch jetzt Jüngere, mit denen ich auch praktisch kommuniziere, als Ausgleich Gedanken aufnehme [...]" (Lehnert 29)

Auch die Europäische Studie zur Verbesserung der Lebens- und Arbeitsbedingungen (1993: 88) verweist auf die immateriellen Gewinne durch die Berufsausübung – trotz aller genannter Schwierigkeiten hin (s.o.). Sie könne als Quelle von Zufriedenheit und Selbstaufwertung, als ausgleichendes Ge-

---

[113] S.o.: Herrmann 3: Kreuzzeichen, dass er mit der rechten Hand über die Schulter wirft, um den Tod zu verdeutlichen.

[114] Herrmann 12: „der war hinüber" statt gestorben

gengewicht und Mittel zur Einhaltung von Distanz erlebt werden. Von Faust-Jacoby und Kling (1990: 61) wird der Beruf als „legitimierte Form eines Freiraumes" beschrieben und Seubert (1993: 75) fasst prägnant zusammen:

> „Die Pflege erschwert die Erwerbstätigkeit, doch die Erwerbstätigkeit erleichtert die Pflege."

Ein anderer Teil der interviewten Söhne definiert die Pflegetätigkeit als **Arbeit** bzw. **„Dienst"** und transferiert auf diese Weise ein berufliches Selbstverständnis in die Pflege:

> „Ich will jetzt nicht sagen Dienst, wenn wir die Oma oder die Mutter gehabt haben dann war das natürlich auch . /eh/ zehn Stunden. .. Ich will eigentlich schon fast sagen es ja. Es ist /eh/ Arbeit." (Klein 14)

Im Falle von Arbeitslosigkeit oder Nachberuflichkeit kann die Pflege somit tatsächlich als „Vollzeitjob" (Postskript Herrmann) dazu beitragen, den Tag zu strukturieren und eine neue Aufgabe zu bieten und somit die Situation zu entlasten.

> „Ich muss dasei. Ähnlich, wie's im G'schäft vorher war." (Herrmann 13)

6.5.11 Individuell

Einige Copingstrategien sind sehr individuell auf Pflegesituation, pflegebedürftige Person und pflegenden Sohn abgestimmt, sollen hier jedoch beispielhaft Erwähnung finden, um die Bandbreite möglicher Bewältigungsmechanismen aufzuzeigen:

- Herr Roth gestaltet die Körperpflege mit Musik und Massage als Wellnessprogramm. Diese **Entspannung** ist für beide wichtig und eine Möglichkeit, einen Weg der Pflege zu finden, der mit den beiden Persönlichkeiten kompatibel ist (14-17, 19).
- Herr Schneider greift zu **Psychopharmaka** (69) und ist bemüht, stets auf dem neuesten Stand der **Information** zu sein (ebd.). Er eignet sich viel medizinisches **Wissen** an, was ihm hilft, die Krankheit der Mutter zu rationalisieren und im Gespräch mit dem Fachpersonal Anerkennung zu erhalten. Im Umgang mit der Mutter entwickelt er **„Tricks"**. So verstreicht er das Essen auf dem Teller, damit es abkühlt und ihr das Essen leichter fällt (15). Er äußert **Stolz** auf seine Pflegeleistung, die seit vier Jahren ein Wundliegen der Mutter verhindert (ebd.).

- Auch Herr Peters (64) entwickelt ein gesundes **Selbstbewusstsein** aufgrund seiner Leistung und spendet sich selbst wichtige Anerkennung und Wertschätzung: „Wenn man das nicht gerne machen würde, ich glaub, dann könnte man das auch nicht leisten.. Ja. Also ich will mich jetzt nicht selber loben, aber es ist ja schon eine Leistung, ne, es gibt schon Anforderungen, die da gegeben sind."
- Im Kontext des von der Mutter boykottierten Heimeinzuges greifen Herr Pohl und seine Brüder zu einer **Notlüge** und spielen der Mutter vor in Ferien zu fahren, um zuhause ungestört sein zu können. Der Plan entstand „schon aus der Überforderung heraus, also einfach immer präsent zu sein" (35-36), wird im Nachhinein auch kritisch bewertet, erfüllte aber in der Situationen seinen Zweck des nötigen Abstands und der Entspannung.

Ein längeres Zitat von Herrn Lehnert (47) soll abschließend als Zusammenfassung einiger der hier aufgelisteten Copingstrategien dienen: der Mut, Dinge einfach auszuprobieren, die Fähigkeit, in Aufgaben „hineinzuwachsen", Grenzen zu erkennen und zuzugeben, den Umgang mit Aggressionen zu erlernen, Anstrengungen zu akzeptieren und Hilfe in Anspruch zu nehmen:

> „Mach es und versuche reinzuwachsen. Und wenn es nicht geht, dann, dann musst du passen. Aber das musst du selber sehen. Das musst du sehen. Wenn es nämlich dann nur noch praktisch ein Muss wird, dass man nur noch muss, dann ist es, dann geht es nicht mehr. Denn dafür kommen zu viele Situationen, wo die Aggression aufsteigt, wo man praktisch, ja, wo man nicht mehr gerecht wird dem Ganzen gegenüber. Weil, es wird immer mehr an Energie, je weiter dann das Alter fortschreitet, das ist einfach so, Krankheit noch dazu und und und. Also, das wäre es .., aber versuchen auf jeden Fall. Da kann ich den Ratschlag nur geben, wenn es denn einer ist. Mensch, tauch mal ein, mach`s mal. Dann siehst du. Und du wirst auch sehen, du kannst wachsen für dich selbst. Also ich würde nicht sagen: Mach bloß nicht, sondern ich würde sagen: Versuch auf jeden Fall, also versuchen musst du. Was es sonst für Hilfen gibt oder so, auch sagen oder sehen: Guck, dass du dir vielleicht wirklich auch organisierte Hilfe dazu holst, wenn du merkst, es wird langsam zu viel."

Schon hier wird eine zuversichtliche, optimistische Grundeinstellung deutlich, die es ermöglicht, Herausforderungen positiv zu bewältigen und auch bereichernde Aspekte der Pflege („Wachsen für dich selbst") zu erleben (vgl. Kapitel 6.7).

6.6 Pflegestil

Einige der bereits im vorherigen Kapitel genannten Bewältigungsstrategien finden sich nun in einem anderen Kontext bei der Beschreibung des Pflegestils der Söhne wieder.

So beschreiben Campbell und Carrol (2007: 498-500) die Herangehensweise ihrer 58 interviewten pflegenden Söhne mit den Worten *„taking charge“ (die Sache in die Hand nehmen).* Auch bei schwierigen Aufgaben zeigen diese kaum ein Zögern und handeln nach der Devise: *“They just did what had to be done”.* Die oben dargestellten Ergebnisse, die das pragmatische, gegenwartsbezogene Problemlösungsverhalten erläutern, bestätigen dies. Die von Campbell und Caroll (ebd.) beschriebene Einstellung *„Whatever comes up, just do it and things will work out”* kann dabei den Autoren zufolge als Zeichen des „hegemonialen Männlichkeitsbildes“ gedeutet werden. Sie vermuten, dass die Beibehaltung des typisch männlichen Verhaltens, Verantwortung zu übernehmen, dazu dient, das nicht-typische Verhalten Pflege zu rechtfertigen.

Russell (2007) geht ebenfalls davon aus, dass sich der männliche Pflegestil von der Herangehensweise pflegender Frauen deutlich unterscheidet. Er betont dabei, dass Männer oftmals traditionelle Werte der Arbeitswelt mit der Pflege mischen[115]. Laut Russell neigen Männer dazu, Pflege als Arbeit zu rahmen und diese entsprechend zu organisieren, was in einem *„mangagerial style of caregiving“* resultiert. Zu diesem lässt sich Folgendes sagen:

6.6.1 Der männliche Pflegestil – managen & organisieren?

Thompson (2005) stellt sich die Frage, was besonders bzw. einzigartig am Stil männlicher Pflege ist („*What's Unique About Men's Caregiving?*“). Als Antwort beschreibt er ein professionelles Modell männlicher Pflege. Zu

[115] Auch dies wurde bereits deutlich (Coping 6.5.10), und kann durch eine weitere Aussage Herr Herrmanns bestätigt werden (63-65: „S'isch nit anders, wie früher mit dem Betrieb“), der seinen Pflegetag wie zuvor seinen Arbeitstag inklusive Arbeitsweg und Mittagspause organisiert.

diesem Zweck sammelt er Hinweise dafür, dass Männer sich der Pflege professionell und aufgabenorientiert nähern (vgl. Fitting et al. 1986).

- Pflegende (Ehe-)männer betonen die Wichtigkeit von *„control"* (Kontrolle, Steuerung, Leitung – Miller 1987).
- Pflegende Männer führen die Pflege auf möglichst effektive Weise aus, ohne sich von der Rolle vereinnahmen zu lassen (Skaff & Pearlin 1992).
- Pflegende (Ehe-)männer neigen zur „Segmentierung": Auf der einen Seite nehmen sie die Aufgabe vollkommen auf sich, bis es nicht mehr geht (Kramer 2000), haben ein Gefühl von „constant activity" (Navon & Weinblatt 1996) – auf der anderen Seite gehen sie davon aus, dass Pflege niemals das ganze Leben und alle Persönlichkeitsanteile komplett bestimmen darf („compartmentalizing").

Thompson (2005) erkennt, dass manche Männer die Rolle eines „Case Managers" übernehmen, der die Pflege koordiniert, zahlreiche Angebote „orchestriert" und sich um das Wohlbefinden der Pflegebedürftigen sorgt und kümmert, ohne selbst persönliche Pflege zu übernehmen. Deutsche Studien bestätigen diese Auffassung. So betonen Lambrecht und Bracker (1992: 14) die Rationalität und Instrumentalität des männlichen Pflegestils:

> „Männer haben bezüglich der Organisation des Alltags und der Pflege einen instrumentellen Umgang und eine rationale Herangehensweise. Dadurch sind sie in der Lage, den Alltag „durchzuorganisieren" und die Möglichkeit zur Distanzierung zur Pflegesituation zu entwickeln."[116]

Gieseke (2006) bemerkt bei seinen interviewten pflegenden Männern einen großen Grad an Organisiertheit und Disziplin, auch was den eigenen Tagesablauf betrifft[117] und Senf (1995: 35 f.) spricht von einer „straffen Durchorganisation", die teilweise „überformalistische Züge" annimmt. Es gehe mehr um die Übernahme von „Pflegemanagement" – weniger um die Übernahme von „Pflegeleistung". Ein Ausschnitt der tabellarischen Inhaltsanalyse kann zeigen, dass entsprechende und bestätigende Aussagen auch von den hier interviewten Söhnen getroffen werden:

[116] Auf ebendieses Zitat von Lambrecht & Bracker verweist auch Rumpf (2007: 92) und warnt berechtigterweise vor jeglicher Form der „stark generalisierenden Tendenz, Geschlechterunterschiede zu verabsolutieren".

[117] Gerade dies rufe häufig Konflikte mit professionellen ambulanten Diensten hervor (ebd.).

Tabelle 18: Professioneller Pflegestil – Kernaussagenübersicht

Textstelle/Zitat	Kategorie
„[…] wie ich es jetzt **gemanagt** habe“ (Sommer 25)	Management
„Das hat sich jetzt so ergeben, dass ich meine Mutter eher **manage**.“ (Sommer 30)	Management
„Das manage ich ja auch. […] ich muss die **Abrechnungen** machen, muss gucken, dass das Geld wieder rein kommt.“ (Sommer 40)	Finanzielle Planung und „Setzung des Haushaltsrahmens“
„Muss man halt gucken, dass man die Sozialstation oder halt andere Familienmitglieder **einbindet**.“ (Best 11-12)	Letztendliche Verantwortung für Orchestrierung, Einbindung, Delegation
„Man muss natürlich in der **Tagesplanung** oder Wochenplanung halt das immer berücksichtigen oder jetzt auch Wochenende oder Urlaub.“ (Best 20)	Organisation bei Abwesenheit
„**Absprache** zu treffen und eh .. ja und da halt die Versuche da eben im Speziellen zu **klären**, was ist möglich und so.“ (Pohl 9-11)	Absprachen mit professionellen Diensten
„Sicherlich muss man gucken, was kann man noch so an Hilfen einbinden und wo sind noch **Ressourcen anzapfbar**.“ (Pohl 39)	Einbindung und Delegation
„Also ich muss da auch wirklich **achten** auf alles. Also da muss man auch ziemlich hinterher sein. Weil es ist irgendwie unheimlich schnell eine Nachlässigkeit da, also wenn man da nicht **kontrolliert** .. und ich gelte auch immer so als der **Ansprechpartner** erstmal.“ (Strand 14-17)	Kontrolle Ansprechpartner
„Des sind dann halt die Tage, wo du dir einen **Plan** machst, wo de den Plan dann vergessen kannst.“ (Herrmann 18)	Strukturiertheit, Planung von Tagesabläufen: Verärgerung bei Störungen

Interessant ist, dass einige der Söhne, die ihren Aufgabenbereich im Pflegemanagement sehen, auf die Bezeichnung „pflegender Sohn/Angehöriger“ irritiert reagieren und diese ablehnen[118]. Pflege wird von diesen Söhnen oftmals definitorisch mit „Körperpflege“ gleichgesetzt und diese hier eher delegiert: „und da hatte ich jetzt weniger mit zu tun“ (Pohl 41). Der Begriff „Pflege“ stößt auf Widerspruch, möglicherweise auch ein Grund, warum

[118] - vor allem, da seitens einiger im Vorfeld der Interviews kontaktierter professioneller Dienste eher die Vermutung geäußert wurde, Söhne würden sich als „pflegend“ bezeichnen, auch wenn ihr Beitrag eher gering ist.

zahlreiche Angebote, die explizit für „pflegende" Angehörige ausgerichtet sind, nicht angenommen werden.

> „Immer wenn wenn Sie den Begriff Pflegen erwähnen denk ich einfach immer an was anderes ja, also ich bin eher so ... wir managen das irgendwie so ja, betreuen ja, ... pflegen . pflegen betreuen." (Löffler 73-74)

Eine stimmigere Selbstdefinition kann wie folgt aussehen:

> „Ich würde mich zunehmend bezeichnen als einen Sohn, der die häusliche Pflege sicherstellt." (Sommer 30)

Gerade von Frauen werde dieser Pflegestil oft als kalt und lieblos aufgefasst, so Thompson (2005).

6.6.2 Der männliche Pflegestil – managen & sorgen?

Sowohl Thompson (2005) als auch Russell (2007) weisen allerdings auf eine kleine Anzahl von Studien hin, die erkennt, dass auch Männer häufig emotionale genauso wie instrumentelle Unterstützung leisten (vgl. Kapitel 6.2). Die dort beschriebenen pflegenden Männer verbinden traditionelle Männlichkeit und die Werte der Arbeitswelt mit einer emotionalen Pflege. Somit beinhalten diese Pflegemodelle sowohl *„management"* als auch *„nurturing"* (im Sinne von sorgen, pflegen). Russell (2007) geht davon aus, dass gerade diese Elemente der Pflege die Männer dazu befähigen, kompetente und effektive Angehörige zu sein. Die Verbindung von Emotionen und Management sei zum einen kompatibel mit der männlichen Identität, zum anderen wirke es weniger „lieblos" als das „reine Management" und ermögliche die Chance, Erfahrungen mit der Pflege zu machen, *„that are rich and rewarding, not merely drudge and misery"* (vgl. Kapitel 6.7).

So finden sich auch in den vorliegenden Interviews zahlreiche Hinweise auf emotionale Pflege. Pflege ist – für einige Söhne – weit mehr als das „rein Pflegerische", das Körperliche (Roth 57). Es geht ihnen um Sorge und Fürsorge (Sommer 94), dabei sei Körperpflege als der praktische Teil „nur nebenbei", es gehe darum, „was man noch für die alten Eltern tun kann". Herr Peters nähert sich seiner Mutter mit viel Sensibilität und Gespür für ihre Gefühle, auch wenn Äußerungen nicht mehr möglich sind:

„Aber ich denk, des spürt sie schon, dass dass .. dass jemand um sie rum ist und da kann sie sich doch verlassen, dass jemand da ist." (117)

Trotz aller notwendigen Organisation und Planung ist darüber hinaus die Zuwendung zum Pflegebedürftigen und die Orientierung an dessen Bedürfnissen ausschlaggebend:

„Also Pflege ist .. mehr, viel mehr als das körperlich Notwendige da zu machen, das Reinigen oder sonst was. Pflege ist für mich die Hinwendung. Ja. Diese seelische. Das man auch ein Ohr hat und zuhört. Auf den eingeht und auch mal sowas macht, was gar nicht in irgendeinem Plan steht. Wenn ich weiß, des und des, da freut er sich drüber, dann guck ich halt, das ich des auch machen kann. Sowas ist für mich auch Pflege. Nicht nur dieses, diesen Katalog." (Vogel 77-79)

Es geht darum, den pflegebedürftigen Eltern das Leben „leichter" und schöner zu machen. Dies sollte laut Herrn Bergmann (79-80) „*dann sollt man das schon mit L- also schon mit*" gemacht werden. Wie bereits festgestellt fällt es ihm schwer, dass Wort „Liebe" auszusprechen, aus dem Kontext wird aber eindeutig klar, wie emotional besetzt für ihn die Pflege seines Vaters ist.

Einige Studien (z.B. Miller & Cafasso 1992) lassen erkennen, dass Männer mit dem zuletzt dargestellten Ansatz einer Mischung aus Emotion und Management weniger belastet sind. Er biete einige Vorteile (vgl. Russell 2007):

- Er schützt vor psychischer Beeinträchtigung und Burnout.
- Er ermöglicht mehr Kontrollempfinden und ein größeres Gefühl der Selbstwirksamkeit.
- Auszeiten sind eher möglich, so können außerhäusliche Aktivitäten leichter aufrecht erhalten und ausgleichende Interessen wahrgenommen werden.

Auch Senf kritisiert, dass der männliche Stil gerade von Frauen häufig als ausweichendes Verhalten, als ein „Sich-Drücken-Wollen" ausgelegt wird (1995: 25 ff.). Dabei seien

„diese Managementleistungen in ihrem Wert keineswegs zu unterschätzen und können – je nach Sorgfalt, Qualität und Fürsorglichkeit – für die eigentlichen Hauptpflegepersonen deutlich entlastende Wirkung haben."

Ein passendes Zitat von Herrn Sommer belegt, dass auch er der Überzeugung ist, durch den Wechsel hin zu einem Organisationsstil eine drohende Überlastung vermieden zu haben.

„Es ist wesentlich aber schon ein Organisieren und Managen. Ich bin auch der Überzeugung, wenn ich es so verstanden hätte und so weitergemacht hätte wie am Anfang, dass ich wahrscheinlich heute anders reden würde. [...] ich [wär] total .. drin in dieser Mühle." (Sommer 32-35)

6.6.3 Der männliche Pflegestil – ... und noch viel mehr!

Trotz eindeutiger Hinweise auf eine Vielzahl pflegender Söhne, die dem dargestellten Organisationsmodell in unterschiedlichen Ausprägungen entsprechen, ist es wichtig zu erkennen, dass auch dies nur eine von verschiedenen Möglichkeiten ist, den Herausforderungen der Pflege zu begegnen.

Als Beispiel soll Harris (1998) zitiert werden, die eine Typologie pflegender Söhne entwickelt. Der „*Strategic Planner*" wendet seine im Berufsleben erworbenen Fähigkeiten und Kenntnisse in der Pflege an, managt, plant und entwickelt Strategien zur Aufrechterhaltung der Situation. Pflege sieht er als besonderes Projekt an, das gemanagt und beaufsichtigt werden muss, in das er aber emotional involviert ist. Auch Harris sieht diesen Typ Sohn, der dem beschriebenen „Manager" entspricht, als eine mögliche Facette. Weitere sind:

- „*The Dutiful Son*" (der pflichtbewusste Sohn): ein überwältigendes Pflichtgefühl motiviert ihn – obligatorisch – zur Übernahme der Verantwortung und der Pflege.
- „*The Son Who Goes the Extra Mile*" (der Sohn, der sich besonders anstrengt): gibt immer 110 %, zieht zu den Eltern bzw. holt diese zu sich, verhält sich ähnlich wie ein pflegender Ehemann, bringt Opfer und lässt sein eigenes Leben zum Stillstand kommen, wobei er wenig Hilfe von außen annimmt.
- „*The Son Who Shares the Care*" (der Sohn, der die Pflege teilt): bildet ein „Team" mit Ehefrau oder Geschwistern. Diese sind gleichberechtigte Partner mit sich oftmals ergänzenden Aufgaben, bei denen jeder Beitrag anerkannt wird.

Auch im Rahmen des dieser Arbeit vorhergehenden Forschungsprojektes wurden mit Hilfe einer tiefenhermeneutischen Auswertung typische Pflegesituationen charakterisiert. Diese können hier nur überblicksartig dargestellt werden (vgl. ausführlicher Herrenbrück, Klott & Würges 2008):

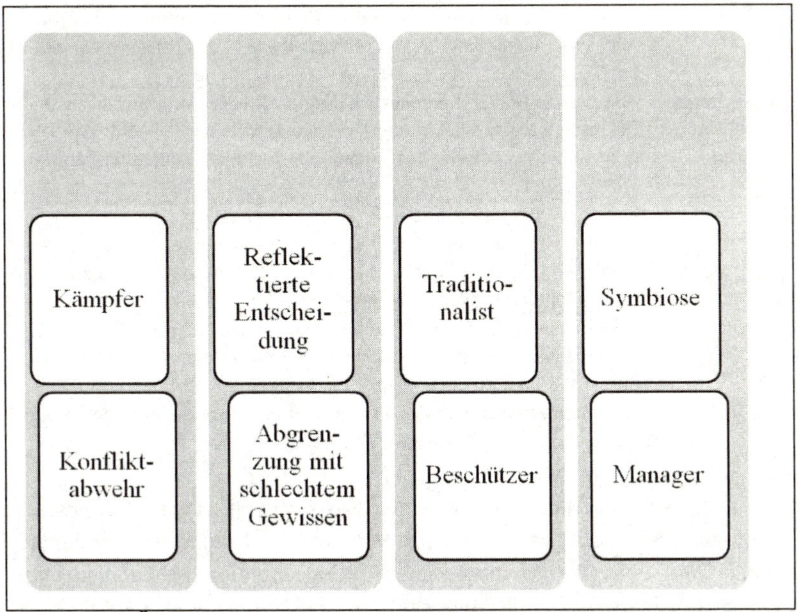

Abbildung 6: Übersicht über die typischen Pflegesituationen

Tabelle 19: Erläuterung über die typischen Pflegesituationen

Kämpfer	Immer wieder neue Auseinandersetzungen um das Wohlergehen des Pflegebedürftigen – gegen diesen selbst, gegen Familie, Umwelt, Gesellschaft. Dieser ewige Konflikt lässt pflegende Söhne resignieren, lässt sie die Rolle hoffnungsloser Opfer annehmen oder wird in Aggressionen umgesetzt.
Reflektierte Entscheidung	Besondere Familienorientierung, Entscheidungen und Pflege als Angelegenheit aller. Hohe Bedeutung von Austausch und Kommunikation. Bereichernde Aspekte in der Pflege werden erkannt, Grenzen zugegeben und gezogen: das Pflegesetting wird überdacht und notfalls erweitert.
Traditionalist	Familienorientierung und -zusammenhalt, Eingebundensein in familiären Kontext, ländlich-dörfliches Umfeld, konservative Grundeinstellungen, Werte und Normen. Pflegetradition.
Symbiose	Gemeinsamer Haushalt, Pflege als gemeinsame Herausforderung („eingespieltes Team"), passiv-abwartend, enge Beziehung, Einschränkung bis hin zur Aufgabe des eigenen Lebens. Wechselseitige Abhängigkeit.

Konfliktabwehr	Konflikte werden durch unterschiedliche Strategien abgewehrt (bagatellisieren, ausweichen…) damit Belastungen der Pflege nicht offenkundig werden.
Abgrenzung mit schlechtem Gewissen	Ausufernde Forderungen des Elternteils. Eigene Grenzen (gesundheitlich etc.) werden erkannt, die Umsetzung fällt schwer. Selbstvorwürfe und schlechtes Gewissen, innere Zerrissenheit. Verantwortung mit Distanz.
Beschützer	Der Sohn sieht sich in der Rolle des Beschützers, der – häufig aus Pflichtbewusstsein und um seine eigene Kernfamilie zu entlasten – die Verantwortung der Pflege auf sich nimmt und diesen Druck schwer auf seinen Schultern spürt. Selbstverständlichkeit.
Manager	Pflege als Aufgabe, die organisiert und an die richtigen Partner delegiert werden muss. Ansprechpartner. Kontrolliert und souverän, emotionaler Abstand zur Pflegesituation, strukturiert, informiert. Erleichert die Aufrechterhaltung der Pflegesituation über einen längeren Zeitraum, ohne sich selbst ganz und gar „aufzuopfern".

Interessant sind deutliche Ähnlichkeiten zu der von Harris entworfenen Typologie. „Manager" und „Strategic Planner" sind annähernd deckungsgleich. Die Söhne der „symbiotischen" Pflegesituation gehen die „extra mile". In „reflektierten" und „abgrenzenden" Situationen wird die Pflege oft „geteilt" und Entscheidungen gemeinsam getroffen. Aspekte der Verantwortung und des Pflichtgefühls finden sich speziell in „traditionellen" und „beschützenden" Situationen.

Abschließend wird es interessant sein zu sehen, wie sich der Pflegestil von Brüdern und Schwestern unterscheidet.

6.6.4 Pflegestil – im Geschwistervergleich

Dabei soll am Beispiel des langjährigen Forschungsprozesses von Sarah Matthews nachgezeichnet werden, wie unterschiedlich Herangehensweisen an die Pflege gedeutet werden können, insbesondere wenn es um Gender-Unterschiede geht und Forscherinnen den Stil männlicher Probanden interpretieren.

a) 1988 interviewten Matthews und Rosner 50 Schwesternpaare (mit mindestens einem Elternteil über 75 Jahren) zur Situation der Eltern und der

Verteilung der Verantwortung mit möglicherweise vorhandenen weiteren Brüdern. Sie entwickelten eine Typologie der Partizipation an der Pflege mit folgenden Ausprägungen:

- **Routine participation**: regulär, regelmäßig, zahlreiche Aufgaben.
- **Back-up style**: Geschwister, die da sind, wenn die anderen Hauptpflegepersonen sie brauchen, die einspringen, die tun, wonach sie gebeten werden, aber ohne eigene Initiative.
- **Circumscribed style**: Auf diese Geschwister kann gezählt werden, aber ihr Engagement hat klare Grenzen. Vorhersehbar und verlässlich, aber limitiert.
- **Sporadic style**: Geschwister, die dann aktiv werden, wenn es ihnen passt. Unverlässlich, aber dennoch wertvoll.
- **Dissociation style**: Vorhersehbares Sich-Heraushalten, Nicht-Engagieren.

Dabei beschrieben die Schwestern ihre Brüder meist entweder als „*circumscribed*" oder „*sporadic*".

b) 1995 wurden von Matthews Interviews mit 50 Geschwister-Netzwerken geführt, die jeweils nur eine Schwester beinhalten.
Als Ergebnis lässt sich festhalten, dass die einzige Schwester typischerweise zuständig ist, sie fühlt sich zuständig und wird auch als zuständig betrachtet.

- Manche der Brüder sehen ihren Part darin, den Anweisungen der Schwestern zu folgen und ihr zu „assistieren". Sie warten darauf, um Hilfe gebeten zu werden und erfüllen die Erwartungen der Schwestern kaum:
  - Eine Schwester: „If I need something for Mom, he will help if I ask, but only if I ask. He may not always agree with my course of action, but I make the final decision. He may do this or that, like he cut the hedges, but he left the branches on the ground." (315) – Es entgegnet der Bruder: "She feels no one can do it like she can; consequently all burden falls on her." (ebd.)
  - Merrill (1997) zeigt, dass die von ihr interviewten Schwestern kaum etwas Positives über ihre Brüder zu sagen haben. Sie halten sie nicht für kompetent genug, die Eltern zu unterstützen und beschweren sich gleichzeitig über mangelnde Unterstützung: „I woudn't leave my worst enemy with my brother. He is more than irresponsible." (56) „They [the brothers] wouldn't even know how to take off her bra!" (37)
  - Am Beispiel Herr Löfflers wurden weiter oben bereits Unterschiede zu seiner Schwester hinsichtlich der Einstellung zur Pflege ersichtlich. Ein Abschnitt zu seiner von der Schwester kritisierten lässigen „Oberflächlichlichkeit" und deren 120-Prozent-Anspruch verdeutlichen den Konflikt, der entsteht, wenn der Bruder Aufgaben (Fleck auf Jacke der Mutter) einfach nicht sieht:

  - „.. weil meine Schwester ist auch ist auch (doppelt so?) ehrgeizig ja, . wenn jemand ihr sie will lieber den ganzen Haushalt 120-prozentig haben ja, sag ich du, . das musst du lockerer sehen ja, manche Dinge ja, . ja, deswegen läuft's Wasser lang nicht bergauf ja, […] und nicht immer den Anspruch […] „ha das müsste der selber sehen" ja und so ne, das ist verstehen Sie, mir ist mir ist das egal, wenn . wenn ich jetzt mit meiner Mutter unterwegs wär und sie hätte so ein Fleck (?) drauf ja komm mach's . ne, Deckle drüber und so ja, es gibt viel schlimmere Dinge ja" (Löffler 59-62).
- „Lösungen" der Brüder werden nicht akzeptiert, die Schwestern folgen ihrem eigenen Plan.[119] Sie sind als Frauen die „Expertinnen" und wissen, was zu tun ist. Wird dieser Expertenstatus von den Brüdern nicht anerkannt, verzichten Schwestern auf deren Anerkennung und Dankbarkeit.
- Beiträge der Brüder werden von beiden Seiten als weniger bedeutend und nicht als „echte Pflege" eingeschätzt. Auch Brüder, die eine große Bandbreite an Aufgaben übernehmen, verneinen, dass sie etwas besonders Nützliches tun und erscheinen dadurch als weniger verantwortlich.[120]

c) 1998 führten Matthews und Heidorn Interviews mit 49 Brüderpaaren ohne Schwestern.

Ein wichtiges Ergebnis dieser Untersuchung wurde bereits angesprochen (vgl. Kapitel 6.4.6): Söhne definieren ihre Eltern als autark und versuchen, diese Unabhängigkeit bei „Bedrohung" – auch mittels professioneller Dienste – wieder herzustellen, während Töchter die Abhängigkeit der Eltern eher akzeptieren und ihre Leistungen erhöhen (ebd.: 278). Weitere aufschlussreiche Ergebnisse:

- Als Folge dessen sehen die Brüder ihre Eltern als „*in charge*": sie erwarten, um Hilfe und Unterstützung gebeten zu werden, die Eltern sollen die Aufgaben der Brüder koordinieren. Sie werden als fähig betrachtet, Entscheidungen über die Involvierung der Söhne selbst zu treffen.
- Brüder koordinieren ihre Aufgaben weniger untereinander, sondern mehr über die Eltern. Sie verhalten sich nicht wie ein „Team von Brüdern" sondern als „Söhne", die auf elterliche Nachfrage nach Unterstützung reagieren (*filial duty*,

---

[119] Vgl. Studien zur Beziehung Ehemann – Ehefrau: Männer, die im Haushalt „helfen", folgen den Instruktionen, warten bis ihnen gesagt wird, was sie zu tun haben.

[120] Eine Aussage von Herrn Bergmann als Bestätigung der Bagatellisierung: „Ich mein ich mach ja auch keine so viel Sachen mach ich ja auch nicht ich tu halt eben des . die Kleinigkeiten da machen . auf den Topf setzen und mal das Essen in den Mund stecken also so . viel . ( ) nicht mehr." (Bergmann 11)

ebd.: 280). Töchter dagegen betrachten sich selbst gleichzeitig als Tochter und als Schwester, als Teil eines Familiensystems (*familial duty*).

Matthews und Heidorn stellen die Hypothese auf, dass Brüder das ungefragte Anbieten von Hilfe als „feindlich" empfinden, da es Statusunterschiede in der Beziehung impliziere. Für Schwestern sei es eher ein Zeichen der (Für-)Sorge.

d) 2002 wertet Matthews weitere Interviews mit 149 Geschwisterpaaren (davon 99 Brüder), die ihre Eltern unterstützen aus.

Sie gelangt zu der wichtigen Erkenntnis, dass vielen (auch ihren eigenen) Studien eine implizite Vorannahme zu Grunde lag, die einen „besseren" und einen „schlechteren" Pflegestil unterschied. Als „besser" werde stets derjenige pflegende Angehörige betrachtet, der *mehr* pflegt, die geleistete Anzahl an Stunden werde stets als angemessen und nötig für die Bedürfnisse des/der zu Pflegenden betrachtet:

> „An underlying assumption in much of the research on parent care is that an appropriate response is inherent in a specific need – that **if someone spends eight hours helping a parent, it is because the parent requires eight hours of assistance**. In fact, there are many ways to respond to particular needs, and there is likely to be disagreement about which is best." (Matthews 2002: 123) „An implicit assumption in the caregiving literature is that there is a 'best practice' for meeting parents' needs. [...] **Furthermore, more help is generally viewed as better than less help."** (Matthews 2005: 239, Hervorhebung durch die Verfasserin).

Wie bereits deutlich wurde haben Brüder und Schwestern jedoch unterschiedliche Auffassungen darüber, was "*best practice*" sei. Rückblickend auf die Ergebnisse von 1988 erkennt Matthews nun, dass die mit Brüdern geführten Interviews die genannten Stile nicht negieren, aber deutlich zeigen, wie abwertend und herabsetzend die Typologie „*sporadic*" und „*circumscribed*" ist, die allein aus Sicht der Schwestern getroffen wurde und deren Prinzipien entspricht.

> „Brothers may have been described as participating in *what appeared to their sisters* to be *circumscribed* and *sporadic* ways because they were responding directly to their parents request for assistance, bypassing their sisters.[...] To label brothers' participation as 'circumscribed' or 'sporadic', however, captures the perception of sisters rather than those of brothers. [...] 'Obedient' better captures

> brothers' willingness to respond to their parents request." (Matthews 2002: 140-143)

Die weibliche Pflege werde als „Standard" betrachtet, Söhne daran gemessen – und für weniger bedeutsam befunden. Dabei sei für Söhne gerade ihre Zurückhaltung in der Unterstützung ein wichtiges Zeichen ihrer Fürsorge:

> „Ironically, sons' 'failure' to provide as much help to parents as daughters may be evidence of how much they care rather than how little." (Matthews 1998: 285)

Matthews (ebd.) gibt in diesem Kontext sogar zu bedenken, dass die vorzeitige und übermäßige Pflege der Töchter zur Abhängigkeit der Eltern beitragen könne. Sie verweist auf Untersuchungen, die belegen, dass Über-Unterstützung zu Depressionen führen könne und gefährlicher sei als Unter-Unterstützung.

Die drei im Laufe ihrer Forschung beobachteten Unterschiede zwischen Töchtern und Frauen fasst Matthews zusammen in:

1. „Waiting to be asked" vs. "Monitoring"
2. "Adult child" vs. "adult sibling"
3. "Promoting independence" vs. "Accepting dependence"

Ihre Ergebnisse können erklären, warum Söhne "weniger" pflegen, warum sie eher die Rolle eines „Case-Managers" übernehmen, warum ihre Beiträge oft als „intermittierend" eingestuft werden und warum sie ihre Leistungen untertreiben. In der Pflegesituation als „weibliche Domäne" setzen sich zumeist die Schwestern mit ihrem Pflegestil durch. Dadurch werden Brüder daran gehindert, selbst tätig zu werden. Matthews (2005: 243) führt als Beispiel eine Schwester an, die bereit ist, die pflegebedürftige Mutter zu sich zu nehmen, wodurch der Sohn davon abgehalten wird, einen Platz des betreuten Wohnens zu finden, bei dem die Mutter weniger abhängig wäre.

Die Populär- und Ratgeberliteratur spiegelt den Ansatz pflegender Töchter häufig wieder. So findet sich folgender Abschnitt in einem Selbsthilfebuch für pflegende Töchter (Norris 1988, z.n. Walker 1992: 37). Er wendet sich an die Männer, deren Frau oder Schwester jemanden pflegt:

> „Try to imagine what your wife or sister is going through... Don't tell her to do less because perhaps she can't. You see, she is not trying to help, she is trying to please. She's not only trying to be a caregiver, she is trying to be a daughter. ... You can't help more because you're already acceptable in your parents' eyes. You can't do more because *you* can't be a daughter."

Der Stil pflegender Töchter wird als unvermeidlich und richtig dargestellt. Bemühungen der Söhne, einen anderen Weg zu gehen, seien nicht möglich.

Abschließend zur Analyse des Pflegestils der interviewten Söhne soll auf eine Schlussbemerkung von Senf (1995: 87) verwiesen werden, die den in dieser Studie gemachten Erfahrungen entspricht:

> „Sehr beeindruckend war auch der Umgang mit der Pflege und den damit verbundenen Problemen. Das Einhalten einer gesunden Distanz, u.a. durch das Schaffen von persönlichen Freiräumen, sowie die Organisation des Pflegeablaufs seien (…) exemplarisch hervorgehobene Punkte, die sicherlich nicht bei allen Männern zutreffen, die sich aber als Trend abzuzeichnen scheinen. Sicherlich haben Männer in einigen Aspekten günstigere ‚Startbedingungen' als pflegende Frauen. So haben Männer eben eher die Freiheit ‚Nein' zu sagen, sich Hilfen dazuzukaufen oder eben ihre Freiräume wahrzunehmen. Es wäre/ist jedoch fatal, ihnen genau dieses zum Vorwurf zu machen. Vielmehr handelt es sich hier um Verhaltensweisen, die einen gesunden und damit besseren Umgang mit dem Pflegeprozeß ermöglichen. ‚Besser' darf hier nicht als ‚Abwertung' der anderen Pflegenden verstanden werden, sondern als ‚Aufwertung' derjenigen, denen solche Verhaltensweisen gelingen."

Dieser Paradigmenwechsel rückt die Stärken der Söhne in den Blickpunkt. Die Darstellung der Forschungsergebnisse von Matthews macht die Gefahr für ForscherInnen deutlich, sich auf Informationen „aus zweiter Hand" zu stützen und zeigt die Gefahr der einseitigen Wahrnehmung der Situation der Söhne nur aus Sicht der Schwestern.

6.7 Gewinne

Bereits in Kapitel (6.5) wurde darauf hingewiesen, dass die positive Bewältigung von Herausforderungen es ermöglicht, bereichernde Aspekte der häuslichen Pflege zu erleben. Im vorherigen Kapitel (6.6) wurde die Meinung zitiert, dies könne insbesondere durch einen Pflegestil, der Organisation und Gefühl miteinander verbindet, erfahren werden. Diese möglichen „Gewinne" (in der amerikanischen Literatur *gain, rewards* und *satisfaction)* werden nun in den Blick genommen.

1. Harris (1998: 347) berichtet von der **Dankbarkeit** pflegender Söhne, sich **revanchieren** und etwas **zurückgeben** zu können.

„I think if she had died of a heart attack, I would never have had the chance to say to myself in some small way I had repaid her for what she did." (ebd.). Dieser Gewinn findet sich auch bei Carpenter und Miller (2005) in den Äußerungen: „*pay back*", „*final act of gratitude*" sowie „*balancing of symbolic exchange*" und wurde in der vorliegenden Arbeit bereits im Kapitel 6.1 erläutert (vgl. Lehnert 25).

2. Die Übernahme der Pflege ermöglicht es, **neue Erfahrungen** zu machen und unbekannte eigene Persönlichkeitsanteile zu entdecken.

Für Männer kann Pflege ein Weg sein, das Element der **Fürsorglichkeit** zum Ausdruck zu bringen (- insbesondere von bereits berenteten Männern werde dieser Rollenwechsel begrüßt, so Senf (1995: 75 f.).

> „Also für Bekannte, Freunde oder so was: Mensch mach mal und du wirst auch in ein ganz neues Feld eintauchen. Wenn du es vorher gar nicht kennst, dann sowieso. Dann hast du echt eine Entdeckungsreise an dir selbst vor. Nicht nur den andern zu entdecken, sondern dich selbst auch noch." (Lehnert 51-52)

3. Die von Carpenter und Miller (2005) interviewten Söhne berichten von „*purposefulness*" und „*personal growth*".

Sinn und persönlicher **Wachstum** werden auch bei Harris (1998) thematisiert:

> „After being in this for a while, you start thinking what is the purpose [in life], and maybe the purpose is giving instead of getting. And so you give in some small way to somebody else who's important to you." (ebd.).

Auch Herr Lehnert (47) stellt fest: „Und du wirst auch sehen, du kannst wachsen für dich selbst."

4. Gleichzeitig schätzen die Söhne, durch die Pflege eine **intimere und engere Beziehung zum pflegebedürftigen Elternteil** zu erreichen (Bujssen 1997).

So beschreibt auch Herr Roth, durch Krankheit und Sorgetätigkeit neue Seiten an seiner Mutter kennen lernen zu dürfen:

> „Ja, ich würde sagen, ich lerne meine Mutter jetzt irgendwie von einer anderen Seite kennen. Ich würde sagen, sie wird jetzt ihrer Mutter immer ähnlicher, die sie ja auch gepflegt hat. [...] Sie läuft also immer mehr auch auf ihre Mutter raus, ihre Heiterkeit, ihre Fröhlichkeit. Je mehr sie also aus der äußeren Welt

abtritt, kommt dieses Innerliche. [...] Ich lerne jetzt eine andere Seite von ihr kennen." (Roth 34-37)

5. Wie bereits im Kontext des Copings (6.5) gesehen, entwickeln manche Söhne einen großen **Stolz** auf ihre Leistung – wie Herr Schneider (42) über die Verhinderung des Wundliegens als Zeichen guter Pflege.

Dies findet sich in der Literatur bei Carpenter und Miller (2005) bestätigt. Dankbarkeit und Anerkennung sowie das dadurch erwachsende **Selbstbewusstsein** sind positive Elemente der Pflege, die Kraft und Durchhaltevermögen spenden.

„Ja, es kommt irgendwie vom Emotionalen her sehr viel zurück. Ich bin ein Mensch, der .. allen hilft. Und wenn ich einen dankbaren Blick sehe oder so was, das tut mir gut. Also ich brauche jetzt nicht: ‚Du bist der Größte, Beste' oder all so was. Eh, und diese Blicke, die sie ab und zu .., und wenn ich dann nicht dabei bin oder die Ärztin kommt und so: ‚Ach, ich habe einen guten Sohn, ich fühl mich ja wohl' und so und .. ja, die hat ja im Pflegeheim nichts gegessen, das hat ihr ja nicht geschmeckt. ‚Ich freu mich, wenn ich wieder heimkomme, mein Sohn kann viel besser kochen.' (Schneider 39)

6. Lob von außenstehenden (besonders auch professionellen) Personen über erworbenes Wissen und Können ist dabei eine wichtige **Anerkennung**.

Das Gefühl eigener Fachlichkeit und Qualität bestärkt in der Tätigkeit.

„Aber ansonsten .. also, ich habe ein gutes Gefühl, das ist das, wo wir wieder zum Positiven kommen wollen. Gutes Gefühl, ich krieg auch von bestimmten Leuten und .. die Leute, die mir das dann sagen, Lob und /eh/ ich bin .. enorm gebildet dadurch. Aber nicht ein- (lacht), sondern was das angeht, auch medizinisch oder so was. Also, wenn die Frau Doktor kommt oder da war jemand dabei und der sagt: ‚Also ihr redet ja grad wie Kollegen, wenn ihr miteinander sprecht.' (Schneider 69)

Die **Zustimmung** anderer („Oh, dass du das machst, das ist schon was!") hilft „schwierige Zeiten zu überstehen" (Lehnert 43).

7. Lambrecht und Bracker (1992) sehen einen Gewinn für manche Söhne darin, durch die Pflege **nicht mehr alleine** zu sein.

Dies wird durch eine Aussage Herr Roths bestätigt, der für die Sorgetätigkeit seine „Eremitage" aufgab und durch den großen Freundeskreis seiner Mutter nun wieder soziale Integration erlebt.

„Und ich sehe da jetzt durchaus etwas Positives daran, dass sie mir jetzt quasi hilft, diese Kontakte nach außen wieder zu haben." (Roth 63)

8. Weitere Gewinne, die aus der Literatur ersichtlich sind, von den hier interviewten Söhnen weniger offensichtlich angesprochen werden, sind: ein „Gefühl der Sicherheit, Zugehörigkeit und Kontinuität“ (Carpenter & Miller 2005), die Möglichkeit, ein Vorbild für die eigenen Kinder zu sein (Harris 1998) sowie die Möglichkeit, Arbeitslosigkeit zu legitimieren (Lambrecht & Bracker 1992) bzw. einen Ersatz für die früher in der Arbeit gefundene Anerkennung.

Um die Analyse der Situation pflegender Söhne zu komplementieren wird im Folgenden untersucht, wie diese sich selbst sehen und wie sie von der Umwelt wahrgenommen werden.

6.8 Selbstbild und Fremdbild pflegender Söhne

Bezüglich sämtlicher spannender und aufschlussreicher Fragestellungen zu männlichen Rollenbildern und weiterführenden Genderfragen sei wiederum auf die Masterthese meiner Kommilitonin Almut Herrenbrück (2008) verwiesen.

In der bisherigen Darstellung wurden bereits verschiedene Einstellungen zur geschlechts-typischen Aufgabenverteilung deutlich: Während einige Söhne Haushalts- und Körperpflegeaufgaben gerne an Frau/Schwester (wenn verfügbar), abgeben übernehmen andere selbstverständlich alle anfallenden Tätigkeiten.

Herr Vogel berichtet, zunächst selbst davon ausgegangen zu sein, dass Frauen für die Pflege und Sorge generell besser geeignet seien. Im Laufe seiner Erfahrung (insbesondere mit professionellen Pflegern, aber auch in der eigenen Häuslichkeit) hat er diese Meinung revidiert. Nachdem er sich alle notwendigen Fähigkeiten angeeignet hatte, sei er nun ebenso gut dazu in der Lage:

> „Vielleicht könnte sie [die Schwester] des eine oder des andere ein bisschen besser wie ich. Oder vielleicht auch nicht. Kann's nit sicher sagen. Man meint des jedenfalls, denk ich, dass man meint, die Frauen könnten des besser, so ne Pflege. Ich weiß nicht, ob des in einem drin ist. [...] Ich selber glaub nicht, dass ich's schlechter mach als ne Frau. Ich selber seh die Unterschied irgendwie nit. Vielleicht gibt's die, ich weiß es nit. Ich hätt's anders gedacht, bin inzwischen einfach aber nicht mehr der Meinung. Also hätt ich vorher überhaupt nichts

damit zu tun gehabt, hätt ich gesagt, die Frauen machen's besser. Inzwischen denk ich des nicht mehr und weiß nicht ob's Unterschiede gibt." (Vogel 84)

Sowohl Herr Roth (79: „Und ob das dann ein Mann ist oder eine Frau, das spielt keine Rolle.") als auch Herr Vogel kommen deswegen zu der Erkenntnis, dass es für die Übernahme und gute Ausführung der Pflege nicht auf das Geschlecht, sondern auf die innere Einstellung, die von Person zu Person unterschiedlich ist, ankommt.

„Des ist eher personenabhängig, nit geschlechtsabhängig. Personenabhängig, wie jemand auf jemanden zugehen kann. Wie der innerlich eingestellt ist. Des zu machen ist nicht jedem gleich gegeben."(Vogel 85)

Mit dieser Auffassung und aufgrund der Gestaltung ihres Lebens nehmen sich die pflegenden Söhne oftmals als **„Ausnahmemänner"** (Lambrecht und Bracker 1992: 95) und **„Exoten"** (Senf 1995: 50 ff.) wahr – und werden auch von ihrer Umwelt als solche betrachtet. Dies wird bestätigt, wenn Herr Roth während des Interviews immer wieder darauf hinweist, er sei „nicht typisch", seine Meinung „nicht repräsentativ" (z.B. 27-28) und Herr Sommer mit einer Spur Stolz feststellt:

„Ich kann des schon sagen, ohne damit anzugeben, dass ich eine gewisse Ausnahmeerscheinung bin." (Sommer 94)

Da Pflege immer noch als „weiblich" definiert wird, fallen pflegende Söhne aus dem Rahmen. Durch ihren Minderheitenstatus erhalten sie vermehrt Aufmerksamkeit, erfahren zum einen größere Anerkennung und Wertschätzung (auch von professionellen Diensten), zum anderen führt dies aber auch dazu, dass ihnen die Pflege häufig nicht in vollem Umfang zugetraut wird. Dieser Zwiespalt führe zu einer hochachtungsvollen Haltung ihnen gegenüber bei gleichzeitiger Skepsis und „kritischem Beäugen" (Senf 1995: 50-54 ff.). Senf (ebd.) beobachtet bei seinen interviewten pflegenden Söhnen eine deutliche Divergenz zwischen Selbstbild- und Fremdbild. Sie würden von ihren männlichen Geschlechtsgenossen häufiger gefragt:

- Wie schaffst du das überhaupt?"
- „Willst du sie nicht lieber in ein Heim geben?"
- „Also ich könnte das nicht!"

Von Russell (2001) wird dieser Aspekt als „doppelte Bedrohung" pflegender Männer verstanden: Sie gelten als abweichend von der Norm pflegender Angehöriger, wenn sie anders pflegen als Frauen, und als abweichend von der männlichen Norm, wenn sie genauso pflegen wie diese:

> „They are judged to be deviant as caregivers if they offer types and amounts of care that differ from women, [and] are judged to be deviant as men if they care in the same manner as women."

Die Kollision der Pflegetätigkeit mit dem gesellschaftlich vorgesehenen „Mannsein" führe (so Senf ebd.) dazu, dass Männer häufiger „versteckt pflegen".

Die Analyse der vorliegenden Interviews bestätigt diese Ergebnisse. Wie bereits gesehen (vgl. Kapitel 6.5) berichten pflegende Söhne über Anerkennung und Bestätigung.

> „Also ich muss sagen, insgesamt eine sehr positive Rückmeldung. [...] Man merkt es, es ist anerkannt, dass ich das mache und viele sagen auch immer: „Ach, deine Mutter hat Glück, dass sie so jemanden hat." (Lehnert 39, auch: Peters 71-75: „dass das sehr gut sei [...] und dass es eine große Leistung wär.")

Andere Reaktionen sind als Mischung von Achtung und Skepsis zu betrachten

- "Es gibt also Bekannte, also Männer, die gesagt haben, sie könnten das nicht." (Roth 42-45)
- „Eigentlich Hochachtung nach dem Motto: Ich könnte das nicht. Und ... ja, ‚dann auch noch ne Frau und wie auch immer, inkontinent und ... wie hältst du das nur aus?', das höre ich dann manchmal." (Schneider 60-64)

während wieder andere Äußerungen der Umwelt als überwiegend negativ empfunden werden, die zur Abgabe der häuslichen Pflege raten, die Schwierigkeit der Arbeit nicht ernst nehmen oder implizit vermuten, es seien im Grunde die weiblichen Familienmitglieder, die die Pflege tatsächlich leisten:

- „'Gib doch die Alte ins Heim.' ‚Selber schuld'. ‚Komm bloß nicht und jammer.' Wobei ich nicht jammere, aber ich muss ja .. ‚Komm, na und, dann bleibst halt weg, dann ist die Alte tot, wenn du heim kommst.' Das waren alles schon Zitate, ja, ‚dann ist das Problem gelöst.' Ja, das war .. das trifft einen ins Herz. (Schneider 60)

- „Manche sehen gar nit, wie viel da dahinter steckt, des gibt's dann genauso. Die meinen, des ist ne Kleinigkeit, da mal kurz zu gucken und dann kann man wieder gehen." (Vogel 46)
- „Von außen meinen sie dann eher, meine Schwestern machen des und des. Die denken, ach des macht doch die X oder die Y und ich sag dann, nee nee, die kommen nur mal so." (Vogel 87)

Bei der Recherche nach Interviewpartnern begegnete auch Senf (1995: 74) häufig die Perspektive, pflegende Männer seien eine „Abweichung von der Norm". Diese äußerte sich in den oftmals entgegneten Fragen: *„Pflegende Männer, gibt es die überhaupt?", „Meinen Sie wirklich Männer?"* Senf erkannte hinter dieser Verwunderung die Skepsis und den Zweifel der tatsächlichen Frage: *„Meinen Sie wirkliche Männer?"*

Von Campbell und Carroll (2007: 505) wird berichtet, dass viele Frauen, auch Feministinnen, in ihren verbalen Äußerungen jegliche Merkmale und jedes Verhalten einer „hegemonialen Männlichkeit" und traditioneller Rollenbilder ablehnen. Trotzdem fänden es selbst diese Frauen schwierig, Beziehungen zu Männern einzugehen, die nicht mit dem vorherrschenden Ideal Konform gehen. Diese Erfahrung wird auch von den dort interviewten Söhnen beschrieben:

> „Women have stereotypes about a son who's involved with his mother. They all [say they] want a man that is responsible. They will all complain about [how] they want to find a guy who's responsible [but] women have problems with it. I mean, I have heard some of them underneath their breath say something about 'Oh, he can't come out tonight, he's got to take care of Mommy'." (ebd.)

Schwierigkeiten der hier interviewten Singlemänner, eine Frau zu finden (Vogel, Peters) bzw. zu halten (Strand, Schneider) können auch in dieser Tatsache ihren Ursprung haben. Immer wieder wehren sich einige interviewten Söhne (Herrmann, Lehnert) gegen das Vorurteil, „Muttersöhnchen" zu sein und sich nicht von der Mutter lösen zu können. Aufschlussreich ist auch die Erkenntnis, dass pflegende Söhne oftmals „gar keine" Reaktion auf ihre Pflegetätigkeit erfahren – weil sie kaum davon erzählen.

- I: „Was erleben Sie denn von Freunden und Bekannten für Reaktionen, wenn Sie erzählen, was sie hier machen'"
  Herr Herrmann: „**Eigentlich keine**. .." (74-75)

- I: „Was für Reaktionen begegnen ihnen denn' .. wenn Sie erzählen, dass Sie ihren Vater pflegen'"
  Her Vogel: „**Des erzähl ich ja so eigentlich nit**." (46)
- I.: „Aber welche Reaktionen haben Sie erlebt, wenn Sie Freunden, Bekannten von der Pflege erzählen'"
  Herr Strand: „**Gar keine**. Also meine Erfahrung. Also, die belastet das eher, die wollen da nichts groß wissen. Ich erzähle es auch nur so, dass sie das nicht belastet." (42-43)

Sie berichten von sich aus wenig von der Pflege, um andere nicht zu belasten bzw. aufgrund mangelnden Verständnisses für die Situation. Die oben beschriebenen männlichen Bewältigungsverhalten der Externalisierung und des Schweigens scheinen hier zu greifen. Söhne werden eher danach gefragt, wie es dem Elternteil gehe – und weniger nach dem eigenen Befinden. Fragen beschränken sich auf „Floskeln" und „Höflichkeitsformeln" – eine ehrliche Antwort wird nicht erwartet.

Dies wird auch von Herrn Herrmann beschrieben, dessen Hobbypartner eher nach Mutter und Frau fragen, von ihm selbst, den alle nur als „Macher" kennen, wird erwartet, dass er – ganz Mann – alles im Griff habe.

> „Die die Situation kenne, haja, die frage als mal nach de Mutti oder die frage nach de Frau, aber des sind mehr oder weniger Frage nach dem Gesundheitszustand. Weil die kenne den Jupp nur als den Macher. Da geht man davon aus, dass der des auch jetzt macht, mehr oder weniger." (Herrmann 74-76)

Es stellt sich die Frage, ob die Söhne dieses Schweigen negativ auffassen oder ob es ihnen eher hilft, ihr Bild nach außen als kompetent und stark aufrecht zu erhalten – und: inwiefern typische Gesprächsangebote für pflegende Angehörige aufgrund ihrer Kommunikationsbasiertheit generell für männliche pflegende Angehörige nicht in Frage kommen. Senf (1995: 37-46) gibt aufgrund ähnlicher Erkenntnisse zu Bedenken, ob pflegende Männer eventuell gar keine Gespräche zur Bewältigung ihrer Probleme brauchen. Das Gesprächsverhalten in den Interviews widerspricht dieser Annahme jedoch. Hier zeigen sich die Interviewten als sehr offen, emotional, reflektiert und gesprächsbereit[121], bedanken sich sogar für die Möglich-

[121] Eine Feststellung, zu der auch Senf (ebd.) sowie Campbell und Carroll (2007: 498 ff.) kommen.

keit der Kommunikation und berichten, „dass mir das Gespräch sehr gut getan hat“ (Sommer 90).

Der geschützte Gesprächsrahmen und das entgegengebrachte Verständnis durch die Interviewerinnen mag seinen Teil dazu beigetragen haben. Im Kontext der Bedürfnisse und der Implikationen für die Praxis (7.3) wird auf diese Ergebnisse zurück zu kommen sein.

6.9 Biografische Hintergründe

Lebensgeschichtliche Prägungen und Erfahrungen beeinflussen die Motivation zur Übernahme der Pflege sowie deren Ausführung:

6.9.1 Kriegskindheit

So berichten die drei „Kriegskinder“ (Sommer *1939, Herrmann *1943 und Lampe *1942) von den Folgen der väterlichen Abwesenheit.

- Herr Lampe antwortet mit seiner Selbstdefinition „ich bin ein **Kriegskind**“ (25) auf die Frage der Interviewerin nach dem Verhältnis zur Mutter. Das Fehlen von Geschwistern und Vater führte zu einer engen Mutter-Sohn-Beziehung.
- Herr Herrmann wuchs ebenfalls ohne Vater auf, wurde von Mutter und Großmutter erzogen und verbrachte sechs Jahre in einem Internat, als Erziehung und Vollzeitberuf von der Mutter nicht mehr miteinander vereinbart werden konnten. Schon aus dieser Zeit beschreibt er eine sehr enge, „telepathische“ Verbindung. Als die Mutter damals schwer an Leukämie erkrankt, macht er sich sofort mit dem Rad auf den weiten Weg, um bei ihr zu sein.
- Herr Sommers Familie hält eng zusammen, im Krieg erlebte Trennungen sollen kein weiteres Mal erfolgen. Besonders im Nachgespräch des Interviews vertieft er den Aspekt seiner Kriegskindheit. Er habe sich stets als Beschützer der Mutter gefühlt, wenn diese mit dem Säugling (Bruder, *1942) bei Angriffen Schutz suchte. Auch die zehnjährige Abwesenheit des Vaters trug zur Übernahme der Versorgungsrolle bei. Der Interviewte beschreibt diese Erinnerungen als sehr plastisch und nimmt an, dass sie auch die momentane Situation beeinflussen.

„Aber das ist sicher noch die Generation, die so klammert an Familie, geprägt auch durch die Kriegszeit auch, dass man da in der Familie jeder zusammenhält und darf sich nicht verlieren, aus den Augen verlieren und das sind schon, Trennungen gab's. Ich hab meinen Vater auch erst kennen gelernt, da war ich zehn Jahre schon. Auch ich war im Krieg ne Zeitlang weg von meiner Mutter, von meiner Familie, kann mich daran aber eigentlich nicht mehr richtig dran erinnern. Und manches ist so vielleicht erklärbar." (Sommer 59)

Exkurs: Kriegskindheit

Radebold (2004a: 11) bezeichnet die Angehörigen der Jahrgänge 1928/1929 - 1945/1948 als (Nach-)Kriegskinder. Von Franz, Lieberz und Schepank (2004: 49) wird an das kriegsbedingte Fehlen der Väter erinnert („Vaterdefizit"/„abwesende Väter"): „dass infolge des zweiten Weltkrieges und der zivilisatorischen Katastrophe der Naziherrschaft allein fast 5 Millionen deutsche Soldaten starben. Über sechs Jahre hinweg waren dies im Durchschnitt jeden Tag 2500 Männer – Brüder, Söhne, Ehemänner und eben auch Väter. Darüber hinaus waren Millionen deutscher Soldaten während der Kriegshandlungen über lange Zeit abwesend oder befanden sich ab 1946 in oft jahrelanger Kriegsgefangenschaft. Die, die zurückkehrten, waren häufig so schwer traumatisiert, dass sie in ihren Familien über Jahre hinweg Fremde blieben. Für ein Viertel der Kinder der Kriegs- und Nachkriegszeit in Deutschland bedeutete dies eine Kindheit ohne Vater (...)." Die Gefallenen hinterließen 1,7 Millionen Witwen, fast 2,5 Millionen Halbwaisen und etwa 100.000 Vollwaisen (Lorenz 2005: 248) und auch im Umfeld der Kriegskinder fanden sich in der Folge weniger männliche Leitfiguren.

Väter aber seien, so Franz et al. (2004: 50), wichtig zur Herstellung einer sicheren Mutter-Kind-Bindung, zur Förderung einer Lösung aus der engen, frühen Mutterbindung (separative Funktion), zur Unterstützung bei der sexuellen Rollenfindung und als Modell zur Bewältigung von krisenhaften Situationen.

Neben weiteren gravierenden psychischen Folgen der Kriegskindheit (vgl. ausführlich Bode 2004, Lorenz 2005, Radebold 2004a, b) entwickeln Söhne ohne Väter nicht selten „ein besonders inniges, teilweise jedoch erdrückendes Verhältnis zur Mutter" mit Auswirkungen auf die eigene Partnerschaft (Schulz, Radebold, Reulicke 2007). In seiner psychoanalytischen Beschreibung der Folgen der väterlichen Abwesenheit auf die Kriegskinder erkennt Radebold (2004b: 73) zum Beispiel die „delegierte Identität", als ein großes ältestes Kind früh einen Versorgungsauftrag für Mutter und jüngere Geschwister erhält, wie es auch bei Herrn Sommer offensichtlich ist.

Doch auch jenseits der Kriegs- und Nachkriegskindheit ist das Fehlen eines Vaters (wie im Beispiel von Herrn Klein) von großem Einfluss auf die spätere Mutter-Sohn-Beziehung. Dankbarkeit für die Entbehrungen und Aufopferungen der Mutter bestimmen die Gefühle ihr gegenüber:

„Ich denk /eh/ für meine Mutter war das keine leichte Zeit, .. vielleicht hat man daher auch vielleicht noch ein bisschen /eh/ oder ich sag mal . in unserem Alter schätzt man das natürlich auch was sie für uns . getan hat, ja also jeder von uns hat eine . solide Ausbildung genossen . und hat jeder heute einen ordentlichen Beruf . und /eh/ sie hat das also alles bewältigt mit einer relativ kleinen Rente." (Klein 111-113)

Reflektionen über die Interviews im Rahmen der tiefenhermeneutischen Auswertung und Typenbildung förderten zutage, dass ein großer Teil der gepflegten Mütter besonders starke Persönlichkeiten und eine für Frauen zu ihrer Zeit ungewöhnliche Biografie (Künstlerin, Fotografin, Leitungspersönlichkeiten, Geschäftsfrauen) hatten. Es kann angenommen werden, dass dies die Beziehung zu den Söhnen, diese selbst und die heutige Pflege prägte.

6.9.2 Biografische Erfahrungen mit Pflege

Auch vorherige Erfahrungen mit Pflege in der Familie wirken auf die aktuelle Situation ein. In manchen Familien besteht eine selbstverständliche über Generationen weitergegebene **Pflegetradition** („sind alle im Haus halt immer (…) gepflegt worden" Bergmann 42), wobei z.B. die Großeltern oder v.a. auch das jeweils andere Elternteil vom nun Pflegebedürftigen versorgt wurden. Frau Peters kümmerte sich um ihren Ehemann, der zwei Jahre lang schwerstpflegebedürftig war und

> „Davor hat sie ihre Eltern also meine Großeltern auch gepflegt, . sie waren /eh/ . grad nebenan, das Haus nebenan, mein elterliches Haus, großelterliches Haus, und /eh/ die hat sie auch gepflegt dann. Die konnten auch beide /eh/ zu Hause sein, ohne Heim oder so die waren auch nie soweit krank, . ja. Sind auch, haben ein hohes Alter gehabt. [...] Also man kann sagen ja, dass ich da eine gewisse Tradition fortsetze ne ja." (Peters 66-69)

Einige Söhne haben so die häusliche Pflege bereits früh kennen gelernt und führen diese Tradition nun fort. Andere versuchen die Wiederholung negativer Erfahrungen bewusst zu vermeiden:

- Herr Vogel möchte nach den Erfahrungen seiner Mutter in der stationären Pflegeeinrichtung diese dem Vater ersparen.
- Herr Pohl berichtet über konflikthafte Erlebnisse in seiner Kindheit, als die Großmutter zuhause gepflegt wurde. Dies führt zu seiner konsequenten Grenzziehung: „Da habe ich gesagt, dass will ich nicht. Das will ich in meiner Familie nicht haben, das habe ich auch nicht gut und schön erlebt. Und wegen dem haben wir dann auch gesagt: ich will meine Mutter nicht zuhause bei mir." (Pohl 31)
- Für Herr Löffler (26) ist die Pflege „nicht so ganz fürchterlich neu, . weil . im Jahr 2000 ist mein Vater verstorben […] eher eine quasi ist sie mehr so eine Fortsetzung dessen was vorher . mehr oder weniger auch schon teilweise eingeübt war ja". Während eines Krankenhausaufenthaltes seiner pflegenden Mutter übernahm er drei Wochen lang die Nachtwache und erlebte dies als sehr belas-

tend: „Das war echt Stress also das hab ich gemerkt weil .. weil wenn man das nicht immer macht sondern sporadisch dass man sich kümmert irgendwo man steht ja ständig auf der Lauer ja, man kommt nicht zur Ruhe“ (ebd.). Sein heutiger Pflegestil, die Pflege zu managen und bestimmte Aufgaben an professionelle Dienste zu delegieren, sind durch diese Erfahrung beeinflusst.

Des Weiteren berichtet Herr Herrmann, dass sich Beziehungsmuster, wie er sie in der Kindheit zwischen pflegebedürftiger Großmutter und eigener Mutter wahrnahm (füreinander-da-sein bei gleichzeitigen Auseinandersetzungen), heute in seinem eigenen Verhältnis zur Mutter wiederholen. Herr Sommer vermisst die Pflegetradition in seiner Familie und zeigt sich verärgert darüber, dass seine Mutter

> „nie in dieser Situation war. Weder ihre Mutter, noch ihre Schwiegermutter musste sie pflegen. Auch den Mann nicht, der, das ist jetzt auch schon über zwanzig Jahre her.“ (Sommer 23)

Aufgrund dieser fehlenden eigenen Pflegetätigkeit sei die Mutter nicht in der Lage, das Ausmaß der Belastung der Pflegenden wahrzunehmen und mehr Rücksicht und Verständnis zu zeigen.

Herr Schneiders Mutter erlebte nach dem Tod des von ihr gepflegten „extrem sturen“ Ehemannes seitens ihres zweiten Sohnes den Vorwurf, für dessen Dehydration verantwortlich und deswegen schuldig zu sein. Ihr pflegender Sohn versucht nun, bei ihrer eigenen Weigerung zu trinken an diese Erlebnisse zu appellieren:

> „Ich nehme das immer als Beispiel: „Weißt du noch, dein Mann, der Opa, der hat immer .. ‚Da weiß ich nix mehr davon'.“

Ängste und Sorgen des Sohnes, aber auch seine Bemühungen und Drohungen werden erst vor diesem biografischen Hintergrund verständlich. Abschließend soll nun untersucht werden, welche Bedürfnisse für die Söhne aus der dargestellten Pflegesituation erwachsen.

6.10 Bedürfnisse und Wünsche

Der Begriff *Bedürfnis* bezeichnet das Empfinden eines Mangels, mit dem Bestreben, diesen zu beheben. Ein Bedürfnis wird erst dann bewusst, wenn etwas fehlt und löst in dieser Situation beim Betroffenen Handlungen aus, um es zu befriedigen und die wahrgenommene Spannung zu reduzieren oder abzubauen. Grundbedürfnisse werden zumeist in Hierarchien angeordnet – das klassische Beispiel hierfür ist wohl Maslows Bedürfnispyramide. Maslow grenzt dabei die Stufen der körperlichen Bedürfnisse, der Sicherheit, der sozialen Beziehungen, der sozialen Anerkennung und der Selbstverwirklichung voneinander ab. Niedrigere Bedürfnisse müssen zuerst befriedigt werden, bevor die nächste Stufe erreicht werden kann.

Als ein Ergebnis seines Literaturreviews der deutschen Forschungslage zu männlichen pflegenden Angehörigen stellt Gieseke (2006: 16) fest, dass deren Bedürfnisse „kaum auf einem wissenschaftlich befriedigenden Niveau beschrieben werden". Auch seine Interviewpartner äußern ihre Bedürfnisse „selten und meist unkonkret" und stellen sich überwiegend keine konkreten Unterstützungsmaßnahmen zur Verbesserung der Situation vor. Als Wünsche nennen sie mehr Qualität der Versorgung, mehr Geld, mehr Freiwillige/Ehrenamtliche, mehr bzw. bessere soziale Kontakte, mehr Unterstützungsangebote und eine Verbesserung der Gesundheit (ebd.: 58-59). Lambrecht und Bracker (1992) zählen mehr steuerliche Entlastung, mehr staatliche Hilfen, gemeinsame Urlaubsangebote, psychosoziale Betreuung, Selbsthilfegruppen und ehrenamtliche Unterstützung zu den Bedürfnissen ihrer interviewten pflegenden Männer. Senf (1995) ergänzt das Bedürfnis nach Informationen über die jeweilige Krankheit sowie mehr Hilfe durch die Familien. Letzteres wird von Archer und MacLean (1993) bestätigt. Die Sichtung der amerikanischen Forschungsliteratur lässt des Weiteren Bedürfnisse nach regelmäßigen Pflegepausen (Dwyer & Coward 1992), nach einem eigenen Territorium (ebd.), nach Hilfe im Haushalt und Transporthilfen (Kaye und Applegate 1990a), mehr Verständnis und Unterstützung durch den Arbeitgeber (Harris & Long 1999) sowie nach spezifischen Selbsthilfegruppen (Sanders & McFarland 2002) erkennen (vgl. auch Gieseke 2006).

Die von den interviewten 14 Söhnen thematisierten Bedürfnisse betreffen die Rahmenbedingungen der Pflege, Unterstützung und Entlastung sowie persönliche Aspekte und bestätigen die genannten Ergebnisse. Folgende Wünsche werden geäußert:

Rahmenbedingungen

1. Der Wunsch nach Alternativen zur häuslichen Pflege

Wie bereits gesehen (Kapitel 6.3.2.3) sehnen sich die Söhne nach Alternativen im stationären Bereich. Pflegeeinrichtungen sollte der Schrecken genommen werden, damit sie zu annehmbaren Möglichkeiten und Alternativen für ältere Menschen und ihre Angehörigen werden. Dazu seien breite, flächendeckende Lösungen wichtiger als einmalige Modellprojekte. Eine Verbesserung der Qualität und der Außendarstellung seien von Nöten (Sommer 65).

2. Der Wunsch nach Verbesserungen für demenzerkrankte ältere Menschen und ihre Angehörigen

Angehörige von demenzerkrankten Elternteilen appellieren an Krankenkassen und Staat, die Bedingungen für Betroffene hinsichtlich der Betreuungsmöglichkeiten, Tages- und Nachtpflege sowie bei der Einstufung in die Pflegestufen zu verbessern. An dieser Stelle sei auf die beschriebenen erfolgten Veränderungen innerhalb der Pflegeversicherung (Kapitel 2.5) verwiesen, – inwiefern diese von den Angehörigen als ausreichend erlebt werden, muss sich zeigen.

3. Der Wunsch nach einer besseren Vereinbarkeit von Beruf und Pflege wurde bereits im Kapitel 6.4.3 ausführlich erläutert.

Unterstützung und Entlastung

1. Der Wunsch nach unkomplizierten Entlastungsmöglichkeiten

Temporäre, sporadische Entlastung verbessere die Situation der Pflege nicht hinreichend, Unterstützung müsse flexibler, häufiger und auch nachts möglich sein (Klein 117, Pohl 23).

2. Der Wunsch nach mehr Unterstützung durch die Krankenkassen

bei der Beantragung von Leistungen (z.B. Kurzzeitpflege) oder der Einstufung.

3. Wunsch nach Unterstützung im Umgang mit Behörden
Damit verbunden wünschen sich die Söhne vor allem Hilfe im Umgang mit den Krankenkassen, eine Person, mit Kompetenz, Nachdruck und Macht, die ihnen den Rücken stärkt und sich für ihre Belange einsetzt (Schneider 19).

4. Der Wunsch nach Unterstützung in praktischen Belangen
Durch Hilfen im Haushalt, bei der Nahrungszubereitung, beim Putzen etc. könnte der zusätzliche Aufwand neben der Pflege und damit die Beanspruchung der pflegenden Söhne verringert werden (Lehnert 21).

5. Der Wunsch nach Unterstützung bei der Organisation der Pflege (Strand 19)

6. Wunsch nach besserer Qualität professioneller ambulanter Dienste (vgl. Kapitel 6.3.2.1)

Persönliche Aspekte
1. Der Wunsch nach mehr Anerkennung und Bestätigung
vor allem auch von professionellen Diensten (Pohl 21).

2. Der Wunsch nach mehr Training, Bildung, Information – nach Wissen und Kompetenzen für neue Herausforderungen

Herr Roths (s.o.) und Herr Vogels kreative Art, sich wichtige Kompetenzen bei professionellen Pflegen abzuschauen („Aber ich hab dann zugesehen, hab des mitgekriegt und dann schon auch da und dort als mal mitgeholfen. Insofern war des für mich jetzt nit so schlimm." – Vogel 36), erleichtert ihnen die Ausführung der Pflege, zeigt aber auch das Bedürfnis nach „Bildung für die Pflege". Keiner der Söhne hat bisher an einem im SGB XI vorgesehenen Pflegekurs teilgenommen. Bereiche, die der Information bedürfen, sind laut der Interviews v.a. Körperpflege, Kommunikation bei

Demenz, Krankheitswissen, behindertengerechtes Wohnen, – bis hin zu Haushaltstätigkeiten.

3. Der Wunsch nach Austausch und Reflexionsmöglichkeit
ist – wie bereits mehrfach gesehen – als ambivalent zu betrachten. Herr Sommer (86) rät möglichen pflegenden Söhnen „im Gespräch zu bleiben" und würde sich auch dafür zur Verfügung stellen – dies zeigt die Notwendigkeit eines Austausches. Gruppen für pflegende Männer fehlen – bestehen meist aus weiblichen Leiterinnen und weiblichen Teilnehmerinnen oder sind speziell auf bestimmte Krankheitsbilder ausgerichtet. Nachdem in den Gesprächen vermehrt das Fehlen sozialer Kontakte und Austauschmöglichkeiten thematisiert wurden,

> „Ja, also ... mir fehlen die Kontakte nach außen. [...] Also Freunde oder so, jemand, der mal, ja mal mit mir spricht oder so." (Schneider 33-35)

fragte die Verfasserin/Interviewerin Herrn Sommer ausdrücklich, ob er an einer Angehörigengruppe für pflegende Söhne teilnehmen würde. Seine Begeisterung spricht Bände:

> „Ja, würd ich. würd ich hochspannend, würd ich. Toll! Also des find ich, also gut!! ... Aber genau dieser Punkt, dass Männer mit manchen Dingen in besonderer Weise umgehen. Das für Männer in der Fürsorge, in der Pflege, Pflege-Sorge, ich wär sofort da!" (95-96)

Die Vorstellung, sich mit Männern, die sich in der gleichen Situation befinden, austauschen zu können, entspricht seinen Bedürfnissen. Es wird deutlich, dass die tiefgehenden Gespräche mit den pflegenden Söhnen eine Vielzahl von Bedürfnissen zutage fördern konnten, auch wenn diese oft implizit formuliert wurden und die Thematisierung den Söhnen ungewohnt erscheint. Die beschriebenen Wünsche gehen auf der konkreten Ebene über bloße Entlastung hinaus und beinhalten Aspekte der Anerkennung, Sinnsuche und des Austausches sowie der Veränderung der gesellschaftlichen, politischen und rechtlichen Bedingungen.

7 Diskussion

7.1 Die Forschungsfragen – Ergebnisse von Review und Interviewanalyse kompakt

„The substantial group of men who do provide elder care [...] have been unsung and understudied."
Barrow 1986

Abschließend sollen die Ergebnisse im Überblick zusammenfassend dargestellt werden.

In der Literatur kristallisierten sich bezüglich der **Motivation** und **Übernahme der Pflege** das Paradigma des *„caring by default"* bzw. die *„principles of substitution"* als dominant heraus: Söhne pflegen dann, wenn keine anderen weiblichen Familienmitglieder verfügbar sind. Dies muss nach den Ergebnissen der Interviews kritisch betrachtet werden.

Die Söhne beschreiben dort bezüglich der Übernahme der Pflege *eine Mischung schleichender und spontaner Elemente*. In einer Vorphase übernehmen sie sukzessive mehr und mehr Verantwortung, werden durch eine akute Verschlechterung der Lage jedoch unerwartet überrascht. In dieser Situation bleibt *kaum Zeit zur Reflektion und Erwägung von Alternativen*, die Söhne fühlen sich „zum Handeln gefordert, es sei Zeit, „sich zu kümmern". Die Folgen sind zu diesem Zeitpunkt nicht absehbar. Als äußere Rahmenbedingungen wurden *räumliche Nähe, verfügbare Zeit, Geschwisterstatus und testamentarische Verfügungen* identifiziert.

Die individuellen Motive sind oft durch einen „Selbstverständlichkeitshabitus" (Urlaub 1988) verdeckt, der aus dem Bewusstsein der Notwendigkeit, der Zuständigkeit, der Verpflichtung und der Verantwortung erwächst. Die Söhne haben das Ziel, das Wohlergehen und Wohlbefinden der Eltern in familiärer Umgebung sicherzustellen und stationäre Einrichtungen zu vermeiden. Traditionelle Werte der Elterngeneration äußern sich in Wünschen und Forderungen sowie in verinnerlichten Normen („Pflege gehört in die

Familie") und auch eigene ethische Lebenseinstellungen prägen die Pflege. Die Übernahme der Pflege ist oftmals eine wert- und prinzipienbasierte Gewissensentscheidung mit der Fragestellung „Was würde ich selbst wollen?". Sie beinhaltet die Möglichkeit, Dankbarkeit zu zeigen und „etwas zurückzugeben". Überlegungen der Gerechtigkeit und des Austausches kommen hier zum Tragen.

Die überwiegenden Aussagen der Studien zu den von Söhnen übernommenen **Aufgaben** lassen sich damit auf den Punkt bringen, dass Frauen mehr Aufgaben übernehmen, intensivere Aufgaben übernehmen, eher körpernahe und direkte Aufgaben übernehmen. Dabei seien Frauen auch zeitlich mehr in die Pflege involviert, während Söhne eher weniger Beiträge leisteten, die meist sporadisch und intermittierend seien.

Die Analyse der Interviews konnte zeigen, dass Söhne eine Vielzahl von Aufgaben übernehmen, darunter auch emotionale Unterstützung und Körperpflege. Ihre Tätigkeit ist weit mehr als nur „sporadisch", beinhaltet in einigen Fällen eine Rund-um-die-Uhr-Betreuung, auch inklusiver nächtlicher Bereitschaft. Auch alltägliche Routineaufgaben werden ausgeführt. Weiterführend war die Erkenntnis, dass einige Söhne die Körperpflege nicht oder nur zögernd übernehmen, um die Mutter zu schützen und vor Beschämung zu bewahren.

Bezüglich des **Social-Supports** und der **Unterstützung**, die pflegende Söhne erhalten, geht die Mehrzahl der vorliegenden Studien davon aus, dass Söhne sowohl privat als auch professionell mehr Hilfe bekommen. Dabei liegt die implizite Wertung verborgen, dass Söhne Arbeiten eher auf Frauen und Profis „abschieben". Wenn ein verheirateter Sohn pflege, so sei doch meist die Ehefrau zuständig. Positive Neurahmungen, die die rechtzeitige Zuhilfenahme von Unterstützung als belastungsreduzierende Maßnahmen und realistischen Umgang mit Grenzen und Reserven bewerten, liegen nur selten vor.

Aussagen der interviewten pflegenden Söhne lassen Rückschlüsse auf ihre Einstellung zur Inanspruchnahme von Hilfen zu. Für einige ist es selbstverständlich, legitim und vernünftig, Unterstützung und Tipps anzunehmen und Ressourcen einzubinden. Die Pflege soll nicht auf Kosten der eigenen psychischen und physischen Gesundheit gehen, die bewusste und gezielte Nutzung von Entlastungsmöglichkeiten dient der Reduzierung der eigenen Belastung und damit der Aufrechterhaltung der häuslichen Pflegesituation.

Andererseits zeigt ein kleinerer Anteil der Interviewten deutliche Schwierigkeiten, Schwächen und Hilfebedarf zuzugeben. Die Bitte um Hilfe wird als „betteln" empfunden, Arbeiten werden „lieber selber gemacht".

Im familiären Bereich teilen manche Söhne die Pflegetätigkeit mit der Ehefrau, andere nehmen die Pflege alleine auf sich, einige Beziehungen scheitern an der Pflege. Die einfache Formel „die Schwiegertochter pflegt" ist nicht haltbar.

Kinder werden als Leidtragende der familiären Pflege erlebt, denen die Eltern nicht gerecht werden können, die zurück stecken müssen. Die Söhne verspüren die Notwendigkeit als „man in the middle" für vorhergehende und nachfolgende Generationen verantwortlich zu sein.

Die Beziehung zu den *Geschwistern* erweist sich in einigen Fällen als problematisch und kampfbetont. Sie leidet dort unter den Umständen der Pflege, unter Auseinandersetzungen um Hilfebedarf, notwendige Maßnahmen und Zuständigkeiten. Unterschwellige Rivalitäten und Konflikte brechen auf. Auch werden Konflikte oftmals vermieden und Unterstützung nicht direkt eingefordert, sondern stumm erwartet und enttäuscht als fehlend erlebt. Nichtsdestotrotz wachsen manche Geschwister durch die gemeinsame Herausforderung näher zusammen, stützen sich gegenseitig und sind bedeutsame Gesprächspartner.

Zu den **Herausforderungen** lässt sich feststellen, dass Frauen in der Literatur tendenziell als *belasteter* dargestellt werden. Sie seien im Berufsleben *eingeschränkter*, erleben mehr Stress, leiden häufiger unter psychischen Symptomen.

Durch die Interviews konnten zahlreiche Herausforderungen für pflegende Söhne identifiziert werden, wobei die Stressquellen sich von denjenigen pflegender Frauen nicht unterscheiden. Zu nennen sind (1) *Gebundenheit und Isolation,* bis hin zu dem Gefühl der Exklusion und Desintegration, beruflich und gesellschaftlich „weg vom Fenster" zu sein. Es fehlen soziale Kontakte und Austauschmöglichkeiten, die Abhängigkeit in der Lebensgestaltung (insbesondere des eigenen Alters) wird als belastend erlebt. *Finanzen und Formalitäten* (2) benötigen ein großes Ausmaß an Organisationsaufwand. Bürokratische Schikanen und Hürden in einem bisher unbekannten Feld kosten Nerven und Energie und werden als mangelnde Anerkennung der eigenen Leistung empfunden. Die *Vereinbarung von Beruf und Pflege* (3) erweist sich als schwierig. Vollzeitberuf und Vollzeitpflege sind nicht miteinander in Einklang zu bringen, die Pflege wirkt sich sowohl auf die Ausübung der Arbeit als auch auf berufliche Zukunftschancen negativ aus. Die Konfrontation mit *Krankheit und Demenz* (4) ist auf unterschiedliche Weise herausfordernd. Zunächst wird die Krankheit im Anfangsstadium kaum erkannt, später kommen der Schock über die Diagnose, die Absehbarkeit des Verlaufes, Unsicherheiten im Umgang sowie die Angst vor der eigenen Betroffenheit hinzu. Das eigene Altern wird bewusst. Auch der mit der Pflegebedürftigkeit verbundene *Rollenwechsel* (5) wird als schwierig erlebt, ebenso wie die Balance zwischen *Abhängigkeit und Unabhängigkeit* (6). Hier zeigt sich, dass einige Söhne bemüht sind, die Selbstständigkeit des Elternteils zu wahren, es fällt ihnen schwer, die „Entscheidungsgewalt" vollkommen zu übernehmen und nachzuvollziehen, wie man sich als Elternteil den Bestimmungen der Kinder „so überlassen kann". Hier konnte die Theorie von Matthews und Heidorn (1998) eine neue Perspektive einbringen: Söhne seien – eher als Töchter – stets bemüht, Autonomie und Gleichberechtigung aufrecht zu erhalten und die Eltern als „autark" zu definieren. In der Situation der Pflege wird auch die *Beziehung zwischen Sohn und Elternteil* (7) zur Herausforderung. Konflikte können aufbrechen und bestimmte Persönlichkeitsmerkmale erschwerend wirken. Dies fördert heftige Gefühle zu Tage (Wut, Trauer, Hass, Verzweiflung), die bewältigt werden müssen.

Dabei stehen den interviewten pflegenden Söhnen zahlreiche **Copingstrategien** zur Verfügung, die sie teilweise sehr effektiv einsetzen. Die Ergebnisse decken sich mit den Erkennt-nissen der Forschungsliteratur, können diese jedoch explizieren. Bei fast allen Söhnen finden sich Aspekte des „*Annehmens* und *Akzeptierens*" (1) der Situation, der Entwicklung von *Gelassenheit* und *Pragmatismus*. Hobbys als *Ausgleich* und das Kreieren von häuslichen *Rückzugsmöglichkeiten* (2) ermöglichen wichtige Freiräume und Atempausen. Die Söhne versuchen bewusst in der *Gegenwart* (3) zu leben und zu denken und vermeiden Sorgen und Grübeleien über mögliche zukünftige Probleme. Probleme betrachten sie als Herausforderungen, die eine schnelle und effektive *Lösung* (4) erwarten. Sie sind bereit, das Pflegesetting (sukzessive) zu erweitern und neu zu gestalten, wenn individuelle *Grenzen* (5) erreicht sind. Dafür sehen sie es als wichtig an, die Lage realistisch und objektiv einzuschätzen und den richtigen Zeitpunkt für Veränderungen zu erkennen. Formalisierte und rhythmisierte *Routinen und Rituale* (6) strukturieren den Tag und geben Sicherheit. Durch *Distanzierung* und *Rationalisierung* (7) gelingt es, Abstand zu gewinnen. Bei heftigen Emotionen wirken *Gefühlsausbrüche* (8) als Ventil. Die Söhne sind bereit, sich Luft zu machen, Ärger nicht „zu schlucken" und negative Gefühle anzustauen, sondern „Dampf abzulassen". Ihr offener Umgang mit Wut und Aggressionen, die als natürliche Reaktion bewertet werden, ermöglicht Befreiung. Eine gute Spur von *Humor* (9) hat eine entspannende und positive Auswirkung auf den Umgang mit dem pflegebedürftigen Elternteil und im Falle von Resignation und Hilflosigkeit bei schwer bewältigbaren Themen (Tod, Krankheit...) wird auch einmal *Zynismus* eingesetzt. Einige Söhne finden Ausgleich im *Beruf*, andere (arbeitslose oder pensionierte) Söhne gestalten die Pflege selbst analog zu ihrem ehemaligen Arbeitsleben (10). So erfahren sie zum einen Anerkennung, Kontakte und Abwechslung bzw. erleben sich selbst als wirkungsvoll, ausgestattet mit einer sinnvollen Aufgabe und festgelegten Tagesstruktur. *Individuelle Bewältigungsmöglichkeiten* (11) sind Entspannungsstrategien, Orientierung an fachlicher Information und Wissen, Berufung auf Stolz und Selbstbewusstsein, aber auch die Entwicklung von im Notfall verfügbaren Tricks, Drohungen sowie Lügen und Medikamentenkonsum.

Während die Literatur zu großen Teilen den **Pflegestil** der häuslich engagierten Söhne als professionelles Management mit den Komponenten Segmentieren, Delegieren, Effektivität, Case-Management, Disziplin und Organisation beschreibt, erkennen einige wenige Studien eine zweite Stil-Variante, die die Verbindung von „*management*" und „*nurturing*" beinhaltet. Diese zweite Ausprägung, bei der Organisation und Emotion sich nicht ausschließen, findet sich auch bei den interviewten pflegenden Söhnen. Darüber hinaus sind zahlreiche weitere grundlegende Herangehensweisen an die Pflege erkennbar, die generalisierende Zuschreibungen als vereinfacht und verkürzt erscheinen lassen.

Durch den gelungenen Einsatz von Copingstrategien im Umgang mit Herausforderungen gelingt es den Söhnen, **Gewinne** aus der Pflegesituation zu ziehen. Die Erkenntnisse der Literatur können auch hier bestätigt werden. Dabei steht an erster Stelle die *Dankbarkeit*, sich beim pflegebedürftigen Elternteil revanchieren zu können, etwas zurückgeben zu können. Die Pflege ermöglicht *neue Erfahrungen*, die Söhne erkennen die Chance, *neue Persönlichkeitsanteile* bei sich selbst und beim pflegebedürftigen Elternteil zu entdecken und ihre Fürsorglichkeit zum Ausdruck bringen zu können. Sie erleben Pflege als *sinnvolle Tätigkeit*, die *persönliche Wachstumsmöglichkeiten* bietet. Die *Beziehung* zum/zur zu Pflegenden kann enger und intimer werden als zuvor und eine neue Qualität annehmen. *Stolz*, *Selbstbewusstsein*, *Anerkennung* und *Zustimmung* bestätigen sie in ihrer neuen Rolle. Sie sind für jemanden da und erleben sich im positiven Sinne als *eingebunden* und zugehörig.

Sowohl das **Selbstbild** pflegender Söhne als auch das **Fremdbild** durch das Umfeld beschreiben diese als *Ausnahmemänner* und *Exoten*. Häufig schlägt ihnen entweder ein großes Ausmaß an Anerkennung oder aber kritische Skepsis entgegen, als Männer die weiblich konnotierte Pflege ausführen. Diese Divergenz zwischen Männlichkeit und Pflege findet sich auch in der Literatur wieder. Oftmals erleben die interviewten Söhne als Reaktion auf ihre Pflege auch nur Floskeln, Höflichkeitsformeln oder Schweigen und zögern selbst, ihre häuslichen Sorgetätigkeiten zu thematisieren.

Als **biografischer Hintergrund** prägen lebensgeschichtliche Erfahrungen die Motivation der Pflege und beeinflussen deren Ausführung. Hier sind zum einen Erlebnisse in der *Kindheit* (Kriegskindheit, fehlende Vaterfigur, Ausnahmemütter) zu nennen, zum anderen in der Familie hochgehaltene *Pflegetraditionen* und deren Wahrnehmung. Diese Aspekte wurden in der Literatur bisher nicht thematisiert.

Bedürfnisse wurden ebenfalls bisher (vor allem im deutschsprachigen Raum) nicht hinreichend von der Forschung untersucht, so dass im Review jeweils nur spezifische Einzelaspekte ohne großen Gesamtzusammenhang deutlich wurden. Die Analyse der Interviews bietet dagegen einen guten Überblick: Als Bedürfnisse wird auf Ebene der Rahmenbedingungen die Entwicklung von annehmbaren *Alternativen* zur häuslichen Pflege geäußert sowie die Verbesserung der Situation für *dementiell erkrankte* Pflegebedürftige und die bessere *Vereinbarkeit von Beruf und Pflege*. Hinsichtlich der Entlastungs- und Unterstützungsmöglichkeiten wünschen sich pflegende

Söhne *unkompliziertere* Lösungen, mehr Unterstützung durch die *Krankenkassen*, mehr Unterstützung im Umgang mit *Behörden*, in *praktischen Belangen* und bei der *Organisation* der Pflege. Auch eine bessere Qualität und Bedürfnisadäquatheit *ambulanter Dienste* wird als nötig dargestellt. Persönlich wünschen sich die Söhne mehr *Anerkennung* und Bestätigung, mehr *Trainings-* und *Kompetenzerwerbsmöglichkeiten*, mehr Bildung, Information und Wissen sowie *Austausch-* und *Reflexionsmöglichkeiten* (teilweise).

7.2 Bewertung des Forschungsstandes und Konsequenzen

"What is known about caregiving largely translates into what is known about female caregivers."
Horowitz 1985: 613

Bezüglich der bisherigen Forschung zu pflegenden Angehörigen lässt sich zusammenfassen, dass die Wahrnehmungskonzentration auf pflegende Töchter (Kapitel 2.3.8), die Synonymisierung von häuslicher Pflege und weiblicher Pflege (ebd.), in Kombination mit einer feministisch geprägten Perspektive (3.1.11), die Beiträge pflegender Söhne quasi „unsichtbar" macht und sie negiert.

> "The adage that community care is a euphemism for family care and that family care means care by women makes invisible the role of men in providing informal care. Men carers have hitherto been neglected by social scientists largely because the early studies of informal care were born out of feminist concern with women's oppression in the family, first in terms of caring for their own children, and later caring for their elderly parents." (Arber & Ginn 1995: 19 ff.)

Die Reduzierung des Forschungsfokus auf Frauen und Pflege trägt dazu bei, so Senf (1995: 71), das Klischee „Pflege, das machen die Frauen" zu erhärten. Die fehlende Einbeziehung der Männer in die Pflegediskussion ermögliche diesen tatsächlich „ein bequemeres Ausweichen".

Ein zweiter Weg neben der dargestellten *Vernachlässigung* und *Ignoranz* der Beiträge pflegender Söhne findet sich in der Literatur in der *Diskriminierung* und *Marginalisierung* der Pflege der Männer. Diese wird als „keine richtige Pflege" dargestellt, sie sei weniger bedeutend als die Pflege durch Frauen:

> "One way in which literature has addressed the problem is to ignore it, and another has been to suggest that men carers are not really doing much caring... This argument dismisses men carers as an artefact; men are not considered "real" carers who suffer the same social, emotional and physical consequences which women carers have been demonstrated to suffer." (Arber & Gilbert 1989: 72 ff.).

Auf diese Weise werden Männer als *Kontrastgruppe* zu pflegenden Frauen aufgebaut.

> "Men caregivers, however, have only occasionally been mentioned in the body of caregiving literature that has appeared in the last two decades. Their experiences continue to be neglected and marginalized or used as a contrast in comparison to women caregivers." (Russell 2007: 299).

Dies wurde auch in dieser Arbeit an einigen Stellen deutlich, an die abschließend erinnert werden soll:

- Bezüglich der Pflegeaufgaben wurde deutlich, dass von ForscherInnen meist eher „weibliche" Aufgaben erfragt werden. Dies lässt die oftmals ermittelte größere Aufgabeninvolviertheit von Frauen als Forschungsartefakt erscheinen, die genauer überprüft werden müsste.
- Statistiken werden oftmals zu Ungunsten der pflegenden Männer ausgelegt (Thompson 2005: 26), geringe festgestellte Unterschiede werden überbetont (pflegen „nur" so viele Stunden), Ergebnisse ohne Gender-Differenz vernachlässigt (Miller & Cafasso 1992).
- Die zitierten Ergebnisse „Söhne pflegen weniger, sporadischer, distanzierter mit mehr Unterstützung und weniger Belastungsgefühl" implizieren oftmals eine Bewertung über gute (weibliche – mehr) und schlechte (männliche – weniger) Pflege.
- Die Darstellung der Entwicklung der Perspektive von Sarah Matthews (6.6.4) zeigte in Folge dessen, wie der weibliche Blickwinkel der Forscherinnen die Forschungsergebnisse zu Ungunsten der pflegenden Söhne beeinflussen kann. Erkenntnisse über pflegende Söhne, die quasi „second-hand" durch Interviews und Gespräche mit ihren Schwestern erlangt wurden, müssen daraufhin kritisch betrachtet werden.

Als weiteres Forschungsproblem erwies sich die Vermischung von pflegenden Ehepartnern und pflegenden Kindern in der Untersuchung und Ergebnisdarstellung zahlreicher Studien. Unterschiede (beispielsweise in Motivation oder Herangehensweise), die aus der Beziehung zum Pflegebedürftigen resultieren, werden nicht erkannt, sondern vermengt. So kritisiert auch Thompson (2005: 26), dass in zahlreichen Publikationen alle Männer[122] ohne Unterschiede zur homogenen Kategorie „Männer“ zusammengefasst werden.

Auf Basis dieser Erkenntnisse plädiert Houde (2002) für mehr Längsschnittstudien zu pflegenden Männern, zu größeren Samples und mehr kontrollierten Interventionsstudien (unterschieden nach Effekten auf Männer und Frauen). Backes et al. (2008: 21) stellen aktuell für Deutschland fest, dass die meisten sozialwissenschaftlichen Pflegeuntersuchungen wenig geschlechtersensibel sind. Obwohl es Standard sei, „Forschungsergebnisse getrennt nach Geschlecht aufzugliedern und auf statistische Zusammenhänge mit anderen Kategorien zu untersuchen, verzichten die meisten empirischen Studien auf eine tiefer gehende Analyse von Geschlechterverhältnissen und -beziehungen“. Mit dieser Kritik treffen sie unter anderem auch die Mug III-Studie, ihren Forderungen ist uneingeschränkt zuzustimmen.

Nachdem Lambrecht und Bracker 1992 sowie Senf 1995 einen ersten Schritt in der deutschsprachigen Forschung zu Gunsten pflegender Männer bzw. pflegender Söhne gegangen sind, blieb das Thema über ein Jahrzehnt annähernd unbeachtet. Gieseke nahm 2006 die Diskussion wieder auf, die in den letzten Monaten immer mehr Interesse und Aufmerksamkeit in der Fachöffentlichkeit findet. Mit besonderer Spannung können dabei die Ergebnisse des Forschungsprojektes „Männer, die pflegen: Genderkonstruierte Angehörigenpflege männlicher Pflegepioniere“ unter Federführung von Manfred Langehennig (FH Frankfurt/Main) erwartet werden. Die dort geführten 45 narrativen Interviews (mit pflegenden Söhnen und Ehemännern) versprechen weiterführende Erkenntnisse aus Gender-Perspektive zur Situation pflegender Männer (vgl. Langehennig 2008).

Dies ist zu begrüßen, wobei tiefere und breitere, aufeinander aufbauende Forschung wünschenswert ist. Diese könnte den Blick auf offene Fragen richten:

- Wie gelingt Söhnen die Abgabe der Pflege z.B. nach der Entscheidung für eine stationäre Einrichtung oder nach dem Tod des Elternteils?
- Bedeutung tabuisierter Themen wie Copingstrategien Sucht/Alkoholismus/Gewalt?

---

[122] Oftmals auch homosexuelle Männer, die ihren Partner pflegen oder Väter, die für ihre pflegebedürftigen Kinder sorgen.

- Forschungsfokus auf die GESAMTE Familie, das gesamte Familiensystem
  - Wie erleben Schwiegertöchter die Pflege?
  - Was haben die Gepflegten selbst zu sagen?
  - Wie erleben weniger involvierte Geschwister die Pflegesituation?
  - Was kann für die Kinder in pflegenden Familien getan werden? Wie kann die Pflege für sie positiv gestaltet werden?
- Blick auf Generationenverhältnisse und Generationenethiken (vgl. hierzu Gröning 2008)
- Blick auf die Forschung zu „neuen Vätern" bzw. „neuen Männern" – welche Parallelen (z.B. in Typisierungen, Ausprägungen, Haltungen…) lassen sich feststellen?
- Welche politischen und rechtlichen Veränderungen können die Situation für pflegende Söhne – und damit auch die pflegender Angehöriger generell – weiter erleichtern?
- Welche Wirkungen haben mögliche Interventions-, Unterstützungs-, Beratungs- und Gesprächsangebote für pflegende Söhne?

Mit einem Zitat von Horowitz „was wir über häusliche Pflege wissen, entspricht größtenteils unserem Wissen über weibliche pflegende Angehörige" von 1985 wurde dieses Kapitel eingeleitet. Nach der Analyse der Forschungsliteratur sowie der vorgelegten Ergebnisse kann festgestellt werden, dass die vorhandene Kenntnis über pflegende Söhne weitaus umfangreicher als zunächst erwartet ist! Nun, da wir wissen, was Söhne wie leisten und welcher Art ihre Bedürfnisse sind, können – und müssen – zu guter Letzt die resultierenden Implikationen für die praktische Arbeit formuliert werden.

7.3 Implikationen für die Praxis

"It has become increasingly important for social workers to know more about the men who provide care for loved ones [...]"
Sanders & McFarland 2002: 62

7.3.1 Bewusstseinsänderung

Jeglichen Neuerungen muss zunächst eine **Bewusstseinsänderung** vorausgehen. SozialarbeiterInnen und SozialpädagogInnen im Umkreis pflegender Angehöriger (Beratungsstellen, Nachbarschaftshilfen, Sozialdienste, ambulante Pflegedienste…) sowie ihre KollegInnen anderer Professionen müssen erst erkennen, *dass es pflegende Söhne gibt*. Mit Senf (1995: 77) kann gefordert werden:

> „Ein Anteil von 15-25 %[123] [pflegender Männer] darf nicht abqualifiziert und kleingeredet werden!" (ebd.)

Vermehrte Forschung ist nötig, um weitere wichtige Informationen über die Situation pflegender Söhne zu liefern, die für Anbieter, Gruppen, Therapeuten, Berater hilfreich sein können (vgl. z.B. Kramer 2005: 6) – insbesondere aufgrund der vermuteten zahlenmäßigen Zunahme pflegender Söhne im Kontext des demografischen Wandels.

> „Gerontologists and health care professionals need to expand their understanding of the roles of sons as caregivers. They must listen to sons' concerns, identify sons' strengths, and recognize sons' diversity. Going against gender sterotypes, some sons are deeply involved in caring for a parent with dementia. As the baby boomers come of age, more sons will find themselves in caregiving roles, and services to aid, support and encourage this care will need to be in place." (Harris 1998: 350)

Des Weiteren müssen Profis ihre Annahmen über pflegende Söhne reflektieren, den oftmals angelegten „weiblichen Maßstab" zur Qualitätsmessung der Pflege begreifen und beginnen, die Stärken und Chancen eines eher männlichen Pflegestils (6.5/6.6) und die beachtlichen Leistungen (6.2) anzuerkennen (vgl. auch Femiano & Coonerty-Femiano 2005: 339). Neben den negativen Beurteilungen männlicher Pflegequalität beginnen einige Forscher aktuell den Blickwinkel zu ändern und sehen pflegende Männer als…

> "capable ... adaptive and innovative, able to manage as well as nurture in providing competent care" (Russell 2001: 353).

Diese *Wertschätzung* mündet in dem Vorschlag, in der konzeptionellen Entwicklung von Angeboten für pflegende Angehörige den männlichen Pflegeansatz als Vorbild zur Unterstützung pflegender Frauen zu berücksichtigen und das von Männern praktizierte Abgrenzungsverhalten als „gesünder" einzuschätzen (BMFSFJ 2002: 197).

[123] Vgl. Kapitel 2.2.3 – aktuell geht die MuG III – Studie sogar von 27 % pflegender Männer (10 % pflegender Söhne) aus.

> „Some [Researchers] have suggested that designers of interventions might learn from the strengths of men's approaches, using these to teach women better strategies." (Calasanti & King 2007: 519 ff.)

Der kompetenzorientierte Blick auf pflegende Männer ist dabei positiv zu bewerten und ein Paradigmenwechsel mag für pflegende Frauen durchaus hilfreich und erhellend sein. Nichtsdestotrotz darf dies nicht dazu führen, dass in der Folge nun weibliche Pflege abwertend und einseitig als belastend, übermäßig, grenzenlos wahrgenommen wird, während männliche Pflege in der Betrachtung von „nicht-vorhanden/unzulänglich" zu „ideal" mutiert.

Denn die nötige Bewusstseinsänderung beinhaltet außerdem die Erkenntnis, dass *Pflege nicht weiblich und nicht männlich, „sondern menschlich"* ist (Senf 1995: 77). Pflegender Sohn ist nicht gleich pflegender Sohn ist nicht gleich pflegender Ehemann. Wie es die unterschiedlichsten pflegenden Töchter gibt, so sind auch bezüglich pflegender Söhne deren Komplexitäten und Ambivalenzen zu erkennen und jegliche Form der (Re-)produktion von Geschlechtsstereotypen zu vermeiden. Auch wenn Genderaspekte eine herausragende Rolle in dieser Arbeit spielen und Unterschiede zwischen den Geschlechtern erarbeitet werden, so sei doch auf den hilfreichen Hinweis von Bilden (2006: 45) verwiesen, „festgestellte Unterscheidungen nicht zu fixieren, sondern auch wieder gehen zu lassen."

Das notwendige Umdenken, pflegende Söhne und Männer als natürlich und nicht als norm-abweichend wahrzunehmen, muss bereits früh in der Sozialisation und Geschlechtererziehung von Kindern und Jugendlichen beginnen – an dieser Stelle sei auf die beschriebene Darstellung häuslicher Pflege in der Grundschule verwiesen (3.2.8) – und sich in Ausbildungen, an (Fach-)hochschulen, in Fort- und Weiterbildung und in der Verfassung und Bebilderung von Ratgeberliteratur und Informationsbroschüren fortsetzen. Dies kann auch dazu beitragen, mehr Männer in die Pflege einzubinden und diese „brachliegenden Ressourcen" (Senf ebd.) zu nutzen.

Neben der Erkenntnis, dass sowohl Männer als auch Frauen, Söhne als auch Töchter, pflegen – und oftmals sehr gut pflegen – und neben der Vermeidung von stereotypen Zuordnungen, sind trotzdem Unterschiede zwischen pflegenden Geschlechtern zu erkennen, die die *Entwicklung gendersensibler Angebote* als nötig erscheinen lassen. Forscher sind sich über die Erforderlichkeit von speziell auf männliche Bedürfnisse zugeschnittene Angebote überraschend einig. Einige Beispiele:

- „Toward the goal of enhancing the capacity of informal networks to maintain frail elders in the community, intervention strategies should be tailored to the differential needs of son and daughter caregivers." (Mui 1995: 93)
- „Insofern sind pflegende Männer und pflegende Frauen über die Generationenunterschiede hinweg im Rahmen der Angebote für pflegende Angehörige unterschiedlich anzusprechen." (Institut für Gerontologische Forschung e.V. 1994: 56). Sie sehen je nach Geschlecht unterschiedliche Problemschwerpunkte im Pflegeprozess, insbesondere für die Anfangs- bzw. Einstiegsphase.
- Senf (1995: 77) fordert ebenfalls die Erweiterung des Spektrums für Hilfen um Angebote für Männer: „Da beißt sich die Katze in den Schwanz, der Bedarf wird nicht gesehen – warum wird der Bedarf nicht gesehen? – weil man nicht richtig hinguckt. Wie wird überhaupt Bedarf ermittelt? Die Männer arbeiten, wie gesagt, im Dunkeln, im Verborgenen, weil sie eben nicht auffallen, sie fallen eben in diesen ganzen informellen Kreisen nicht auf, also wird auch kein Bedarf ermittelt, also wird auch kein Angebot erstellt und dann haben wir wieder den Kreislauf, denn wenn auch kein Angebot erstellt wird, dann wird auch niemand darüber reden!".

Dies stellt eine besondere Herausforderung für die Soziale Arbeit dar, die die Geschlechterproblematik noch weitgehend als Frauenproblematik thematisiert. So plädiert Brandes (1998) für einen „männerorientierten Ansatz in der Sozialarbeit", nachdem er eine häufige „Verursacherproblematik und Schuldzuweisung nach einem Täter-Opfer-Schema mit tief verwurzelten Geschlechtsstereotypen" zu Ungunsten der Männer auf Seiten der Professionellen (Frauen!) diagnostiziert hat. Die Soziale Arbeit ist aufgefordert, „die Frage des Mannseins in allen Bereichen" zu stellen: Für die Adressaten, über die helfende Seite und auch bezüglich der Struktur sozialer Arbeit (vgl. Bartjes & Hammer 1995: 16).

Kapitel 6.3 (Unterstützung & Support) konnte zeigen, dass es in einigen Fällen von Bedeutung ist, die Einstellung und Haltung pflegender Söhne zur Inanspruchnahme von Hilfe in den Blick zu nehmen und sich daraus ergebende Barrieren zu erkennen (Kaye und Applegate 1990a). Wie diese Hürden abgebaut und welche Maßnahmen als sinnvoll erachtet werden können, wird im Folgenden genauer in den Blick genommen.

7.3.2 Angehörigengruppen für pflegende Söhne

Als Angebote, die besonders einer gendersensiblen Gestaltung bedürfen, werden in der Literatur zumeist Angehörigengesprächs- sowie Selbsthilfegruppen genannt. An unterschiedlichen Stellen dieser Arbeit wurde bereits diskutiert (z.B. Bedürfnisse 6.10) ob bei den interviewten pflegenden Söhnen Gesprächsbereitschaft und Gesprächsbedürfnis (als nötige Grundvoraussetzungen) feststellbar sind. Trotz unterschiedlicher Ausprägungen kann dies in zahlreichen Fällen durchaus angenommen werden. Eine zweite in der Literatur diesbezüglich häufig vorfindbare Diskussion thematisiert die Vorzüge geschlechts-homogener vs. geschlechts-gemischter Angehörigengruppen.

Kaye und Applegate (1990a, 1993) stellen in einer Analyse gemischter Angehörigengruppen fest, dass 60 % der Männer sich ebenso häufig wie die anwesenden Frauen am Gespräch beteiligten. Als größte Hürde notieren sie den Eintritt in die Gruppe. Trotzdem geben einige der Teilnehmenden zu, Schwierigkeiten damit zu haben, im Beisein von Frauen zu sprechen *(„I'm less able to talk in front of women"*, ebd.). Deswegen sei es wichtig, daran zu denken…

> „that although some men will find mixed groups satisfying, still others can be expected to express a clear preference for all male groups. In such cases, it is important that the personal wishes of potential group participants be respected." (ebd.)

Die von Sanders und McFarland (2002: 72) interviewten pflegenden Söhne empfinden die von ihnen besuchten Selbsthilfegruppen nicht als hilfreich, die Teilnehmenden seien hauptsächlich weiblich, es mangele an effektiver Unterstützung und gehe nur darum „Gefühle zu teilen", „Substanz" und "Edukation" im Sinne von Unterrichtung/Unterweisung fehlen. Ein pflegender Sohn resümiert:

> „I joined an Alzheimer's support group to try to find out how to deal with the disease and it turned out that the entire support group was women. I don't think this was overly helpful to me. In this group there was no agenda. Everyone just sat around and shared feelings. I left with nothing." (ebd.)

Die berichteten Erfahrungen von geschlechtshomogenen Gruppen sind dagegen eher positiv gefärbt. So berichten Femiano und Coonerty-Femiano

(2005: 31 ff.) dass diese es Männern eher ermöglichen, die Fassade der Selbstsicherheit aufrecht zu erhalten, die Einschüchterung durch die verbale Überlegenheit anwesender Frauen falle weg und Männer fühlten sich weniger exotisch und alleine.

> "Older men will often do best in an all-men's group because they will feel less constrained to maintain their facade of self-sufficiency and will not be intimidated by the verbal proficiency of women. Men's group also have the advantage of fostering mutuality and minimizing competitiveness as men discover they are not alone in their concerns and fears." (ebd.)

Sie raten desweiteren dazu, in Angehörigengruppen die unterschiedliche Sprache von Männern und Frauen zu berücksichtigen und unter die Oberfläche zu schauen. Dabei weisen sie explizit daraufhin, dass Männer oftmals Humor in schwierigen Situationen nutzen – was von Frauen häufig falsch verstanden werde (vgl. Kapitel. 6.5.9!).

Kaye (2005: 364 ff.) bietet Hinweise zu förderlichen Gruppen**strukturen** bei der Durchführung:

- *„Group faciliation":* Vorschlag von zwei Gruppenleitern. Auch Harris (1993: 555) schlägt zwei Leiter vor, von denen mindestens einer männlich ist (z.B. ein pflegender Angehöriger, ein(e) professionell Pflegende(r)
- *„Group sponsorship":* möglich, muss aber genau geprüft und evaluiert werden
- *„Group size":* Je nach Sinn und Zweck der Gruppe zwischen acht und zwanzig Teinehmende.
- *„Group membership":* geschlechterhomogen oder gemischt (s.o.)
- *„Meeting time":* Eher tagsüber (für ältere pflegende Angehörige) oder eher abends (für Berufstätige)? Auswirkungen der Veranstaltungszeit bedenken!
- *„Meeting location":* Gute Zugänglichkeit für den öffentlichen und privaten Verkehr, entweder gender-neutrale oder eher männliche Orte wählen.

Neben der Struktur sind **Format und Präsentation** der Idee von Bedeutung. Harris (1993) zeigt, dass Männer am ehesten auf *Bildungsprogramme* reagieren. Sie schlägt eine zeitlich begrenzte Bildungsgruppe vor, in denen pflegende Männer von der Erfahrung professioneller Kräfte UND gleichzeitig dem Austausch mit anderen pflegenden Männern profitieren können. Bei Beendigung der Gruppe soll Interessierten, die Lust an einer weiteren Teilnahme haben, die Möglichkeit dazu geboten werden. Die Gruppe solle so offen sein, dass Teilnehmer problemlos fehlen können, wenn die Pflegesituation es nicht zulässt (Femiano & Coonerty-Femiano 2005).

Kaye geht davon aus, dass Treffen in Form eines Vortrages oder einer Vorlesung („*„lecture-style-meetings*“) zwar das Bedürfnis einiger Teilnehmer nach Information und Edukation bedienen, jedoch diejenigen männlichen pflegenden Angehörigen enttäuschen, die emotionale Unterstützung und individuelle Aufmerksamkeit benötigen. Dies gilt es zu beachten. Daran angepasst empfehlen sich als *„meeting format“* die Bestandteile:

1. Information sharing and dissemination – Informationsweitergabe
2. Problem solving – Problemlösung
3. Skills building – Fähigkeiten aufbauen
4. Expert-Guest-Speakers – Professionelle Experten als Gastredner
5. Personal sharing and ventilation – Gefühle teilen, Aussprachen, sich Luft machen
6. Mutual support – gegenseitige Unterstützung
7. Socializing – Kontakte knüpfen

Die Analyse der Gruppen durch Kaye und Applegate (1990a: 129 ff.) zeigt, dass ¾ der teilnehmenden Männer „sehr zufrieden“ mit ihrer Gruppe sind. 50 % glauben, die Pflege sei durch die Teilnahme *„somewhat less stressful*“ geworden.

> „If not for the group, I couldn't have done it. It prepares me to cope with things before I confront them. And it shows me that things could be worse.“ (ebd.)

Wer länger und häufiger an der Gruppe teilnimmt, fühle sich “*more competent*” (besonders bei der Körperpflege) und beschreibe sich weniger in “männlichen” instrumentellen Begriffen wie *„self-sufficient“, „analytic“, „forceful“, „competitive“*.[124] Die Teilnehmenden der dort durchgeführten Studie berichten über ihre positiven und negativen Erfahrungen mit der Gruppe (ebd.: 134 ff.).

[124] Dabei wird jedoch nicht deutlich, ob zuerst die Teilnahme und dann das unkonventionelle Selbstbild – oder umgekehrt – vorhanden war!

Tabelle 20: Erlebte Vor- und Nachteile von Angehörigengruppen

Best things about support group	Worst things about support groups
• Being with people who have experiences and feelings similar to their own • Receiving support from others • Resolving problems • Receiving information regarding community programs and resources • Learning the skills of caregiving • Learning how to deal with guilt, depression, and anger • Helping others • Being relieved of caregiving responsibilities for a brief period of time • Learning what to expect in the future	• Depressing and demoralizing • Certain participants can dominate discussions • Reminder that impairments are irreversible • You learn what to expect in the future • Some of the information provided is irrelevant

7.3.3 Weitere Angebote für pflegende Söhne

Obwohl dargestellt werden konnte, wie hilfreich Gruppen für pflegende Söhne sein können, ist doch zu befürchten, dass zahlreiche Männer eher NICHT teilnehmen würden, so dass die Konzeption weiterer Angebote unerlässlich erscheint (vgl. Harris 1993).

Bezogen auf die Ergebnisse zur Wahrnehmung von Unterstützung (6.3) erscheint generell die **frühzeitige Information** über mögliche Angebote/Dienste und deren Nutzen sowie die **Etablierung zugehender Angebote** sinnvoll. Dies folgert auch Gieseke (2006: 65) nach seinen Gesprächen mit männlichen pflegenden Angehörigen. Er hält eine zugehende Beratung, die zunächst die individuelle Situation einschätzt und dann gemeinsame Optimierungsmöglichkeiten entwickelt, für sinnvoll. Ein „Case-Manager“ bzw. eine „Family Nurse“ solle die bestehenden Möglichkeiten des Gesundheits- und Pflegesystems berücksichtigen und sektorübergreifend denken, planen und gestalten.[125] Der Ausbau von niedrigschwelligen Beratungs-, Qualifizierungs- und Unterstützungsangeboten wurde bereits in Kapitel 2.6.5 als dringend erforderlich dargestellt.

Rückblickend zeigt sich – basierend aus den Ergebnissen zu Motivation und Pflegeübernahme (Kapitel 6.1), dass im Vorfeld der Pflege vorbereitende und informierende Angebote von Nöten sind, die beispielsweise über Krankheitssymptome und -verläufe (frühere Diagnose von dementiellen Erkrankungen!) aufklären, aber auch die Auseinandersetzung mit tabuisierten Pflegethemen ermöglichen und so unter Reflektion möglicher längerfristiger Folgen und Alternativen eine bewusste Entscheidung erleichtern. Es muss jedoch in Frage gestellt werden, ob diese Angebote wahrgenommen werden würden, da die Analyse der Interviews zeigte, dass Söhne sich erst spät (oder gar nicht) als pflegende Angehörige definieren und eine Thematisierung der häuslichen Pflege in den meisten Fällen erst im Notfall stattfindet. Weitere Ideen finden sich als Ergebnisse einiger Studien:

- **Caregiver Network Programms**, Telefon- und Internetprogramme, elektronisches schwarzes Brett (für Männer von Männern) (Harris 1993): ein **Computer-Netzwerk** mit zentral verwalteten Mailinglisten könne die Offenbarung von Emotionen ermöglichen (ohne sich selbst identifizieren zu müssen). Auf diese Weise können pflegende Söhne ihre Freundes-Netzwerke erweitern und Kontakt zu Menschen finden, die Verständnis für ihre Situation haben, ihnen Tipps, Hinweise und Informationen geben können (Harris 1998: 30)
- Mehr „**up-date-Informationen**" wie z.B. ein „simple guide-book" über Demenz mit Begriffen, Angeboten, Erklärungen und Kriterien zur Bewertung von Diensten. **Workshops** und **Literatur**: prägnant (ebd.).
- **Trainingsprogramme** zur Ausübung der Pflegerolle, Hilfe im Umgang mit dem veränderten Verhalten der Eltern (Mui 1995).
- Hauswirtschaftliche und pflegerische **Kurse** (Senf 1995).

Aktuelle Debatten zur häuslichen Pflege schlagen als neues Modell den sogenannten „**Pflegemix** vor" (vgl. Kapitel 2.2.3). Dieser erkenne, „dass Pflege in der Familie nur mit vereinten Kräften gelingen kann" und beziehe „bewusst nicht nur professionelle, sondern auch bürgerschaftliche Angebote mit ein" (Bubolz-Lutz & Kricheldorff 2008: 33). Die Intention sei dabei die

[125] Vgl. aktuell die PflegeberaterInnen gemäß § 7a SGB XI.

Entfaltung einer neuen Pflegekultur (vgl. Kapitel 2.5), „bei der die Sorge um kranke, hilfsbedürftige (alte) Menschen zu einem gesellschaftlichen Anliegen wird“ (ebd.).

> Im Abschlussbericht des Projektes Pflegebegleiter beschreiben Bubolz-Lutz und Kricheldorff (2008: 30) in sechs Punkten, was pflegende Angehörige wollen. Sie nennen die Aspekte „Wissen“, „Kompetenz“, die „Situation selbst gestalten“, „Zeit“, „Kontakte“, „Anerkennung erhalten/Sinnfragen und Krisen erörtern“. Dies deckt sich annähernd mit den beschriebenen Bedürfnissen pflegender Söhne (6.10).
>
> Es ist anzunehmen, dass die freiwillig engagierten Pflegebegleiter, die an ebendiesen Bedarfslagen ansetzen („Wissen vermitteln“, „Kompetenzzuwachs ermöglichen“, „Selbstorganisation und Selbstsorge stärken“, bei der „Suche nach Entlastung/Vertretung helfen“, „erfreuliche Kontakte ermöglichen“ und „Anerkennung ausdrücken/Sinnfragen besprechen“) für pflegende Söhne eine große Hilfe sein können. Im Rahmen der wissenschaftlichen Begleitung wurden Interviews mit pflegenden Angehörigen geführt, die „einen Pflegebegleiter haben“, darunter auch zwei pflegende Söhne. Deren Aussagen bestätigen die Wirksamkeit der Begleitung: sie können sich ungezwungen und diskret austauschen, suchen gemeinsam nach „Lösungen“, informieren sich über Krankheiten, erhalten „Rückendeckung“ im Umgang mit Behörden u.v.m – was in der Folge zu einer deutlichen Stabilisierung der Pflegesituation führt (ebd.: 146).

Auch für pflegende Söhne erscheint die Förderung dieser neuen Perspektive vielversprechend, wobei gerade in „männlich dominierten Pflegearrangements“ eine deutlichere Tendenz zu einem Pflegemix besteht als bei Pflegearrangements, die maßgeblich von Frauen bestimmt sind (Blinkert & Klie 1999: 136).

7.3.4 Generelle Prinzipien in der Arbeit mit pflegenden Männern

werden fundiert von Femiano und Coonerty-Femiano (2005: 339) beschrieben, auf die sich die folgenden Ausführungen beziehen, von denen einige Aspekte bereits deutlich wurden, hier aber komprimiert vorliegen:

> - **Den individuellen Ansatz bestätigen und wertschätzen:** Eigene Wege der Männer anerkennen, wertschätzen und „die Erlaubnis geben, sie zu gehen“. Eigene Vorurteile bewusst machen (s.o.).
> - **Auf Stärken bauen und Kontrollgefühl aufbauen**: Fähigkeit zur Veränderung anerkennen und ihre einzigartigen Stärken wahrnehmen (Eigenschaften,

Merkmale, Werte, Copingtalente). Auf bestehenden männlichen Stärken aufbauen und diese nutzen um neue zu erwerben. Gefühl der Kompetenz und des Erfolges vermitteln. Unsicherheiten abbauen und so Möglichkeiten schaffen, Herausforderungen zu thematisieren. Respektieren, nicht pathologisieren. Therapeuten als Partner, nicht als Experten.

- **Verstehendes psychosoziales Assessment** durchführen
- **Breite und Tiefe unausgesprochener, ungezeigter Gefühle**: nicht immer offensichtlich, evtl. schwer auszudrücken. Dabei helfen, Gefühle auszudrücken, wahrzunehmen, zu identifizieren und zu benennen. Gefühle „normalisieren" und wertschätzen, erklären.
- **Entwicklungsbedürfnisse** in Betracht ziehen.
- **Emotionale und soziale Unterstützung fördern**: andere Familienmitglieder über die Notwendigkeit sozialen Kontaktes unterrichten. Männern die wichtige Rolle von sozialer Unterstützung erklären. Strategien zur Nutzung dieser Ressource erarbeiten. Netzwerke aufbauen.
- **Information und Bildung**: Sich zu informieren ist für Männer ein Weg, tiefer in eine Situation einzusteigen, den Kontext zu verstehen und effektiver auf die Bedürfnisse des/der zu Pflegenden eingehen zu können, zu mehr Sicherheit, mehr Struktur – und nicht der Vermeidung von persönlicher Involvierung. Medizinisches Wissen über Verlauf der Krankheit, medizinischen Prozeduren, Arten von Unterstützungsmöglichkeiten. Fakten und Daten zu Krankheiten.
- **Bei praktischen Fragen und Planung der Zukunft unterstützen**: Information zu finanziellen Ressourcen, gemeinnützigen Diensten, Navigation im Hilfe-System, rechtliche Hinweise.
- **Training von Fähigkeiten und Ermutigung zur Erlernung von Selbst-Pflege-Kräften**: z.B. Umgang mit Demenz, Kochen, Waschen, Putzen, Stress-Management-Techniken (Progressive Relaxation, Visualisierung, Biofeedback).

Barusch (2000) formuliert eine Charakteristik von Angeboten, die als „männerfreundlich" bezeichnet werden können, diese sind durch folgende Aspekte gekennzeichnet:

- Men present as leaders and participants
- Services be offered at a comfortable location for men
- Men have opportunities to contribute, to help others and to serve as "experts"
- Men have opportunities to take control and participate in decision making
- There be limits on spontaneous expressions of emotions and rather, the emphasis be placed on opportunities for ritualized expressions of emotions
- Interventions be designed to provide information, not "therapy"
- Opportunities be available for goal attainment
- Relationship-building skills be woven into, but not dominate, the intervention.

Interessant sind in diesem Kontext – neben einigen bereits bekannten Hinweisen – der Verweis auf „ritualisierte Formen der Emotionsäußerung“, die Möglichkeit einer „Zielerreichung“ sowie von Partizipationsmöglichkeiten.

7.3.5 Werbung & Öffentlichkeitsarbeit

Um pflegende Männer zu erreichen ist die Etablierung angemessener Angebote mit einer zielgerichteten Öffentlichkeitsarbeit zu verknüpfen, um ihre Aufmerksamkeit zu wecken (vgl. u.a. Kaye und Applegate 1990a: 136).

> „Finally, since men are often more hesitant to join groups, the advertising and the promotion of the group needs to be done in a way that will attract them.“ (Femiano & Coonerty-Femiano 2005: 353)

In der Literatur finden sich hierzu einige hilfreiche Tipps:

1. Auf die **Terminologie** achten: Männer nicht durch die Wortwahl abschrecken (zu viel Austausch-Emotions-Betonung, Kramer 2005: 6), pragmatische Sprache, Betonung von kompetenz-erweiternden Informationen und **greifbaren Vorteilen** (z.B. Liste mit Angeboten und Programmen, Experten, gesetzliche und finanzielle Ratschläge, Kaye 2005).
2. In Werbeflyern auch **Bilder** von pflegenden Männern verwenden, zeigen, dass Männer in der Gruppe sind.
3. Männliche Teilnehmer ermuntern, andere Männer anzusprechen („bring-a-male-friend“, Kaye & Applegate ebd.).
4. Männliche Teilnehmer berichten lassen, wie hilfreich das Angebot ist
5. Glaubwürdige männliche **Fürsprecher** finden
6. Programm an **Orten** auslegen, an denen typischerweise Männer zu finden sind.
7. Männer als **Experten** ansprechen
8. Verschiedene **Typen** pflegender Angehörigen bzw. Angehöriger in **typischen Pflegesituationen** (Harris 1998, Herrenbrück et al. 2008, Bubolz-Lutz & Kricheldorff 2008) mit unterschiedlichen Angeboten ansprechen, z.B. je nach Dauer der Pflege (zu Beginn – seit Jahren) oder aktuellem Belastungsgrad.

Unter Berücksichtigung dieser Erkenntnisse und Vorschläge steigt die Chance, Angebote zu implementieren, die auch pflegende Söhne ansprechen und deren Bedürfnissen entsprechen.

7.4 Schlusswort

„It is undeniable that the burden of informal, family care has fallen upon wives, daughters and daughters-in-law of ill eldery. In the wings of the caregiving arena, however, are men: husbands, sons, and other male relatives who are the primary caregiver for elderly family members. Their ranks are predicted to increase as an aging society continues into the new millennium and as conceptions of family and gender roles continue to broaden."
Russell 2007: 298

Die vorliegende Arbeit konnte dem Ziel, das Leben pflegender Söhne sichtbarer zu machen, ihre Stimmen zu hören und ihre Vielfalt zu dokumentieren (vgl. Kapitel 1.1) einen Schritt näher kommen. Weitere Forschung bleibt notwendig, die in Breite und Tiefe anschlussfähig sein muss, um zur Erfassung des komplexen Systems pflegender Familien, zur Entwicklung passgenauer Unterstützungsmöglichkeiten und deren Evaluation beizutragen.

8 Danke

„So eine Arbeit wird eigentlich nie fertig,
man muss sie für fertig erklären,
wenn man nach Zeit und Umständen
das Mögliche getan hat."
Johann Wolfgang von Goethe,
Italienische Reise, 1787

Abschließend möchte ich mich bei all jenen Menschen in der Nähe und in der Ferne bedanken, die mich auf dem spannenden und lehrreichen Weg der letzten Monate begleitet und mich bei der Erstellung dieser Arbeit unterstützt haben.

Zu allererst und von ganzem Herzen möchte ich mich bei „unseren pflegenden Söhnen" bedanken. In von Vertrauen und Offenheit geprägten Gesprächen haben sie uns an ihren Gedanken, Gefühlen und Erfahrungen teilhaben lassen und so die Grundlage für diese Arbeit geschaffen. Diese Begegnungen habe ich als persönliche Bereicherung erlebt.

Des Weiteren bedanke ich mich bei meinen Dozenten Prof. Dr. phil. Cornelia Kricheldorff und Prof. Dr. Herrmann Brandenburg für die wissenschaftliche Betreuung und Begleitung dieser Arbeit und ihre Unterstützung bei der Klärung von Fragen und Problemen.

Ich danke meinen Eltern Monika und Thomas, die mir dieses weitere Studium ermöglicht haben und sich die Zeit für die orthographische Erstkorrektur nahmen. Ihre konstruktive Kritik eröffnete mir neue Blickwinkel, ihr Vertrauen gibt mir Kraft und Zuversicht.

Danke auch an Anissa, Almut und Christina für anregende Diskussionen, für gegenseitige Hilfe und Unterstützung, für Zuspruch und Aufmunterung, für erholsame und motivierende Schreib-Pausen, für Frustrationsabbau in Form von Schokolade und auf dem Laufband – dafür, dass sie da waren. Danke an Cornelius für wichtige Anregungen und Hinweise und die damit verbundene Mühe, an meine Kolleginnen im Pflegebegleiterprojekt für eine wertvolle Zeit sowie an Katrin für die Möglichkeit der Hamburg-Erholungswoche.

Ein besonderer Dank gilt auch meinem Besten. Danke an Jan, nicht nur als technischem Retter in allen Computer-Fragen (besonders im Endspurt), sondern vor allem und ein weiteres Mal für seine Geduld und sein Verständnis, für Ermutigung und Ansporn, Ablenkung und Abwechslung zur jeweils richtigen Zeit.

9 Literatur

Adler; K.A.; Patterson, T.L.; Grant, I.: Physiological Challenges Associated With Caregiving Among Men. In: Kramer, B.J.; Thompson, E.H. (Hrsg.): Men as Caregivers. Amherst: Prometheus 2005, 127-150

Ainsworth, M.D.S.; Blehar, M. C.; Waters, E.; Wall, S.: Patterns of Attachment. A Psychological Study of the Strange Situation. Hillsdale: Erlbaum 1978

Aneshensel, C.S.; Pearlin, L.I., Mullan, J.T.; Zarit, S.H.; Whitlach, C.J.: Profiles in caregiving: The unexpected career. San Diego, CA: Academic Press 1995

Antonovsky, A.: Salutogenese. Zur Entmystifizierung der Gesundheit. Tübingen 1997

Antonucci, T.C.; Jackson, J.S.: A Life-Span View of Women's social Relations. In: Turner, B.F.; Troll, L.E. (Hrsg.): Women growing older: Psychological Perspectives. Thousand Oaks: Sage 1994, 239-269

Arber, S.; Gilbert, G.N.: Transitions in caring: Gender, life course, and care of the elderly. In: Bytheway, B.; Keil, T.; Allat, P.; Bryman, A. (Hrsg.): Becoming and Being Old: Sociological Approaches to Later Life. London: Sage 1989, 72-92

Arber, S.; Ginn, J.: Gender differences in informal caring. Health & Social Care in the Community. 3, 1995, 19-31

Archer, C.K.; MacLean, M.J.: Husbands and sons as caregivers of chronically-ill women. Journal of Gerontological Social Work. 21(1/2), 1993, 5-23

Atkinson, M.P.: Conzeptualizations of the Parent-Child Relationsship: Solidarity, Attachment, Crescive Bonds, and Identity Salience. In: Mancini, J.A.: Aging parents and adult children. Lexington Press 1989, 81-97

Bachmaier, H. (Hrsg.): Lachen macht stark. Göttingen: Wallstein 2007

Backes, G.: Familienbeziehungen und informelle soziale Netze im sozialstrukturellen und demographischen Wandel. In: Zeitschrift für Gerontologie und Geriatrie. 29 (1), 1996, 29-33

Backes, G.; Amrhein, L.; Wolfinger, M.: Gender in der Pflege – Herausforderungen für die Politik. Expertise im Auftrag der Friedrich-Ebert-Stiftung. Bonn: August 2008

Baltes, P.; Mittelstraß. J. (Hrsg.): Zukunft des Alterns und gesellschaftliche Entwicklung. Berlin: De Gruyter 1992

Bartjes, H.; Hammer, E.: Männer und Männlichkeit in der Sozialen Arbeit. Sozialmagazin. 20(9), 1995, 11-28

Barusch, A.S.; Spaid, W.: Gender differences in caregiving: *Why do wives report greater burden?* The Gerontologist. 29(5), *1989, 667-676*

Bengtson, V.L.; Olander, E.B.; Haddad, A.A.: The "generation gap" and ageing family members: Toward a conceptual model. In: Gubrium, J.F. (Hrsg.): Time, roles, and self in old age. Human Sciences Press, New York 1976, 237-263

Bengtson, V.L.: Theorizing and Social Gerontology. International Journal of Ageing and Later Life. 1(1) 2006, 5-9

Bengtson, V.L.; Burgess, E.; Parrott, T.: Theory, Explanation, and a Third Generation of Theoretical Developement in Social Gerontology. Journal of Gerontology: Social Sciences. (52B) 1997, 72-88

Bengtson, V.L.; Roberts. R.E.L.: Intergenerational Solidarity in Aging Families: An Example of Formal Theory Construction. Journal of Marriage and the Family. 53(4). 1991, 856-870

Bilden, H.: Sozialisation in der Dynamik von Geschlechter- und anderen Machtverhältnissen. In: Bilden, H.; Dausien, B. (Hrsg.): Sozialisation und Geschlecht – Theoretische und methodische Aspekte. Opladen: Budrich 2006, 45-70

Birren, J.E.; Bengtson, V.L. (Hrsg.): Emergent theories of aging. New York: Springer Publishing Company 1988

Blenkner, M.: Social work and family relationships in later life with some thoughts on filial maturity. In: Shanas, E.; Streib, G.F.: Social structure and the family: generational relations. Englewood Cliffs, N.Y.: Prentice-Hall 1965, 46-59

Blinkert, B.; Klie, T.: Pflege im sozialen Wandel: eine Untersuchung über die Situation von häuslich versorgten Pflegebedürftigen nach Einführung der Pflegeversicherung. Hannover: Vincentz 1999

Blinkert, B.; Klie, T.: Zukünftige Entwicklung des Verhältnisses von professioneller und häuslicher Pflege bei differierenden Arrangements und privaten Ressourcen bis zum Jahr 2050. Expertise im Auftrag der Enquéte-Kommission Demographischer Wandel des Deutschen Bundestages. 2001. Verfügbar über: http://www.soziologie.uni-freiburg.de/fifas/all/pdf/Expertise_Bundestag.pdf [Stand: 30.09.2009]

BMFSFJ: Fünfter Bericht zur Lage der älteren Generation. Potenziale des Alters in Wirtschaft und Gesellschaft. Der Beitrag älterer Menschen zum Zusammenhalt der Generationen. Bericht der Sachverständigenkommission. Berlin 2005

BMFSFJ: Vierter Bericht zur Lage der älteren Generation in der Bundesrepublik Deutschland. Risiken, Lebensqualität und Versorgung Hochaltriger – unter besonderer Berücksichtigung demenzieller Erkrankungen. Berlin 2002

Bode, S.: Die vergessene Generation. Die Kriegskinder brechen ihr Schweigen. 3. Auflage. Stuttgart: Klett-Cotta 2004

Böhnisch, L., Funk, H.: Soziale Arbeit und Geschlecht. Theoretische und praktische Orientierungen. Weinheim und München: Juventa 2002

Böhnisch, L., Winter, R.: Männliche Sozialisation. Weinheim und München: Juventa 1993

Böhnisch, L.: Sozialpädagogik der Lebensalter: Eine Einführung. Weinheim und München: Juventa 1999

Bookwala, J.; Newman, J.L.; Schulz, R.: Methodological Issues in Research on Men Caregivers. In: Kramer, B.J.; Thompson, E.H. (Hrsg.): Men as Caregivers. Amherst: Prometheus 2005, 69-96

BpA: Licht und Schatten bei der Pflegereform. 06. März 2008, 17:32 Uhr. Verfügbar über: http://www.presseportal.de/pm/17920/1149618/bpa_priv_anbieter_sozialer_dienste/rss [Stand: 30.09.2009]

Bracker, M.; Dallinger, U.; Karden, G.; Tegethoff, U.: Die Pflegebereitschaft der Töchter. Zwischen Pflichterfüllung und eigenen Lebensansprüchen. Wiesbaden: o.V. 1988

Brandes, H.: „Problemfall" Mann. Plädoyer für einen männerorientierten Ansatz in der Sozialarbeit. In: Brandes, H.; Roemheld, R. (Hrsg.): Männernormen und Frauenrollen. Geschlechterverhältnisse in der sozialen Arbeit. Leipzig: Evangelische Verlagsanstalt 1998, 99-113

Brandtstädter, J.; Renner, G.: Tenacious goal pursuit and flexible goal adjustment: Explication and age-related analysis of assimilative and accommodative strategies of coping. In: Psychology of Ageing. 5, 1990, 58-67

Brody, E.M.: Filial care of the elderly and changing roles of women (and men). Journal of Geriatric Psychiatry. 19, 1996, 175-201

Bruder, J.: Beratung und Unterstützung von Angehörigen demenzkranker Menschen. In: Kruse, A. (Hrsg.): Psychosoziale Gerontologie. Bd. 2: Interventionen. Jahrbuch der Medizinpsychologie 16. Göttingen: Hogrefe, 1998, 275-295

Bruder, J.: Filiale Reife – ein wichtiges Konzept für die familiäre Versorgung kranker, insbesondere dementer alter Menschen. In: Zeitschrift für Gerontopsychologie und -psychiatrie. 1, 1988, 95-101

Bubolz-Lutz, E.: Pflege in der Familie. Perspektiven. Freiburg im Breisgau: Lambertus 2006

Bubolz-Lutz, E.; Kricheldorff, C.: Freiwilliges Engagement im Pflegemix: neue Impulse. Freiburg im Breisgau : Lambertus 2006

Bubolz-Lutz, E.; Kricheldorff, C.: Pflegebegleiter. Ein Modellprojekt des Forschungsinstituts Geragogik mit institutionellen Kooperationspartnern. Bislang unveröffentlichter Projektbericht. Viersen und Freiburg 2008

Buijssen, H.: Die Beratung von pflegenden Angehörigen. Belz: Weinheim 1997

BMG: Zahlen und Fakten zur Pflegeversicherung (03/08). Berlin: BMG 2008

Cafferata, G.L.; Stone, R.: The caregiving role: Dimensions of burden and benefits. Comprehensive Gerontology: Section A, Clinical and Laboratory. 3, 1989, 57-64

Calasanti, T.; King, N.: Taking ‚Women's Work' ‚Like a Man': Husbands' Experiences of Care Work. The Gerontologist. 47(4), 2007, 516-527

Campbell, L.D.; Carroll, M.P.: The Incomplete Revolution. Theorizing Gender When Studying Men Who Provide Care to Aging Parents. Men and Masculinities. 9(4) 2007, 491-508

Campbell, L.D.; Martin-Matthews, A.: Primary and proximate. Journal of Family Issues. 21, 2000, 1006-1031

Carpenter, E.H.; Miller, B.H.: Psychosocial Challenges and Rewards Experienced by Caregiving Men: A Review of the Literature and an Empirical Case Example. In: Kramer, B.J.; Thompson, E.H. (Hrsg.): Men as Caregivers. Amherst: Prometheus 2005, 99-126

Chamberlayne, P.: Fürsorge und Pflege in der britischen feministischen Diskussion. In: Feministische Studien. 2, 1996, 47-60

Chang, C.; White-Means, S.: The men who care: An analysis of male primary caregiver who care for frail elderly at home. The Journal of Applied Gerontology. 10, 1991, 343-358

Chodorow, N.: The Reproduction of Mothering: Psychoanalyses and the Sociology of Gender. Berkeley: University of California Press 1978

Cicirelli, V.G.: Attachment and obligation as daughters' motives for caregiving behaviour and subsequent effect on subjective burden. Psychology and Aging. 8, 1993, 144-155

Coe, M.; Neufeld, A.: Male caregivers' use of formal support. Western Journal of Nursing Research. 21(4), 1999, 568-581

Collins, N.L; Read, S.J.: Cognitive Representations of Attachment: The Structure and Function of Working Models. In: Bartholomew, K.; Perlman, D. (Hrsg.): Attachment Processes in Adulthood. Vol. 5: Advances in Personal Relationships. London: Jessica Kingsley 1994: 53-91

Corbin, J.M.; Strauss, A.: A nursing model for chronic illness management based upon the trajectory framework. In: Woog, P. (Hrsg.): The Chronic Illness Trajectory Framework. New York: Springer 1992, 9-28

Corbin, J.M.; Strauss, A.L.: Weiterleben lernen – Chronisch Kranke in der Familie. München: Piper 1993

Crispi, E.L.; Schiaffino, K.; Berman, W.H.: The contribution of attachment to burden in adult children of institutionalized parents with dementia. The Gerontologist. 38, 1997, 52-60

Daire, A.P.: The Influence of Parental Bonding on Emotional Distress in Caregiving Sons for a Parent with Dementia. The Gerontologist. 42, 2002, 766-771

Davies, H.; Priddy, M.M.; Tinklenberg, J.R.: Support groups for male caregivers of Alzheimer's patients. Clinical Gerontologist. 5, 1986, 385-395

Diakonisches Werk der Evangelischen Kirchen in Deutschland (Hrsg.): Danken und Dienen: Arbeitshilfen für Verkündigung, Gemeindearbeit und Unterricht. Thema: Pflege im Alter – pflegende Angehörige. Stuttgart: Diakonie 1996

Dienel, C.: Familien als Dienstleister des Sozialstaates: Die Pflege älterer Familienmitglieder im europäischen Vergleich. Expertise im Auftrag der Sachverständigenkommission "7. Familienbericht der Bundesregierung". Magdeburg 2004

Dixon-Woods, M.; Agarwal, S.; Jones, D.; Young, B.; Sutton, A.: Synthesising qualitative and quantitative evidence: a review of possible methods. In: Journal of Health Services Research & Policy. 10(1), 2005, 45-53

Dräger, D.: Die Bedeutung der generativen Beziehung zwischen Großeltern und Enkelkindern im Hinblick auf steigende Pflegebedürftigkeit – Stand der familiensoziologischen und gerontologischen Forschung. Humboldt-Universität Berlin (Diplomarbeit): 1998

Dwyer, J.W.; Coward, R.T. (Hrsg): Gender, families, and elder care. Newbury Park: Sage 1992

Dwyer, J.W.; Coward, R.T.: A Multivariate Comparison of the Involvement of Adult Sons Versus Daughters in the Care of Impaired Parents. Journal of Gerontology: Social Sciences. 46(5), 1991, 259-269

Erikson, E.H.: Identity: Youth and Crisis. New York: Norton 1968

Europäische Stiftung zur Verbesserung der Lebens- und Arbeitsbedingungen: Familiale Betreuung abhängiger alter Menschen in den Ländern der Europäischen Gemeinschaften. Luxemburg: Amt für amtliche Veröffentlichungen der Europäischen Gemeinschaften 1993

Faust-Jacoby, S.; Kling, A.: Zur Situation pflegender Ehepartner. Nachrichtendienst des Deutschen Vereins für öffentliche und private Fürsorge. 71(10), 1991, 340-345

FELICIE: Future Elderly Living Conditions In Europe. Verfügbar über: http://www.felicie.org [Stand: 30.09.2009]

Femiano, S.; Coonerty-Femiano, A.: Principles and Interventions for Working Therapeutically With Caregiving Men: Responding to Challenges. In: Kramer, B.J.; Thompson, E.H. (Hrsg.): Men as Caregivers. Amherst: Prometheus 2005, 337-358

Finley, N.J.; Roberts, M.D.; Banahan, B.F.: Theories of Family Labor as Applied to Gender Differences in Caregiving for Elderly Parents. Journal of Marriage and the Family. 51, 1988, 79-86

Fisher, M.: Man-made care: Community care and older male carers. British Journal of Social Work. 24, 1994, 659-680

Fitting, M.; Rabins, P.; Lucas, M.J.; Eastham, J.: Caregivers of dementia patients: A comparison of husbands and wives. The Gerontologist. 26, 1986, 248-252

Franz, M.; Lieberz, K.; Schepank, H.: Das Fehlen der Väter und die spätere seelische Entwicklung der Kriegskinder in einer deutschen Bevölkerungsstichprobe. In:

Radebold, H. (Hrsg.): Kindheiten im II. Weltkrieg und ihre Folgen. Gießen: Psychosozial-Verlag 2004, 45-56

Fredriksen, K.I.: Gender Differences in Employment and the Informal Care of Adults. Journal of Women and Aging. 8, 1996, 35-53.

Freund, A. M.; Baltes, P.B.: Entwicklungsaufgaben als Organisationsstrukturen von Entwicklung und Entwicklungsoptimierung. In: Filipp, S.-H.; Staudinger, U.M. (Hrsg.): Entwicklungspsychologie des mittleren und höheren Erwachsenenalters. Bern und Göttingen: Hogrefe 2005, 35-69.

Freund, A.M.: Entwicklungsaufgaben. In: Kruse, A.; Martin, M. (Hrsg.): Enzyklopädie der Gerontologie. Alternsprozesse in multidisziplinärer Sicht. Bern und Göttingen: Hans Huber 2004, 304-313.

Fuchs, J.: Die Situation der Pflegenden. In: NDV Nachrichtendienst des Deutschen Vereins für öffentliche und private Fürsorge 79, 1999a, 337-341.

Fuchs, J.: Entlastung pflegender Personen. Unterstützungspotentiale für ambulante Dienste. In: Häusliche Pflege. 8(11), 1999b, 40-45

Fuchs, J.: Ressourcen für die Pflege im häuslichen Bereich: Pflegebereitschaft von Personen, die selbst nicht pflegen. Gesundheitswesen. 60, 1998, 392-398

Fuchs, J.: Wege zur Pflege. Determinanten der Pflegebereitschaft von informellen Helferinnen und Helfern. Freie Universität Berlin (Dissertation). 1999c

Fussek, C.; Loerzer, S.: Alt und abgeschoben. Der Pflegenotstand und die Würde des Menschen. Freiburg: Herder 2007

Geister, C.: Sich-verantwortlich-fühlen als zentrale Pflegemotivation. Warum Töchter ihre Mütter pflegen. Pflege. 18, 2005, 5-14

Geister, C.: Weil ich für meine Mutter verantwortlich bin. Vom Übergang von der Tochter zur pflegenden Tochter. Bern: Hans Huber 2004

Gieseke, M.: Die Situation häuslich pflegender Männer. Unveröffentlichte Masterthesis: Institut für Pflegewissenschaft, Universität Witten/Herdecke 2006

Gilligan, C.: In A Different Voice: Psychological Theory and Women's Development. Cambridge: Harvard University Press 1982

Glick, O.; Tripp-Reimer, T.: Iowa Conceptual Model of Gerontological Nursing. In: Swanson, E.; Tripp-Reimer, T.: Advances in Geronological Nursing. Issues For The 21st Century. Springer 1996, 11-55

Görgen, T.; Nägele, B.: Nahraumgewalt gegen alte Menschen – Folgerungen aus der wissenschaftlichen Begleitung eines Modellprojekts. Zeitschrift für Gerontologie und Geriatrie. 38(1), 2005, 4-9

Gräßel, E.: Belastung und gesundheitliche Situation der Pflegenden. Querschnittuntersuchung zur häuslichen Pflege bei chronischem Hilfs- und Pflegebedarf im Alter. Deutsche Hochschulschriften 1998a

Gräßel, E.: Häusliche Pflege dementiell und nichtdementiell Erkrankter. Teil I: Inanspruchnahme professioneller Pflegehilfe. In: Zeitschrift für Gerontologie und Geriatrie. 31(1), 1998b, 52-56

Grond, E.: Gewalt gegen Pflegende. Altenpflegende als Opfer und Täter. Bern: Hans Huber 2007

Gröning, K.: Therapeutisierung der familialen Altenfürsorge? Formulierung eines Unbehagens. In: Sozialer Fortschritt. 3, 2005, 69-76

Gröning, K.: "Irgendwie reingeschlittert": häusliche Pflege und die Geschlechterrollen. Dr. med. Mabuse. 29(148), 2004, 46-50

Gröning, K.; Kunstmann, A.C.: Generationenbeziehungen und Generationenfürsorge in modernen Zeiten. In: Bauer, A.; Gröning, K. (Hrsg.): Gerechtigkeit, Geschlecht und demografischer Wandel. Frankfurt a.M.: Mabuse 2008, 17-44

Gröning, K.; Kunstmann, A.-C.; Rensing, E.: In guten wie in schlechten Tagen: Konfliktfelder in der häuslichen Pflege. Frankfurt a. M.: Mabuse 2004

Großhans, L.: Und wo bleibt mein eigenes Leben? Hilfe für pflegende Angehörige. Stuttgart: Kreuz 2003

Gunzelmann, T.: Problemsituation und Beratung von Angehörigen dementiell erkrankter Menschen: Stand von Forschung und Praxis. In: Zeitschrift für Gerontopsychologie und -psychiatrie. 4(1), 1991, 41-56

Gutzmann, H.; Zank, S.: Demenzielle Erkrankungen: medizinische und psychosoziale Interventionen. Stuttgart: Kohlhammer 2005

Halsig, N.: Die psychische und soziale Situation pflegender Angehöriger: Möglichkeiten der Intervention. In: Kruse, A.; Bullinger, M.; Rosemeier, H.P.; Strauß, B. (Hrsg.): Psychosoziale Gerontologie. 16. Aufl., Bd. 2: Intervention. Jahrbuch der Medizinischen Psychologie. Göttingen; Bern; Toronto; Seattle: Hogrefe 1998, 211-231

Harris, P.B.: Listening to Caregiving Sons: Misunderstood Realities. The Gerontologist. 38, 1998, 342-352

Harris, P.B.: The misunderstood caregiver? A qualitative study of the male caregiver of Alzheimer's disease victims. The Gerontologist. 33, 1993, 551-556

Harris, P.B.; Long, S.O.: Husbands and Sons in the United States and Japan: Cultural Expectations and Caregiving Experiences. Journal of Aging Studies. 13(3), 1999, 241-267

Hart, C.: Doing a Literature Review. Releasing the Social Science Research Imagination. Thousand Oaks, CA: Sage 2005

Havighurst, R.J.: Developmental Tasks and Education. 3. Auflage. New York: McKay 1972

Heckhausen, J.; Schulz, R.: A life-span theory of control. In: Psychological Review. 102, 1995, 284-304

Hedtke-Becker, A.: Die Pflegenden pflegen: Gruppen für Angehörige pflegebedürftiger Menschen. Eine Arbeitshilfe. Freiburg im Breisgau: Lambertus 1999

Hedtke-Becker, A.; Schmidtke, C. (Hrsg.): Frauen pflegen ihre Mütter. Eine Studie zu Bedingungen häuslicher Altenpflege. Frankfurt a. M.: Eigenverlag des Deutschen Vereins für öffentliche und private Fürsorge 1985

Herrenbrück, A., Klott, S.; Würges, J: … und es werden immer mehr! Die Beweggründe pflegender Söhne im Kontext gesellschaftlicher Veränderungen und familiärer Erwartungen. Unveröffentlichter Forschungsbericht. Katholische Fachhochschule Freiburg: Januar 2008

Herrenbrück, A.: Pflegende Söhne – gängige Rollenmuster oder neue Lebensentwürfe? Unveröffentlichte Masterthese. Katholische Fachhochschule Freiburg: November 2008

Hirsch, R.D.: Gewalt gegen alte Menschen. In: Zippel, C.; Kraus, S. (Hrsg.): Soziale Arbeit für alte Menschen. Ein Handbuch für die berufliche Praxis. Berlin: Weißensee 2008, 233-245

Hirsch, R.D.: Humor und Clowns in der Altenpflege: Wer lacht, dämmert nicht vor sich hin. Kuratorium Deutsche Altershilfe. ProAlter. 3, 2007

Hoffmann-Riem, C.: Die Sozialforschung einer interpretativen Soziologie: Der Datengewinn. Kölner Zeitschrift für Soziologie und Sozialpsychologie. 32, 1999, 339-372

Holz, P.: Prävention bei pflegenden Angehörigen. Bedarf, Inanspruchnahme und Effektivität von stationärer psychosomatischer Betreuung Pflegender. Hamburg: Kovac 2004

Hopf, C.; Hopf, W.: Familie, Persönlichkeit, Politik: Eine Einführung in die politische Sozialisation, Weinheim: Juventa 1997

Horowitz, A.: Sons and Daughters as Caregivers to Older Parents: Differences in Role Performance and Consequences. The Gerontologist. 25, 1985, 612-617

Houde, S.C.: Methodological issues in male caregiver research: an integrative review of the literature. Journal of Advanced Nursing 40(6), 2002, 626-640

Houser, B.B.; Berkman, S.L.: Bardsley, P.: Sex and birth order differences in filial behaviour. Sex Roles. 13, 1985, 641-651

Institut für Gerontologische Forschung e.V.: Pflege für die Pflegenden. Modellprojekt des Evangelischen Diakonievereins Roth e.V., Band I Endbericht, München 1994

Jansen, B.: Informelle Pflege durch pflegende Angehörige. In: Jansen, B; Karl, F.; Radebold, H. u. a. (Hrsg.): Soziale Gerontologie. Ein Handbuch für Lehre und Praxis. Weinheim und Basel: Beltz 1999, 604-628

Jansen, B.; von Kardorff, E.: Auf dem Weg zur Fachlichkeit in der Angehörigenarbeit – Perspektiven und Versuch der Systematisierung. In: Kuratorium Deutsche Altershilfe (Hrsg.): Ein Jahr Pflegeversicherung. Beginn einer neuen Kultur in Altenarbeit und Altenhilfe? Dokumentation einer Fachtagung vom 24.-25. April 1996 in Berlin. KDA: Köln 1996, 89-106

Kahn, R.L.; Antonucci, T.C.: Convoys over the Life Course. Attachment, Roles, and social support. In: Baltes, P.B.; Brim, O.G. (Hrsg.): Life-Span Development and Behavior. New York: Academic Press 1980, 254-283

Karl, F.: Sozialarbeitswissenschaft/Sozialpädagogik. In: Jansen, B.; Karl, F.; Radebold, H.; Schmitz-Scherzer, R. (Hrsg.): Soziale Gerontologie. Ein Handbuch für Lehre und Praxis. Weinheim und Basel: Beltz 1999, 370-382

Kasten, H.: Weiblich – Männlich. Geschlechterrollen und ihre Entwicklung. Berlin und Heidelberg 1996

Kaye, L.W.: Service Utilization and Support Provision of Caregiving Men. In: Kramer, B.J.; Thompson, E.H. (Hrsg.): Men as Caregivers. Amherst: Prometheus 2005, 359-378

Kaye, L.W.; Applegate, J.S.: Family support groups for male caregivers: Benefits of participation. Journal of Gerontological Social Work. 10(3/4), 1993, 167-185

Kaye, L.W.; Applegate, J.S.: Men as Caregivers to the Elderly. Understanding and Aiding Unrecognized Family Support. 1990a

Kaye, L.W.; Applegate, J.S.: Men as elder caregivers: Building a Research Agenda for the 1990s. Journal of Aging Studies. 4(3), 1990b, 289-298

Kaye, L.W.; Applegate, J.S.: Men's style of nurturing elders. In: Sabo, D.; Gordon, D.F. (Hrsg.): Men's health and illness: Gender, power, and the body. Thousand Oaks, CA: Sage 1995

Kaye, L.W.; Applegate, J.S.: Older men and the family orientation. In: Thompson, E.H.: (Hrsg.): Older men's lives. Thousand Oaks, CA: Sage 1994, 218-236

KDA – Kuratorium Deutsche Altenhilfe: Pflegeangebote sind bei der Bevölkerung größtenteils unbekannt. Pro Alter. 1, 2003, 25-26

Klie, T.; Blinkert, B.: Pflegekulturelle Orientierungen. Empirische Grundlagen für einen mikropolitischen Diskurs. In: Tesch-Römer, C. (Hrsg.): Gerontologie und Sozialpolitik [Schriftenreihe des Bundesministeriums für Familie, Senioren, Frauen und Jugend, Band 214]. Stuttgart; Berlin; Köln: Kohlhammer 2002, 197-217

Klott, S.: Lernen älter zu werden – Möglichkeiten und Grenzen der Geragogik. Unveröffentlichte Diplomarbeit. Freiburg 2006

Knipscheer, C.P.M.: Anomie in der Mehrgenerationenfamilie: Kinder und die Versorgung ihrer alten Eltern. Zeitschrift für Gerontologie. 19, 1986, 40-46

Kofahl, C.; Dahl, K.; Döhner, H.: Projekt „Synopse innovativer Ansätze zur vernetzten Versorgung älterer Menschen in Deutschland" Pronetz. 2002. Bericht verfügbar über http://www.uke.de/institute/medizin-soziologie/index_10412.php?id=-1_-1_-1&as_link=http://www.uke.de/institute/medizin-soziologie/index_10412.php [Stand: 30.09.2009]

Kohli, M.; Künemund, H.; Motel, A.; Szydlik, M.: Grunddaten zur Lebenssituation der 40-85jährigen deutschen Bevölkerung. Ergebnisse des Alterssurveys. Berlin: Weißensee 2000

Kramer, B., Kipnis, S.: Eldercare and Work-Role Conflict: Toward an Understanding of Gender Differences in Caregiver Burden. The Gerontologist. 35, 1995, 340-348

Kramer, B.: Gain in the caregiving experience. Where are we? What next? The Gerontologist. 37, 1997, 218-232

Kramer, B.: Men Caregivers: An Overview. In: Kramer, B.J.; Thompson, E.H. (Hrsg.): Men as Caregivers. Amherst: Prometheus, 2005: 3-19

Kramer, B.J.: Husbands caring for wives with dementia: A longitudinal study of continuity and change. Health & Social Work. 25, 2000, 97-107

Kruse, A.: Alltagspraktische und sozioemotionale Kompetenz. In: Baltes, M.; Montada, L. (Hrsg.): Produktives Leben im Alter. Frankfurt a. M.: Campus 1996, 290-322

Kuckartz, U.: Computerunterstützte Analyse qualitativer Daten: eine Einführung in Methoden und Arbeitstechniken. Opladen: Westdeutscher Verlag 1999

Kübler-Ross, E.: Interviews mit Sterbenden. München. 20. Auflage. Stuttgart: Kreuz 1996

Kühnert, S.; Niederfranke, A.: Sind gerontologische Theorien nützlich zur Erklärung sozialstruktureller Altersveränderungen? In: Naegele, G.; Tews, H.P. (Hrsg.): Lebenslagen im Strukturwandel des Alters. Opladen: Westdeutscher Verlag 1993, 82-99

Künemund, H.: Produktive Tätigkeiten. In: Kohli, M.; Künemund, H. (Hrsg.): Die zweite Lebenshälfte. Gesellschaftliche Lage und Partizipation im Spiegel des Alters-Survey. 2. Erweiterte Auflage. Wiesbaden: Verlag für Sozialwissenschaften 2005, 277-317

Lambrecht, P.; Bracker, M.: Die Pflegebereitschaft von Männern. 50 Jahre kann man nicht einfach beiseite schieben. Kassel 1992

Lamnek, S.: Qualitative Sozialforschung. Lehrbuch. 4., vollständig überarbeitete Auflage. Weinheim und Basel: Beltz 2005

Lamura, G.; Mnich, E.; Wojszel., B. et al.: Erfahrungen von pflegenden Angehörigen älterer Menschen in Europa bei der Inanspruchnahme von Unterstützungsleistungen. Ausgewählte Ergebnisse des Projektes EUROFAMCARE. Zeitschrift für Gerontologie und Geriatrie. 39, 2006, 429-442

Langehennig, M.: Männer in der häuslichen Angehörigenpflege. Forschungsbefunde, Forschungsartefakte, Forschungsperspektiven. In: Jansen, M.M. (Hrsg.): Pflegende und sorgende Frauen und Männer. Aspekte einer künftigen Pflege im Spannungsfeld von Privatheit und Professionalität. Hessische Landeszentrale für politische Bildung: Polis Analysen – Meinungen – Debatten 49. Wiesbaden 2008, 43-58

Lawton, M.P; Moss, M.; Hoffman, C.; Perkinson, M.: Two Transitions in Daughters' Caregiving Careers. The Gerontologist. 40, 2000, 437-448

Lazarus, R.S.: Stress-und Stressbewältigung – Ein Paradigma. In: Filipp, S.-H. (Hrsg.): Kritische Lebensereignisse. München 1990

Lee, G.R.; Dwyer, J.W.; Coward, R.T.: Gender Differences in Parent Care: Demografic Factors and Same-Gender Preferences. Journal of Gerontology: Social Sciences. 48(1), 1993, 9-16

Lehr, U.: Gerontologie: Eine interdisziplinäre Wissenschaft. In: Kruse, A.; Lehr, U.; Rott, C. (Hrsg.): Gerontologie – eine interdisziplinäre Wissenschaft. München: Bayerischer Monatsspiegel Verlagsgesellschaft 1987, 4-18

Lehr, U.: Geropsychologie. Stellung und Aufgabe der Psychologie innerhalb der Gerontologie. In: Münchner Medizinische Wochenzeitschrift. 115, 1973, 1885-1890.

Lehr, U.: Psychologie des Alters. 1. Auflage. Heidelberg: Quelle & Meyer 1972

Lindgren, C.L.: The Caregiver Career. IMAGE: Journal of Nursing Scholarship. 25(3), 1993, 214-219

Litwak, E.; Kulis, S.: Technology, Proximity and Measures of Kin Support. Journal of Marriage and the Family. 49, 1987, 649-661

Lorenz, H.: Kriegskinder. Das Schicksal einer Generation. Berlin: List 2005

Lüdecke, D.; Kofahl, C., Mestheneos, E.; Triantafillou, J.; Döhner, H.: Pflegende Angehörige: Ein vernachlässigtes Thema in europäischer Gesundheits-und Sozialplanung? Verfügbar über: www.uke.uni-hamburg.de/extern/eurofamcare/documents/berlin_050922_dl.pdf [Stand: 30.09.2009]

Maly, N.: Töchter, die ihre Mütter pflegen. Eine Analyse ihrer Lebenssituation. Münster und Hamburg: Lit 2001

Markides, K.S.; Boldt, J.S.; Ray, L.A.: Sources of Helping and Intergenerational Solidarity: A Three-Generations Study of Mexican Americans. Journal of Gerontology: Social Sciences. 41, 1986, 506-51

Markiewicz, D.; Reis, M.; Gold, D.P.: An Exploration of Attachment Styles and Personality Traits in Caregiving for Dementia Patients. International Journal of Aging and Human Development. 45, 1997, 111-132

Matthews, S.H.; Rosner, T.T.: Shared filial responsibility: The family as the primary caregiver. Journal of Marriage and the Family. 50(1), 1988, 185-195

Matthews, S.H.; Heidorn, J.: Meeting Filial Responsibilities in Brothers-Only Sibling Groups. Journal of Gerontology: Social Sciences. 53(5), 1998, 278-286

Matthews, S.H.: Brothers and Parent Care: An Explanation of Sons' Underrepresentation. In: Kramer, B.J.; Thompson, E.H. (Hrsg.): Men as Caregivers. Amherst: Prometheus 2005, 234-249

Matthews, S.H.: Older sons' relationship with very old parents. Paper presented at the annual meeting of the Gerontological Society of America, Cincinnati 1997

Matthews, S.H: Gender and the Division of Filial Responsibility Between Lone Sisters and Their Brothers. Journal of Gerontology: Social Sciences. 50(5), 1995, 312-320

Matthews, S.H: Sisters and Brothers/Daughters and Sons: Meeting the Needs of Old Parents. Unlimited Publishing 2002

Mayring, P.: Einführung in die Qualitative Sozialforschung. Eine Anleitung zu qualitativem Denken. 5. Auflage. Weinheim und Basel: Beltz 2002

Mays, N.; Pope, C.; Popay, J.: Systematically reviewing qualitative and quantitative evidence to inform management and policy-making in the health-field. In: Journal of Health Services Research & Policy. 10(1) 2005, 6-20.

Mennemann, H.: Sozialpädagogik als theoriestiftende Disziplin für die soziale Altenarbeit – subjekttheoretische Überlegungen.In: Schweppe, C. (Hrsg.): Alter und soziale Arbeit. Theoretische Zusammenhänge, Aufgaben und Arbeitsfelder. Hohengehren: Schneider 2005, 47-63

Merrill, D.J.: Caring for elderly parents: Juggling work, family, and caregiving in middle and working class families. Westport, CT: Auburn House 1997

Meyer, M.: Pflegende Angehörige in Deutschland. Ein Überblick über den derzeitigen Stand und zukünftige Entwicklungen. Hamburg: LIT 2006

Miller, B.: Gender and control among spouses of the cognitive impaired: A research note. The Gerontologist. 27, 1987, 447-453

Miller, B.; Cafasso, L.: Gender Differences in Caregiving: Fact or Artifact? The Gerontologist. 32, 1992, 498-507

Miller, B.; Montgomery, A.: Family caregivers and limitations in social activities. Research on Aging. 12, 1990, 72-93.

Miller, B.; Mukherjee, S.: Service use, caregiving mastery, and attitudes toward community services. The Journal of Applied Gerontology. 18(2), 1999, 162-176

Montgomery, R.J.V.: Gender Differences in Patterns of Child-Parent Caregiving Relationships. In: Dwyer, J.W.; Coward, R.T. (Hrsg): Gender, families and elder care. Newbury Park: Sage 1992

Montgomery, R.J.V.; Kamo, Y.: Parent Care by Sons and Daughters. In: Mancini, J. (Hrsg.): Ageing Parents and Adult Children. Lexington, MA: Lexington Books 1989

Motel-Klingebiel, A.; Tesch-Römer, C.; Kondratowitz, H.-J. von: Welfare states do not crowd out the family: evidence for functional differentiation from comparative analyses. In: Ageing and Society. 25, 2005

Möwisch, A.; Ruser, C.; Schwanenflügel, M. von: Pflegereform. Änderungen und Verbesserungen für Pflegebedürftige und Leistungeerbringer. cf Müller 2008

Mui, A.C.: Caring for frail elderly parents: A comparison of adult sons and daughters. The Gerontologist. 35, 1995, 86-93

Navon, L; Weinblatt, N.: "The show must go on:" Behind the scenes of elderly spouse caregiving. Journal of Aging Studies. 10, 1996, 329-342

Neufeld, A.; Harrison, M.J.: Men as caregivers: reciprocal relationships or obligation? Journal of Advanced Nursing. 28(5), 1998, 959-968

Norris, J. (Hrsg).: Daughters of the elderly: Building partnerships in caregiving. Bloomington: Indiana University Press 1988

Olbrich, E.: Das Kompetenzmodell des Alterns. In: Dettbarn-Reggentin, J.; Reggentin, H.: Neue Wege in der Bildung Älterer. Band I: Theoretische Grundlagen und Konzepte. Freiburg: Lambertus 1992, 53-61

Olbrich, E.: Kompetenz im Alter. In: Zeitschrift für Gerontologie. 20(6), 1987, 319- 330

Parson, K.: The male experience of caregiving for a family member with Alzheimer's disease. Qualitative Health Research. 7, 1997, 391-407

Pearlin, L.I.: The Careers of Cargivers. The Gerontologist. 32, 1992, 647

Pearlin, L.I.; Aneshensel, C.S.: Caregiving: The Unexpected Career. Social Justice Research. 7(4), 1994, 373-390

Pearlin, L.I.; Mullan, J.T.; Semple, S.J.; Skaff, H.M.: Caregiving in the stress process. An overview of concepts and their measures. The Gerontologist. 30, 1990, 583-594

Peck, R.: Psychological developments in the second half of live. In: Anderson, J.E. (Hrsg.): Psychological Aspects of Aging. Washington, DC: American Psychological Association 1959, 42-53

Philp, I. (Hrsg.): Family Care Of Older People in Europe – COPE. Amsterdam; Berlin; Oxford; Tokyo; Washington, DC: IOS Press 2001

Pöhlmann, K.; Hofer, J.: Ältere Menschen mit Hilfe- und Pflegebedarf: Instrumentelle Unterstützung durch Hauptpflegepersonen und professionelle Hilfsdienste. Zeitschrift für Gerontologie und Geriatrie. 30(5), 1997, 381-388

Popper, K.R.: Logik der Forschung. Tübingen: Mohr (Siebeck) 1969

Pruchno, R.A.; Resch, N.L.: Husbands and wives as caregivers. Antecedents of depression and burden. The Gerontologist. 29, 1989, 159-165

Pullwitt D., Fischer G.: Why do elderly couples use ambulatory nursing care? Gesundheitswesen. 58(5). 1996, 277-282

Radebold, H. (Hrsg.): Kindheiten im II. Weltkrieg und ihre Folgen. Gießen: Psychosozial-Verlag 2004a

Radebold, H.: Abwesende Väter und Kriegskindheit. Fortbestehende Folgen in Psychoanalysen. Vandenhoek & Ruprecht: Göttingen 2004b

Rösner, M.: Humor trotz(t) Demenz – Humor in der Altenpflege. KDA-Reihe „thema", Nr. 206. Köln: KDA 2007

Rumpf, M.: Geschlechterverhältnisse und Ethos fürsorglicher (Pflege-)Praxis im Wandel. Literaturstudie und Problemskizzen zu häuslicher Pflege (Langfassung). artec-paper Nr. 144. Universität Bremen: Oktober 2007

Runde, P.; Giese, R.; Vogt, K.; Wiegel, D.; Kerschke-Ries, S.: Die Einführung des Pflegeversicherungsgesetzes und seine Wirkungen auf den Bereich der häuslichen Pflege. Band II. Arbeitsstelle für Rehabilitations- und Präventionsforschung. Veröffentlichungsreihe der Universität Hamburg 1999

Russell, R.: In sickness and in health: A qualitative study of elderly men who care for wives with dementia. Journal of Aging Studies. 15(3), 2001, 51-67

Russell, R.: The Work of Elderly Men Caregivers. From Public Careers to an Unseen World. Men and Masculinities. 9(3), 2007, 298-314

Salomon, J.: Häusliche Pflege zwischen Zuwendung und Abgrenzung: Wie lösen pflegende Angehörige ihre Probleme? Eine Studie mit Leitfaden zur Angehörigenberatung. Köln: KDA 2005

Sanders, S.; McFarland, P.: Perception of Caregiving Role by Sons's Caring for a Parent with Alzheimer's Disease: A Qualitative Study. Journal of Gerontological Social Work. 37(2), 2002, 61-76

Schaeffer, D.; Wingenfeld, K.: Pflegerische Versorgung alter Menschen. In: Kruse, A.; Martin, M.: Enzyklopädie der Gerontologie. Bern; Göttingen; Toronto; Seattle: Hans Huber 2004, 477-490

Schnabl, C.: Gerecht sorgen. Freiburg und Wien: Herder 2005

Schneekloth, U.: Leben mit Hilfe und Pflege zu Hause – Möglichkeiten und Grenzen – Zentrale Ergebnisse des Forschungsprojektes MuG III im Überblick. Abschlusstagung des Forschungsverbundes, Berlin, 16. Juni 2005

Schneekloth, U.; Wahl, H.-W. (Hrsg.): Möglichkeiten und Grenzen selbständiger Lebensführung in privaten Haushalten (MuG III) – Integrierter Abschlussbericht im Auftrag des Bundesministeriums für Familie, Senioren, Frauen und Jugend. München 2005

Schneekloth, U.; Wahl, H.-W. (Hrsg.): Selbstständigkeit und Hilfebedarf bei älteren Menschen in Privathaushalten. Pflegearrangements, Demenz, Versorgungsangebote. 2. Auflage. Kohlhammer 2008

Schölkopf, M.: Demographische Entwicklung. In: Becker, S.; Veelken, L.; Wallraven, K.P.: Handbuch Altenbildung. Theorien und Konzepte für Gegenwart und Zukunft. Opladen: Leske + Budrich 2000, 50-61

Schröppel, H.: „Von wegen Rabentöchter": der Pflegenotstand in Familien mit altersverwirrten Angehörigen. Augsburg: Waschzettel-Verlag Möckl 1992

Schütze, Y.: Ethische Aspekte von Familien- und Generationenbeziehungen. Zeitschrift für Gerontopsychologie und -psychiatrie. 8(1/2), 1995, 31-38

Schütze, Y.; Lang, F.R.: Verantwortung für alte Eltern – eine neue Phase im Lebensverlauf. Familie und Recht. 6, 1992, 336-341

Schulin, B.; Igl, G.: Sozialrecht. Ein Studienbuch. 7., neubearbeitete Auflage. Düsseldorf: Werner 2002

Schulz, H.; Radebold, H.; Reulecke, J.: Söhne ohne Väter: Erfahrungen der Kriegsgeneration. 2., überarb. Auflage. Berlin: Links 2007

Schupp, J.; Künemund, H.: Private Versorgung und Betreuung von Pflegebedürftigen in Deutschland: überraschend hohes Pflegeengagement älterer Männer. Wochenbericht, DIW Berlin, German Institute for Economic Research. 71(20), 2004 289-294

Schwanitz, D.: Männer. Eine Spezies wird besichtigt. Frankfurt 2001

Schweppe, C.: Biographisierung der Altersphase und Biographieorientierung in der Sozialen Altenarbeit. In: Zeitschrift für Gerontologie und Geriatrie. 31. 1998, 325-330

Senf, T.: Pflegende Männer ... und es gibt sie doch! : eine Analyse zur Situation einer kaum wahrgenommenen Minderheit. Stuttgart : Evangelische Heimstiftung 1995

Seubert, H.: Zu Lasten der Frauen. Benachteiligung von Frauen durch die Pflege alter Eltern. Pfaffenweiler: Centaurus 1993

Shanas, E.: The Family As a Social Support System in Old Age. The Gerontologist. 19, 1979, 169-174

Sie ist doch meine Mutter. Von Söhnen, die ihre Mütter pflegen. Ein Film von Uta Claus. Informationen verfügbar unter: http://37grad.zdf.de/ZDFde/inhalt/10/0,1872,5243466,00.html [Stand: 30.09.2009]

Skaff, M.M.; Pearlin, L.I.: Caregiving: Role engulfment and the loss of self. The Gerontologist. 32, 1992, 656-664

Snyder, B.V.; Keefe; K.: The unmet needs of family caregivers for frail and disabled adults. Social Work in Health Care. 10, 1985, 1-14

Socialdata: Anzahl und Situation zu Hause lebender Pflegebedürftiger. Stuttgart, Berlin, Köln: Kohlhammer 1980

Sowarka, D.; Au, C.; Flascha, M.: Männer in der häuslichen Pflege älterer Angehöriger. Informationsdienst Altersfragen 31(5), 2004, 5-8

Starke, A.; Ühlein, A.; Evers, A.: „Ich pflege, solange ich kann – ohne fremde Hilfe...". Leistungen, Belastungen und Selbstverständnis pflegender Angehöriger und deren Bedeutung für Entscheidungen über die Inanspruchnahme von professionellen Hilfen. Gießen: Justus- Liebig-Universität Gießen FB 19 1999

Starrels, M.E.; Ingersoll-Dayton, B.; Dowler, D.W.; Neal, M.B.: The stress of caring for a parent: Effects of the elder's impairment on an employed adult child. Journal of Marriage and the Family. 59, 1997, 860-872

Statistisches Bundesamt: 11. koordinierte Bevölkerungsvorausberechnung – Annahmen und Ergebnisse. Wiesbaden 2006

Statistisches Bundesamt: Bericht Pflegestatistik 2001. Pflege im Rahmen der Pflegeversicherung. Deutschlandergebnisse. Bonn: Statistisches Bundesamt 2003

Steiner-Hummel, I.: Bürgerschaftliches Engagement und die Entwicklung einer lebensweltlichen Pflegekultur. In: Braun, U.; Schmidt, R. (Hrsg.): Entwicklung einer lebensweltlichen Pflegekultur. Regensburg: Transfer-Verlag 1997, 113-132.

Steiner-Hummel, I.: Vom Anhängsel zum Leistungsträger. Die Entdeckung der Angehörigen – ein historischer Streifzug. In: Forum Sozialstation. 92, 1998, 38-41

Stoller, E.P.: Gender and the organization of lay health care: A Socialist-Feminist Perspective. In: Journal of Aging Studies. 7(2), 1993, 151-170

Stoller, E.P.: Males als Helpers: The Roles of Sons, Relatives and Friends. The Gerontologist. 30, 1990, 228-235

Stoller, E.P.: Theoretical Perspectives on Caregiving Men. In: Kramer, B.J.; Thompson, E.H. (Hrsg.): Men as Caregivers. Amherst: Prometheus 2005, 51-68

Stommel, M.; Collins, C.E.; Given, B.A.; Given, C.W.: Correlates of community service attitudes among family caregivers. Journal of Applied Gerontology. 18(2), 145-161

Stone, R.; Cafferata, G.L.; Sangl, J.: Caregivers of the Frail Elderly: A National Profile. The Gerontologist. 27, 1987, 616-626

Strain, L.A.; Blandford, A.A.: Exploring reasons for not using community-based services. Poster session presented at the annual scientific meeting of the Gerontological Society of America. San Francisco 1999

Tennstedt S., Crawford, S.; McKinley, J.: Is Family Care on the Decline? A longitudinal investigation of the substitution of formal long-term care services for informal care. Millbank Quarterly 71, 1993, 601-24

Tesch-Römer, C.: Intergenerational solidarity and caregiving. Zeitschrift für Gerontologie und Geriatrie. 34, 2001, 28-33

Tews, H.P.: Neue und alte Aspekte des Strukturwandels des Alters. In: Naegele, G.; Tews, H.P. (Hrsg.): Lebenslagen im Strukturwandel des Alters. Alternde Gesellschaft – Folgen für die Politik. Opladen: Westdeutscher Verlag 1993, 15-43

Thomae, H.; Kruse, A.; Olbrich, E.: Gerontologie – Positionen einer „neuen" Disziplin. In: Olbrich, E.; Sames, K.; Schramm, A. (Hrsg.): Kompendium der Gerontologie. Band I, Teil II. Landsberg 1994, 1-16

Thompson, E.H.: What's Unique About Men's Caregiving? In: Kramer, B.J.; Thompson, E.H. (Hrsg.): Men as Caregivers. Amherst: Prometheus 2005, 20-47

Thompson; E.H.: The gendered caregiving of husbands and sons. In: Markson, E.; Hollins, L. (Hrsg.): Intersection of Aging: Readings in Social Gerontology. Los Angeles: Roxbury 2000, 333-344

Urlaub, K.H.: Krisen, Konflikte und Überforderungsstrukturen in familiären Pflegebeziehungen. Eine sozialpsychologische Studie über Bedingungen und Formen der Bewältigung. Band 4 der Reihe „ALTERnativen. Beiträge zur Altenhilfe und Altenarbeit" des deutschen Paritätischen Wohlfahrtsverbandes, Landesverband NW. Wuppertal 1988

Vzbv: Pressemitteilung der Verbraucherzentrale Bundesverband e.V. vom 17.03.2008): Verfügbar über: http://www.versicherungsnetz.de/News/Meldung.asp?Meldung=8574 [Stand: 30.09.2009]

Wahl, H.W.; Heyl, V.: Gerontologie – Einführung und Geschichte. Stuttgart: Kohlhammer 2004.

Walker, A.J.: Conceptual Perspectives on Gender and Family Caregiving. In: Dwyer, J.W.; Coward, R.T. (Hrsg.): Gender, families, and elder care. Newbury Park: Sage 1992, 34-46

Weisser, G.: Bemerkungen zur anthropologischen Grundlegung der für die Sozialpolitik erforderlichen Lebenslagen-Analysen: Köln: Vervielf. Manuskript 1966

Williamson, G.M.; Schulz, R.: Relationship orientation, quality of prior relationship, and distress among caregivers of Alzheimer's patients. Psychology of Aging. 5, 1990, 502-509

Wills, T.: Supportive Functions of interpersonal Relationships. In: Cohen, S.; Syme, L. (Hrsg.): Social Support and Health. Orlando: Academic Press 1985, 61-82

Wingenfeld, K.; Büscher, A.; Gansweid, B.: Das neue Begutachtungsassessment zur Feststellung von Pflegebedürftigkeit. Überarbeitete, korrigierte Fassung. Bielefeld undMünster 2008

Winter, T. von: Demographischer Wandel und Pflegebedürftigkeit. In: Klie, T.; Buhl, A.; Entzian, H.; Schmidt, R. (Hrsg.): Entwicklungslinien im Gesundheits- und Pflegewesen. Die Pflege älterer Menschen aus system- und sektorenübergreifender Perspektive. Frankfurt a. M.: Mabuse 2003, 7-25

Witzel, A.: Das problemzentrierte Interview [25 Absätze]. Forum Qualitative Sozialforschung/Forum: Qualitative Social Research, 1(1), Art. 22, Verfügbar über: http://www.qualitative-research.net/index.php/fqs/article/view/1132/251 [Stand 30.09.2009]

Young, R.F., & Kahana, E.: Specifying caregiver outcomes: Gender and relationship aspects of caregiver strain. The Gerontologist. 29, 1989, 660-666

Zarit, S. H.: Measures in family caregiving research. In: Bauer, B. (Hrsg.): Conceptual and methodological issues in family caregiving research. Proceedings of the invitational conference on family caregiving research. Toronto: University of Toronto 1992, 1-19

Zarit, S.H.; Todd, P.; Zarit, J.M.: Subjective Burden of Husbands and Wives as Caregivers: A Longitudinal Study. The Gerontologist. 26, 1986, 260-26

Zeman, P.: Pflege in familialer Lebenswelt. In Rosenthal, T.; Schroeter, K.R. (Hrsg.): Handbuch Soziologie der Pflege. Weinheim: Juventa 2005, 247-262

Zeman, P.: Häusliche Pflegearrangements: zum Aushandlungsgeschehen zwischen lebensweltlichen und professionellen Helfersystemen Berlin: Deutsches Zentrum für Altersfragen 1996

Ziegler, F.: Familienpflege und Familiensolidarität : über den Umgang erwachsener Kinder mit der Pflegebedürftigkeit ihrer Eltern. Konstanz, Univ., Diss., 2000

10 Anhang

10.1 Abbildungen

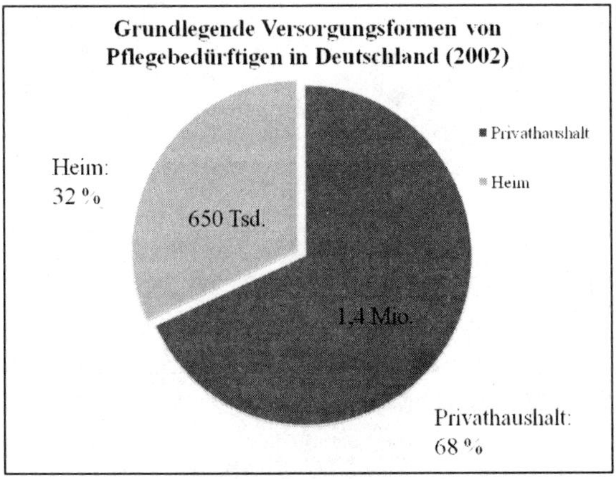

Abbildung 7: Grundlegende Versorgungsformen
Quelle: Angelehnt an Schneekloth (2005: 5)

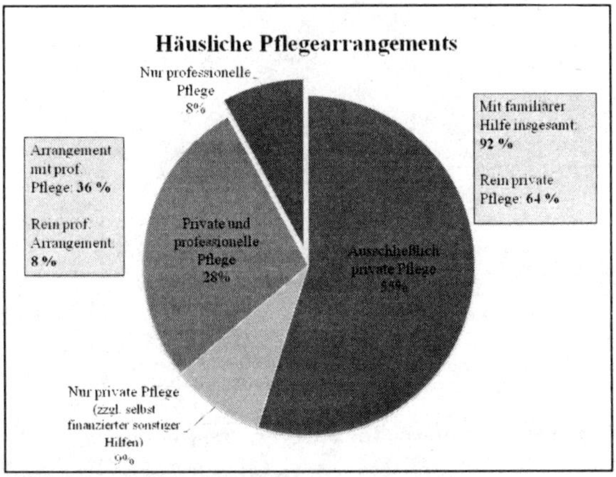

Abbildung 8: Häusliche Pflegearrangements
Quelle: Schneekloth (2005: 12)

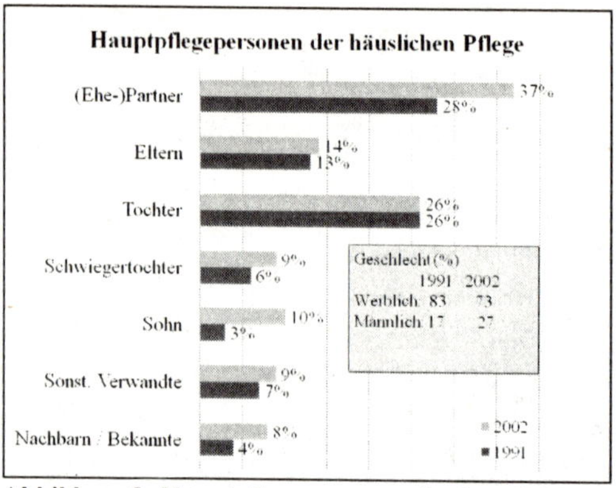

Abbildung 9: Hauptpflegepersonen der häuslichen Pflege
Quelle: Schneekloth (2005: 17)

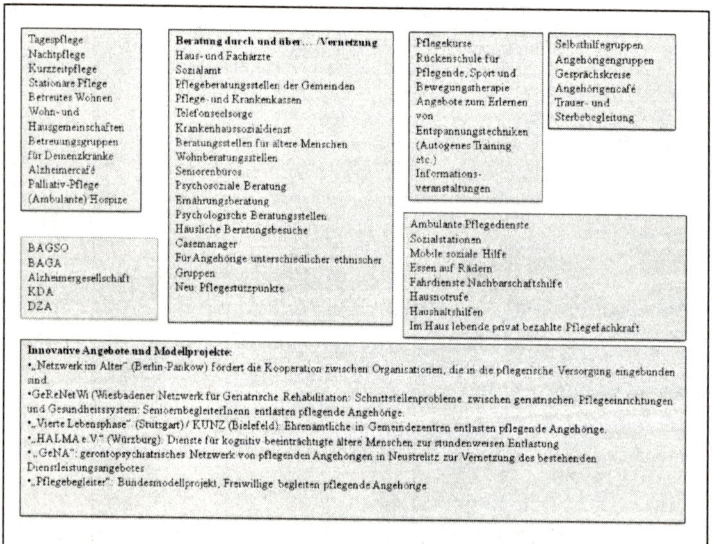

Abbildung 10: Angebote und Dienstleistungen für pflegende Angehörige[126]

---

[126] Eigene Darstellung. Hinweise zu den „innovativen Angeboten" bei Kofahl et al. 2002: 61 f.

10.2 Exemplarisches Postskript

Postskript Herr Sommer

Datum: Montag, 03. September 2007
Uhrzeit: 10 – 12 Uhr
Interviewdauer: 1,5 Std.
Interviewerin: Stefanie Klott

Standardisierter Kurzfragebogen
Beschreibung der Wohn- und Lebenssituation:
Herr Sommer ist 68 Jahre alt, verheiratet, einen Sohn (plus Schwiegertochter), eine Enkelin (5 Jahre). Alle vier Generationen leben unter einem Dach, zwei getrennte Hausteile über Eck (s.o.). Er kann so die Wohnung seiner Mutter, die er pflegt, von seinem Bereich einsehen, ein Garten verbindet die beiden Gebäudeteile.
Der Interviewte hat einen drei Jahre jüngeren Bruder, der ca. 400 km entfernt wohnt. Im Gespräch werden Gefühle wie Zorn, Ärger, Enttäuschung – aber auch Neid – deutlich, da dieser sich vor der familiären Verantwortung drückt.
Der Interviewte studierte zunächst Theologie, dann Sonderpädagogik und arbeitete bis vor drei Jahren als Schulleiter einer Sonderschule.
Die pflegebedürftige Mutter ist 95 Jahre alt. Sie leidet schon lange an Diabetes, Bluthochdruck, Herzinsuffizienz und zog mit ca. 82 aus der Rhön nach Freiburg zu ihrem Sohn, als in dessen Haus die Wohnung der Mutter der Schwiegertochter frei wurde.
Die Pflegebedürftigkeit verschärfte sich zunächst nach einem leichten Schlaganfall, dann nach einem Oberschenkelhalsbruch vor drei Jahren. Ohne geistige Einschränkungen.
Noch ist sie in Pflegestufe 1 eingestuft, laut Sohn hauptsächlich deswegen, da sie dem MDK immer beweisen will, wie gut es ihr geht, bzw. wie fit sie ist.
Ca. ein Jahr lang wurde sie ganz vom Interviewten alleine gepflegt, inklusive Nahrung/ Hygiene/ Körperpflege. Das habe sich so ergeben. Seine Frau habe er da herausgehalten, damit sie nicht in die Rolle der abhängigen Schwiegertochter gerate, sein Bruder zeigte keine Ambitionen. Nach der ersten Verschlechterung kam einmal wöchentlich eine Sozialstation zum Baden, dann zweimal. Nun kommt zusätzlich ein Pflegedienst morgens und abends, der an drei Tagen auch das Essen übernimmt, so dass der Interviewte diese Tage für sich nutzen kann.
Von den Beratungsangeboten der Sozialstation ist er enttäuscht, nutzt sie nicht. Er hat aber einen Sohn, der als Sozialarbeiter Leiter einer großen Pflegeeinrichtung ist und erhält so Informationen.
Der Interviewte pflegt seine Mutter seit Ende 2001.

Vor- und Nachgespräch

Nach einer anfänglichen Unsicherheit, Nervosität, legte sich diese schnell, auch durch gemeinsames Ausfüllen des Fragebogens, Gespräch über Literatur, Belletristik zum Thema Pflege. Der Interviewte empfahl und lieh der Interviewerin das Buch „Haus der Schildkröten“ zum Thema Pflegeheim.

Im Vorgespräch war es ihm schon sehr wichtig, darauf hinzuweisen, dass er keineswegs alleine sei, sondern die volle Unterstützung seiner Frau habe, die er jedoch aus der Pflege „heraushalten“ wolle.

Im Nachgespräch wurden viele Aspekte des Interviews noch einmal herausgegriffen. Der Interviewte erklärte noch einmal, ihm habe das Gespräch „sehr gut getan“ und betonte die Wichtigkeit eines Austausches.

Vor allem der Aspekt der Kriegskindheit wurde noch einmal vertieft: der Interviewte (Jahrgang 39) schilderte, wie er sich stets als Beschützer der Mutter gefühlt habe, wenn diese mit dem Säugling (Jahrgang 42) bei Angriffen Schutz suchte. Auch die zehnjährige Abwesenheit des Vaters trug zu dieser Beschützerrolle bei. Der Interviewte beschreibt diese Erinnerungen als sehr plastisch und nimmt an, dass sie auch die momentane Situation beeinflussen.

Interview

In seinem Beruf als Schulleiter war es der Interviewte gewohnt, auch Radiointerviews zu geben und frei zu sprechen. Auch nach kleineren Exkursen kam er stets von alleine zum roten Faden zurück. Viele Fragen mussten nicht explizit gestellt, sondern nur vertieft werden, da sie vom Interviewten selbst angeschnitten wurde. Er antwortete sehr ausführlich, wobei seine Offenheit sich steigerte. Zunächst schien er die Geschichte des Bruders bewusst wegzulassen, kam dann an anderer Stelle darauf zurück. War gegen Ende des Interviews sehr aufgebracht über heuchlerische Anerkennung sowie Berichterstattung über Heime, Wohnen im Alter.

Oft sehr sachlich, auch wenn er über Emotionen sprach, dann wieder „Ausbrüche“ (Faust auf Tisch, „jetzt muss es mal gesagt werden“).

Wichtige Themen

- Familie: Netzwerk, Verpflichtung, Verantwortung
- Rollenbild
- Schlechtes Gewissen
- Freiheit – Abhängigkeit
- Verzicht
- Eigenes Alter
- Beziehung zur Ehefrau

10.3 Exemplarischer Transkriptions- und Kodierungsausschnitt

Herr Sommer

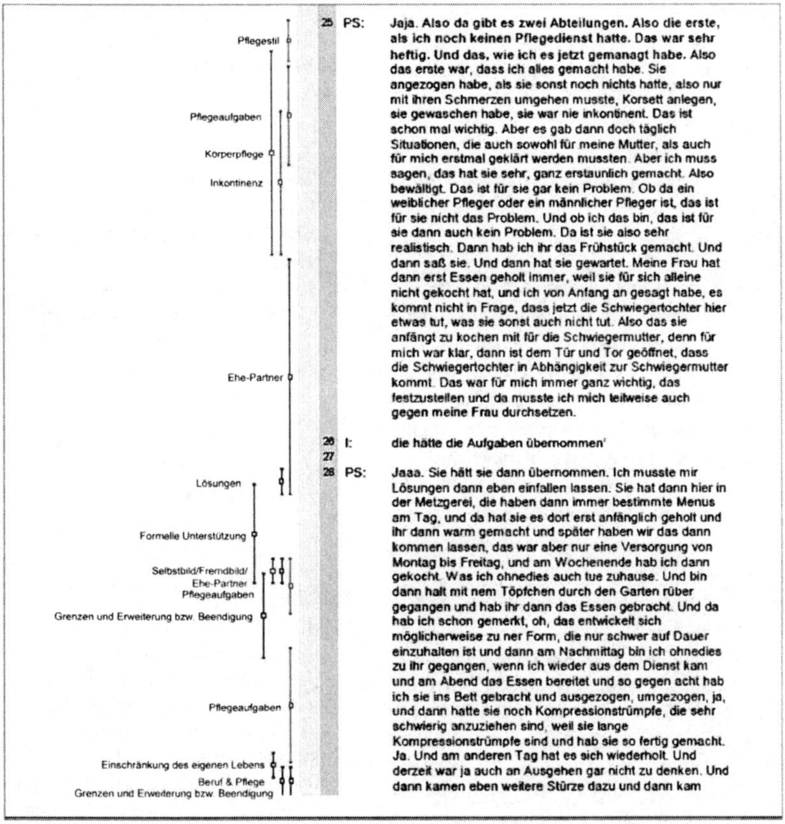

25 PS: Jaja. Also da gibt es zwei Abteilungen. Also die erste, als ich noch keinen Pflegedienst hatte. Das war sehr heftig. Und das, wie ich es jetzt gemanagt habe. Also das erste war, dass ich alles gemacht habe. Sie angezogen habe, als sie sonst noch nichts hatte, also nur mit ihren Schmerzen umgehen musste, Korsett anlegen, sie gewaschen habe, sie war nie inkontinent. Das ist schon mal wichtig. Aber es gab dann doch täglich Situationen, die auch sowohl für meine Mutter, als auch für mich erstmal geklärt werden mussten. Aber ich muss sagen, das hat sie sehr, ganz erstaunlich gemacht. Also bewältigt. Das ist für sie gar kein Problem. Ob da ein weiblicher Pfleger oder ein männlicher Pfleger ist, das ist für sie nicht das Problem. Und ob ich das bin, das ist für sie dann auch kein Problem. Da ist sie also sehr realistisch. Dann hab ich ihr das Frühstück gemacht. Und dann saß sie. Und dann hat sie gewartet. Meine Frau hat dann erst Essen geholt immer, weil sie für sich alleine nicht gekocht hat, und ich von Anfang an gesagt habe, es kommt nicht in Frage, dass jetzt die Schwiegertochter hier etwas tut, was sie sonst auch nicht tut. Also das sie anfängt zu kochen mit für die Schwiegermutter, denn für mich war klar, dann ist dem Tür und Tor geöffnet, dass die Schwiegertochter in Abhängigkeit zur Schwiegermutter kommt. Das war für mich immer ganz wichtig, das festzustellen und da musste ich mich teilweise auch gegen meine Frau durchsetzen.

26 I: die hätte die Aufgaben übernommen'

27

28 PS: Jaaa. Sie hätt sie dann übernommen. Ich musste mir Lösungen dann eben einfallen lassen. Sie hat dann hier in der Metzgerei, die haben dann immer bestimmte Menus am Tag, und da hat sie es dort erst anfänglich geholt und ihr dann warm gemacht und später haben wir das dann kommen lassen, das war aber nur eine Versorgung von Montag bis Freitag, und am Wochenende hab ich dann gekocht. Was ich ohnedies auch tue zuhause. Und bin dann halt mit nem Töpfchen durch den Garten rüber gegangen und hab ihr dann das Essen gebracht. Und da hab ich schon gemerkt, oh, das entwickelt sich möglicherweise zu ner Form, die nur schwer auf Dauer einzuhalten ist und dann am Nachmittag bin ich ohnedies zu ihr gegangen, wenn ich wieder aus dem Dienst kam und am Abend das Essen bereitet und so gegen acht hab ich sie ins Bett gebracht und ausgezogen, umgezogen, ja, und dann hatte sie noch Kompressionstrümpfe, die sehr schwierig anzuziehen sind, weil sie lange Kompressionstrümpfe sind und hab sie so fertig gemacht. Ja. Und am anderen Tag hat es sich wiederholt. Und derzeit war ja auch an Ausgehen gar nicht zu denken. Und dann kamen eben weitere Stürze dazu und dann kam

10.4 Exemplarischer Kategorisierungsausschnitt

Kategorie: Herausforderung: Einschränkung, Isolation, Gebundenheit
Interviewpartner: Herr Sommer

Textstelle	⇨ Kategorisierung
Also es ist damit schon eine erhebliche Einschränkung der persönlichen Lebensgestaltung verbunden. Das ist das Eigentliche. (Sommer 18)	Eigentliche Hauptbelastung der Pflege - Einschränkung der persönlichen Lebensgestaltung
Und am anderen Tag hat es sich wiederholt. Und derzeit war ja auch an Ausgehen gar nicht zu denken (Sommer 28)	- Tägliche Wiederholung der Pflegeaufgaben verhindert jede Möglichkeit des „Ausgehens", der Freizeitgestaltung und Verlassen des Hauses
Ich hab einen Freund, der studiert jetzt an der Uni noch. Das wollte ich auch. Ich hatte mich sogar eingeschrieben an der PH. Und war so frustriert. Ich hab's nach einem Semester oder noch im ersten Semester aufgegeben, weil ich konnt's nicht leisten. Ich konnte es nicht machen, das war noch in der vorhergehenden Phase. Dann wär ich hier nicht mehr verlässlich gewesen. Also das musste ich aufgeben. (Sommer 38)	- Eigene Wünsche für das Alter als Lebensabschnitt der freien Zeit und Erfüllung verschobener Pläne können nicht realisiert werden - Z.B. Seniorenstudium - Frustration - Aufgeben von Freizeit und Hobbys zugunsten der Pflege um weiter „verlässlich" zu sein (Sommer 38)
Die Einschränkungen sind schon damit verbunden, dass wir nie uns etwas vornehmen können. Was weiß ich, jetzt, also da kriegen wir es dran zu spüren. Auch in den Kontakten, dass wir nicht das tun können, was sich andere Rentner vorstellen, sagen wir es mal so. In meiner Position auch sich leisten. Es kann jeden Krankheit treffen auch und so weiter, aber dann ist es die eigene Krankheit oder die des Partners, aber vorher mit Reisen und mit alldem, das ist immer abhängig von meiner Mutter. Ich muss sofort überlegen,	Einschränkung - Planungen, Vorhaben, Unternehmungen nicht möglich - Schwierigkeit, Kontakte halten - Erwünschte Vorstellungen der nachberuflichen Phase nicht umsetzbar (Reisen) - Eigenes Leben durch Pflege dominiert, keine Gestaltungsfreiräume

wie krieg ich das gelöst für meine Mutter. (Sommer 40)	
das ist etwas, was bei mir nicht geht. Jetzt nicht nur im Vergleich mit dem Bruder, sondern auch im Vergleich mit den anderen altersgleichen Menschen. Also das Bild vom Ruhestand, das man sich mal gemacht hat und das man dann vieles nachholen kann und was man da versäumt hat oder zurückgestellt hat in seinem Beruf, das ist passé. Da weiß ich nicht, wie groß noch die Chance ist, da etwas mitzubekommen. Das ist also ein Faktor, der auch zu dieser Auseinandersetzung, zu der Pflegesituation gehört. (Sommer 40)	- Frustration im Vergleich mit Gleichaltrigen bzw. dem Bruder, die nicht die Verantwortung der Pflege haben - Bild vom Ruhestand zerstört - Im Beruf versäumtes bzw. Zurückgestelltes kann nicht nachgeholt werden - Sinkende Chancen der Verwirklichung
außer diese persönliche Abhängigkeit auch. Nicht selbst entscheiden zu können. (Sommer 44)	- Persönliche Abhängigkeit - Nicht selbst entscheiden können
ich will nicht an den Punkt kommen, dass wenn meine Mutter einmal, wenn sie tatsächlich vor mir stirbt, wo ich ja meine großen Zweifel habe ((lacht, aber immer noch sehr aufgebracht)), das ist ja mein Problem. Dass man dann auch fertig ist. Die haben dann alles, Entschuldigung, jetzt sprech ich vielleicht wirklich sehr brutal, die haben dann alles für sich so absorbiert und aufgefressen, dass nichts mehr übrig bleibt. Das ist die Situation mancher Töchter und mancher Schwiegertöchter. (Sommer 68)	- Sorge: Pflege „absorbiert“ das komplette Leben des Sohnes bis beim Tod des zu Pflegenden nichts mehr davon übrig ist

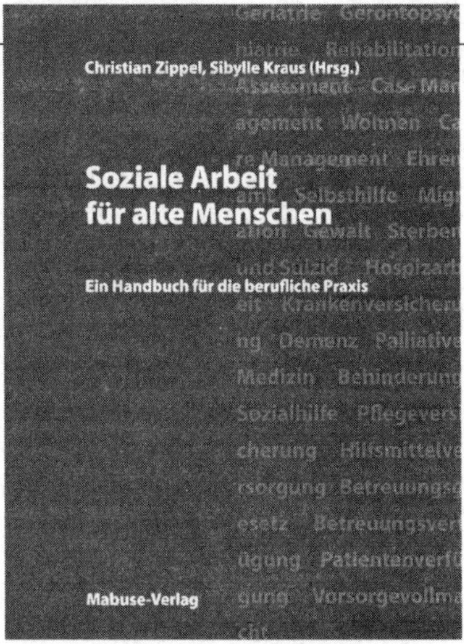

Christian Zippel, Sibylle Kraus (Hrsg.)

Soziale Arbeit für alte Menschen

Ein Handbuch für die Praxis

508 S., 29,90 Euro, ISBN 978-3-940529-22-0

Wann reicht eine Vorsorgevollmacht aus? Wie und wo kann eine Betreuung beantragt werden? Wann sind die Krankenkassen, wann die Pflegekassen leistungspflichtig? Welche Wohnformen helfen, eine Heimunterbringung zu vermeiden? Zu diesen und anderen Fragen bietet das Buch umfassend, aktuell und praxisnah Hilfestellung.

„Man wünscht sich mehr Bücher dieser Art, Dichte und Qualität, die praktischen und wissenschaftlichen Sachverstand bündeln und für die berufliche Praxis, aber auch für die Politik nutzbar machen."
(Gesundheit und Gesellschaft, 12/09)

Mabuse-Verlag

Postfach 900647 b • 60446 Frankfurt am Main
Tel.: 069 – 70 79 96-16 • Fax: 069 – 70 41 52
info@mabuse-verlag.de • www.mabuse-verlag.de

Pflege im Mabuse-Verlag

Wolfgang Hien
Pflegen bis 67?
Die gesundheitliche Situation älterer Pflegekräfte
2. Auflage 2009, 226 Seiten
19,90 Euro, ISBN 978-3-940529-42-8

Christian Kolb
Nahrungsverweigerung bei Demenzkranken
PEG-Sonde – ja oder nein?
4. Auflage 2007, 102 Seiten
12,90 Euro, ISBN 978-3-935964-21-0

Doris Arnold
„Aber ich muss ja meine Arbeit schaffen!“
Ein ethnografischer Blick auf den Alltag im Frauenberuf Pflege
2008, 618 Seiten
49 Euro, ISBN 978-3-940529-34-3

Gerd Dielmann
Krankenpflegegesetz
Kommentar für die Praxis und Ausbildungs- und Prüfungsverordnung für die Berufe in der Krankenpflege
2., überarbeitete und erweiterte Auflage 2006, 256 Seiten
28,90 Euro, ISBN 978-3-935964-36-4

Christa Hüper, Barbara Hellige
Professionelle Pflegeberatung und Gesundheitsförderung für chronisch Kranke
Rahmenbedingungen – Grundlagen – Konzepte – Methoden
2008, 183 Seiten
15,90 Euro, ISBN 978-3-938304-71-6

Mabuse-Verlag
Postfach 90 06 47, 60446 Frankfurt am Main
Tel.: 0 69-70 79 96-16, Fax: 70 41 52, verlag@mabuse-verlag.de

Pflege im Mabuse-Verlag

Hilde Steppe
Krankenpflege im Nationalsozialismus
Dieses Buch gilt mittlerweile – auch in allen Krankenpflegeschulen – als Standardwerk!
9. Auflage 2001, 261 Seiten, zahlreiche Grafiken und Fotos
21,90 Euro, ISBN 978-3-925499-35-7

Eva-Maria Krampe
Emanzipation durch Professionalisierung?
Akademisierung des Frauenberufs Pflege in den 1990er Jahren
2009, 302 Seiten
22 Euro, ISBN 978-3-940529-18-3

Christina Kuhn, Martin Schäfer u.a
Pflegevisite für Menschen mit Demenz
Praxisbeispiele und Arbeitshilfe
2008, 84 Seiten
12,90 Euro, ISBN 978-3-940529-12-1

Kooperationsverbund niedersächsischer Krankenpflegeschulen (Hrsg.)
Das Curriculum für den Lernstandort Praxis
Lern- und Arbeitsaufgaben als reflexionsfördernde Instrumente des Theorie-Praxis-Transfers
2010, 139 Seiten
19,90 Euro, ISBN 978-3-940529-64-0

Anne-Kathrin Cassier-Woidasky
Pflegequalität durch Professionsentwicklung
Eine qualitative Studie zum Zusammenhang von professioneller Identität, Pflegequalität und Patientenorientierung
2007, 440 Seiten
42 Euro, ISBN 978-3-938304-72-3

Mabuse-Verlag
Postfach 90 06 47, 60446 Frankfurt am Main
Tel.: 0 69-70 79 96-16, Fax: 70 41 52, verlag@mabuse-verlag.de

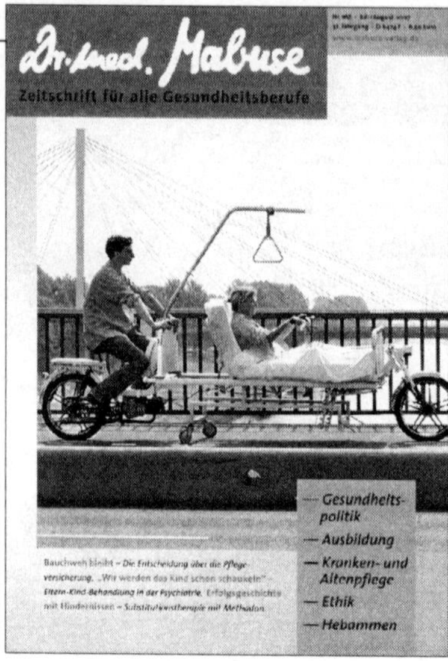

Dr. med. Mabuse

Zeitschrift für
alle Gesundheitsberufe

- **kritisch**
- **unabhängig**
- **für ein soziales Gesundheitswesen**

Schwerpunktthemen der letzten Hefte:

Psychosomatik (153) • Ausbildung (157) • Frauen, Männer und Gesundheit (159) • Krebs (160) • Gesundheitspolitik (162) Angehörige (167) • Körperbild- und Essstörungen (168) Heime (169) • Anthroposophische Medizin (170) • Demenz (172) Zukunft der Gesundheitsberufe (173) • Arbeit und Gesundheit (174) Evidenzbasierte Medizin und Pflege (175) • Behinderung (176) Integrierte Versorgung (177) • Migration und Gesundheit (178) Palliativversorgung (179) • E-Health (180) • Ekel und Scham (181) Zeit und Zwänge (182) • Schwangerschaft und Geburt (183)

Eine vollständige Übersicht aller erhältlichen Ausgaben finden Sie auf unserer Homepage.

Abo zum Vorzugspreis (und ein Geschenk)!
Jetzt Dr. med. Mabuse zum Vorzugspreis von 29 Euro (statt 42 Euro) pro Jahr (6 Hefte) abonnieren und sich ein Buch oder einen Büchergutschein über 15 Euro als Geschenk aussuchen!

Kostenloses Probeheft anfordern:

Dr. med. Mabuse
Postfach 900647 • 60446 Frankfurt am Main
Tel.: 069 - 70 79 96-16 • Fax: 069 - 70 41 52
info@mabuse-verlag.de • www.mabuse-verlag.de